儿童血液病
疑难病例解析

主编　竺晓凡

中国协和医科大学出版社

北　京

图书在版编目（CIP）数据

儿童血液病疑难病例解析 / 竺晓凡主编. —北京：中国协和医科大学出版社，2023.9

ISBN 978-7-5679-2233-4

Ⅰ.①儿…　Ⅱ.①竺…　Ⅲ.①小儿疾病－血液病－病案　Ⅳ.①R725.5

中国国家版本馆CIP数据核字（2023）第149670号

儿童血液病疑难病例解析

主　　编：	竺晓凡
责任编辑：	高淑英
封面设计：	邱晓俐
责任校对：	张　麓
责任印制：	张　岱

出版发行：	中国协和医科大学出版社
	（北京市东城区东单三条9号　邮编100730　电话010-65260431）
网　　址：	www.pumcp.com
经　　销：	新华书店总店北京发行所
印　　刷：	小森印刷（北京）有限公司

开　　本：	710mm×1000mm　1/16
印　　张：	16.75
字　　数：	300千字
版　　次：	2023年9月第1版
印　　次：	2023年9月第1次印刷
定　　价：	128.00元

ISBN 978-7-5679-2233-4

编者名单
/Editor's List/

主　　编　竺晓凡

点评专家（按姓氏笔画排序）

王晓欢　方拥军　刘建平　孙立荣　严　媚　李　府　李　健
杨文钰　邹　尧　张　丽　陈玉梅　陈可可　陈晓娟　罗荣华
金润铭　贺湘玲　郭　晔

编　　者（按姓氏笔画排序）

丁　慧　山东大学齐鲁儿童医院/济南市儿童医院

万　扬　中国医学科学院血液病医院（中国医学科学院血液学研究所）

王书春　中国医学科学院血液病医院（中国医学科学院血液学研究所）

王永韧　南京市儿童医院

王向文　内蒙古自治区人民医院

王玲珍　青岛大学附属医院

冯　静　中国医学科学院血液病医院（中国医学科学院血液学研究所）

任媛媛　中国医学科学院血液病医院（中国医学科学院血液学研究所）

刘　芳　中国医学科学院血液病医院（中国医学科学院血液学研究所）

刘天峰　中国医学科学院血液病医院（中国医学科学院血液学研究所）

刘立鹏　中国医学科学院血液病医院（中国医学科学院血液学研究所）

刘晓明　中国医学科学院血液病医院（中国医学科学院血液学研究所）

阮　敏　中国医学科学院血液病医院（中国医学科学院血液学研究所）

孙　燕　泰安市中心医院

李小叶　河北省邯郸市涉县医院

杨晓梅　山东大学齐鲁儿童医院/济南市儿童医院

吴　鹏　南京市儿童医院

冶鹏娟　河南省开封市儿童医院

张　静　山西省儿童医院

张陆阳　中国医学科学院血液病医院（中国医学科学院血液学研究所）

张晓燕　中国医学科学院血液病医院（中国医学科学院血液学研究所）

张傲利　中国医学科学院血液病医院（中国医学科学院血液学研究所）

张然然　中国医学科学院血液病医院（中国医学科学院血液学研究所）

陆世丰　南京市儿童医院

陈　彩　福建医科大学附属协和医院

陈　霞　中国医学科学院血液病医院（中国医学科学院血液学研究所）

武　瑾　内蒙古自治区人民医院

竺晓凡　中国医学科学院血液病医院（中国医学科学院血液学研究所）

岳迎宾　新疆医科大学第一附属医院

周　芬　同济医科大学附属协和医院

赵贝贝　同济医科大学附属协和医院

侯　慧　内蒙古自治区人民医院

桑宝华　昆明市儿童医院

黄思晗　上海儿童医学中心福建医院　福建省儿童医院

常丽贤　中国医学科学院血液病医院（中国医学科学院血液学研究所）

康美云　南京市儿童医院

程艳丽　山西省儿童医院

曾敏慧　湖南省人民医院

前 言
/Preface/

　　《儿童血液病疑难病例解析》涉及了儿童恶性血液病中罕见发病经过的急性、慢性白血病和罕见的非恶性血液病。记录了以罕见病"瓷娃娃"并发罕见白血病"幼年型粒单核细胞白血病"为例的诊断和造血干细胞移植治疗成功的心路历程，也见证了多学科努力治疗极重型再生障碍性贫血继发软组织真菌感染的成功经验，为提升儿童血液病研究生及年轻医生的临床经验提供了宝贵的病例资源。

　　此案例集收录了儿童血液病医生在临床工作中实际遇到的、经专家讨论明确诊断并给予目前可及手段治疗的40例典型病例，展示了临床诊疗的完整思路，针对诊疗的难点、疑点展开讨论，最终进行专家点评分析。这些案例既有临床实践，又有领域前沿相关研究进展，图文并茂、生动而富有启迪性，体现了儿童血液病领域工作者为挽救每个患儿的生命所付出的艰辛与努力，让很多普遍认知的"不可能"成为可能。相信每个案例不仅会给临床医生带来专业上的思考与启发，也会让刚刚踏入临床的医学生感悟到：身为医者，在不断求索探新的路上挽救生命的责任与担当。

　　本书所有案例均来自中国医学科学院血液病医院国家血液系统疾病临床医学研究中心儿童血液病联盟多家成员单位。在此，感谢各位住院医师的辛勤付出和指导老师的专业指导。

　　血液病的诊疗技术发展迅猛，使得与其相关的疑难病的明确诊断得以实现。因此，编者特联合各联盟单位编写此书，为促进儿童血液病整体诊治水平不断提高尽绵薄之力。由于编者认知的局限性、表述的差异、病例诊断与治疗的不足，难免存在疏漏和不足之处，敬请同道不吝赐教。

竺晓凡

2023年2月

目 录
/Contents/

病例1　慢性髓细胞性白血病急淋变与Ph染色体阳性急性淋巴细胞白血病的鉴别

案例分析

【入院前情况】　患儿，女，15岁。主因"头疼、视物模糊半月余"于2019年6月收入中国医学科学院血液病医院。入院前2周无诱因出现头痛、视物模糊，于当地医院查血常规：WBC 38.45×10⁹/L，RBC 4.65×10¹²/L，Hb 144g/L，PLT 1351×10⁹/L。骨髓穿刺检查：①急性淋巴细胞白血病（acute lymphoblastic leukemia，ALL）。②血小板增多症。流式细胞术：原始B淋巴细胞占有核细胞25.64%，表型符合B淋巴细胞白血病表现，伴CD13、CD33阳性。分子生物学：*BCR/ABL* p210阳性，*JAK2/V617F*阴性，*CALR*阴性。查消化系彩超及颅脑MRI均未见异常。当地诊断：急性B淋巴母细胞白血病（B-acute lymphoblastic leukemia，B-ALL）（Ph染色体阳性）。给予地塞米松及羟基脲降白细胞、舒血宁降低血栓风险，并碱化尿液治疗。随后转入我院。患者自发病以来，饮食、睡眠可，二便大致正常，体重无明显变化。既往史、个人史、家族史无特殊记载。入院查体：T 36.8℃，P 98次/分，R 21次/分，BP 88/60mmHg。ECOG：1分。无贫血貌，周身皮肤无皮疹、黄染、出血点，浅表淋巴结无肿大。咽部无充血，扁桃体无肿大。胸骨无压痛，双肺呼吸音清，未闻及干、湿啰音。心率98次/分，律齐，各瓣膜区未闻及病理性杂音。腹部平坦，无压痛及反跳痛，肝脾肋下未触及。双下肢无水肿。病理征未引出。

【分析】　患儿为15岁女性，临床特点如下：①病程2周，起病急。②患儿外周血白细胞、血小板明显增多，骨髓流式细胞术提示原始、幼稚B淋巴细胞占有核细胞比例＞20%，支持急性B淋巴细胞白血病诊断。③患儿外周血血小板明显增多，分子生物学提示*BCR/ABL*融合基因阳性（p210），*JAK2/V617F*阴性和*CALR*基因阴性。B-ALL（*BCR/ABL* p210阳性）诊断明确。但患儿起病血小板数明显增多，外院骨髓提示原始淋巴细胞比例为25.64%，血小板增多，血红蛋白正常这些特点提示患者可能存在骨髓增殖性疾病。询问得知患儿无慢性病史，查体无肝脾肿大，不符合典型慢性髓细胞性白血病（chronic myelogenous leukemia，CML）临床特点，但临床仍可见部分患者初诊即表现为CML急性淋巴细胞白血病转变（CML-ALL）。原发ALL与CML-ALL治疗策略不同，后者预后更差，因此，明确诊断极为重要。

【入院后情况】 入院后完善相关检查，血常规：WBC 29.85×10^9/L，NEUT 17.09×10^9/L，RBC 4.71×10^9/L，Hb 144g/L，PLT 1351×10^9/L。颅脑＋胸部CT：①平扫未见明显异常。②脾大。骨髓细胞形态：增生极度活跃，G＝33%，E＝3%。G/E增高；粒系比例减低，形态未见明显异常；红系比例减低，成熟红细胞形态未见明显异常；淋巴细胞比例增高，易见原幼淋巴细胞；全片见巨核细胞500＋个，分类25个，其中成熟有血小板形成巨核细胞19个、成熟无血小板形成巨核细胞6个。血小板小堆、大堆分布，易见。外周血形态：①白细胞计数增多。②粒细胞比例增高，易见幼稚粒细胞。③成熟红细胞形态无明显异常。计数100个白细胞未见有核红细胞。④淋巴细胞比例正常，易见原幼淋巴细胞；血小板小堆、大堆分布，易见。意见：急性白血病类型待定，不除外ALL。骨髓活检：HE及PAS示骨髓增生较活跃（80%），原始细胞弥漫增多（60%），可识别的粒红系细胞散在分布，巨核细胞不少，分叶核为主。网状纤维染色：MF-0级。免疫组织化学染色：CD34＋，TdT＋，PAS5＋，CD3-，CD117-，CD33＋，MPO＋，BCL2＋。结论：急性淋巴细胞白血病。组织化学染色三项：中性粒细胞碱性磷酸酶（N-ALP）阳性率：48%。中性粒细胞碱性磷酸酶（N-ALP）阳性指数：50。有核红细胞PSA阳性率为0。细胞外铁：（＋），铁粒幼细胞阳性率：65%；流式细胞术免疫分型：符合Common B-ALL表型。染色体核型：46，XX，t（9；22）（q34；q11.2）。染色体荧光原位杂交（fluorescence in situ hybridization，FISH）检测 BCR/ABL 阳性信号90%。PCR方法检测 BCR/ABL 融合基因阳性。骨髓涂片染色体荧光原位杂交 BCR/ABL：粒细胞、淋巴细胞、单核细胞、红细胞、巨核细胞均呈阳性。29种Ph样ALL相关融合基因检测均阴性。融合基因 BCR/ABL p210定量：77.2045%，换算后国际标准值为：69.48%。二代测序：热点突变基因：RUNX1 NM_01754 Exon6 c.601C＞T p.R201X-16.40%。

【小结】 ①白细胞、血小板计数明显增多，血红蛋白正常。②患儿CT检查发现脾脏增大。③骨髓形态见增生极度活跃，粒系、红系增生受抑制，而巨核系增生明显活跃。④染色体核型：46，XX，t（9；22）（q34；q11.2）。FISH检测 BCR/ABL 信号90%阳性。⑤骨髓涂片 BCR/ABL 融合基因FISH检测：粒细胞、淋巴细胞、单核细胞、红细胞、巨核细胞均呈阳性。结合上述检查和症状、体征，综合诊断为慢性髓细胞性白血病急淋变。

讨　论

急性白血病是由于造血干/祖细胞在分化发育过程中发生分化阻滞、凋亡障碍导致恶性克隆性造血。在儿童中，急性淋巴细胞白血病较为多见。BCR/ABL融合基因是由于费城染色体即t（9；22）（q34；q11）异位后形成的BCR/ABL融合蛋白具有酪氨酸激酶活性，可激活下游PI3K、CRKL、Jak-STAT及NF-κB等信号通路，影响细胞正常周期调控，抑制细胞凋亡，是BCR/ABL融合基因阳性白血病患者重要的发生机制之一。由于BCR基因断裂位点不同，可形成不同分子量的融合蛋白：p190、p210、p230等，其中以p190和p210最为多见，占BCR/ABL阳性患者90%～95%。在儿童ALL患者中，BCR/ABL阳性者占3%～5%。本例病人最初诊断为ALL，但患儿多种指征提示潜在CML原发病可能：①血常规见白细胞、血小板明显增多，血红蛋白正常；②骨髓形态显示增生极度活跃，粒系、红系增生受抑制，而巨核系增生明显活跃，与原发Ph＋ALL不完全相同，再次提示患儿CML可能。我们选择形态分辨清晰的骨髓涂片进行BCR/ABL融合基因染色体荧光原位杂交检测，结果显示骨髓涂片中粒细胞、淋巴细胞、单核细胞、红细胞、巨核细胞均见阳性，而原发Ph＋ALL中，BCR/ABL融合基因应仅存在于原始或幼稚的淋巴细胞中。因此，我们可以明确，该患儿为慢性髓细胞性白血病急淋变。

专家点评

费城染色体（Ph染色体）是指22号染色体长臂与9号染色体易位而形成的染色体，导致基因BCR和ABL融合，形成BCR/ABL融合基因，由于该基因首先在美国费城发现，故命名费城染色体。该染色体转录后形成的BCR/ABL融合蛋白具有酪氨酸激酶活性，可激活下游PI3K、CRKL、Jak-STAT及NF-κB等信号通路，影响细胞正常周期调控，抑制细胞凋亡，是BCR/ABL融合基因阳性白血病患者重要的发生机制之一。

在CML患者中，90%～95%存在Ph染色体，是CML的特征性改变，在20%～40%的成人ALL和约5%的儿童ALL中也发现该基因的存在。研究表明，

Ph＋ALL患者对联合化疗的耐受型好于CML急淋变（CML-ALL）者，完全缓解率高于CML-ALL，且Ph＋ALL患者的中位生存期也高于CML急淋变的患者。Ph＋ALL经诱导治疗并达到完全缓解（complete response，CR）的患者，骨髓细胞学检测染色体，Ph染色体呈阴性，而CML急淋变的患者，经过诱导治疗达完全缓解后，仍可检测出Ph染色体，细胞遗传学仍未缓解，只是回到CML的慢性期状态，仍建议行造血干细胞移植。因此，对于初诊Ph＋ALL患者，高度怀疑CML急淋变时，明确诊断对指导后续治疗、延长生存至关重要。

CML是骨髓造血干细胞克隆增殖性疾病，可见异常升高的中性中、晚幼粒及成熟粒细胞、嗜酸性粒细胞、嗜碱性粒细胞。对于CML及Ph＋ALL患者，Ph染色体均可在这些恶性克隆增殖的细胞中发现。本例患儿通过形态鉴别细胞类型后，再针对不同系别细胞进行BCR/ABL融合基因FISH检测，结果发现Ph染色体不仅在淋巴细胞中出现，在粒细胞、单核细胞、红细胞、巨核细胞中均见阳性。因此，诊断该患儿为慢性髓细胞性白血病急淋变。

特别提示，对于临床特征不完全符合急性淋巴白血病者，应寻找蛛丝马迹，采用合理检查手段以明确诊断，指导治疗。对于该患儿，在诱导治疗后能达缓解者，可选择造血干细胞移植。

参 考 文 献

［1］LUGO T G，PENDERGAST A M，MULLER A J，et al. Tyrosine kinase activity and transformation potency of bcr-abl oncogene products［J］. Science，1990，247（4946）：1079-1082.

［2］NASHED A L，RAO K W，GULLEY M L. Clinical applications of bcr/abl molecular testing in acute leukemia［J］. J Mol Diagn，2003，5（2）：63-72.

［3］ARIC M，SCHRAPPHE M，HUNGER S P，et al. Clinical outcome of children with newly diagnosed Philadelphia chromosome-positive acute lymphoblastic leukemia treated between 1995 and 2005［J］. J Clin Oncol，2010，28（41）：4755-4761.

病例2 生殖细胞肿瘤伴发急性淋巴细胞白血病

案例分析

【入院前情况】 患儿，女，14岁。身高163cm，体重58kg，主因"畸胎瘤术后4个月，发现血常规异常2月余"，于2019年5月21日就诊于中国医学科学院血液病医院。患者因"月经初潮后停经7月余"，于2018年11月4日就诊于当地医院，行子宫附件彩超示"子宫体积偏小，考虑幼稚子宫可能，双侧附件区混合性团块（卵巢畸胎瘤？）"。2019年1月26日当地医院行"剖腹探查＋经腹右侧卵巢肿瘤剥除术＋左侧附件切除术"。结合切除物病理，诊断为"卵巢畸胎瘤"。于2019年2月22日至26日进行化疗，具体方案为：博来霉素15mg d1～3＋顺铂30mg d1～5＋依托泊苷0.1g d 1～5。监测血常规过程中发现血小板减少，最低为48×10⁹/L，白细胞计数增多，最高为26.49×10⁹/L，血红蛋白波动于129～166g/L。2019年4月26日行骨穿刺检查，骨髓显示：有核细胞增生活跃，粒：红＝0.74：1，粒红比例减少，原始淋巴细胞占39%。骨髓流式细胞术：原始细胞占有核细胞数约为49.6%，该群细胞表达CD10、CD19、CD38；部分表达cCD22、CD20、HLA-DR；少量表达CD34；不表达CD2、CD3、CD5、CD7、CD8、CD11b、CD14、CD13、CD33、CD15、CD16、CD56、CD64、CD17、cCD3；考虑急性淋巴细胞白血病（B细胞型）。骨髓活检及免疫组化：骨髓有核细胞增生活跃（70%）；粒/红比例略减低，粒系以偏成熟阶段细胞为主，偏幼稚细胞散在少见；红系以中晚幼红细胞为主；巨核细胞少见；原始/幼稚淋巴细胞散在多见；骨髓间质未见纤维化；CD3散在少（＋），CD20散在多（＋），PAX-5（－）；考虑B细胞型急性淋巴细胞白血病。骨髓染色体示：47，XY，＋14［10］。*BCR-ABL1* 融合基因阴性，*TP53* 基因突变检测阴性。

2019年5月4日至13日于当地医院接受地塞米松10mg qd治疗，后为进一步诊治入我院。发病以来，患者神志清，精神可，饮食睡眠可，大小便无异常，体重较前略增加。家族史：父亲曾患腮腺瘤，祖父患胃癌，患儿姨祖母婚后终生无孕产史。个人史及既往史无特殊。入院查体：生命体征平稳，浅表淋巴结未触及肿大，皮肤黏膜无出血倾向，胸骨无压痛，心肺查体无特殊，腹部平坦，腹部肌肉较发达，肝脾触诊不满意，乳房呈初始发育状态，阴蒂小，阴毛稀疏、外阴无明显色素沉着。

【分析】 女性患儿，病程短，诊断生殖细胞肿瘤，经过手术及一疗程化疗后出现白细胞异常增多、血小板减低，经骨髓穿刺考虑急性淋巴细胞白血病。来我院后查体发现性发育异常。结合病史及外院检查结果，初步诊断：①急性白血病？②生殖细胞肿瘤治疗后。③性发育异常。为明确诊断进行相关针对性检查，诊查过程中需注意鉴别两种恶性肿瘤同时存在，抑或先后发生，可否明确病因？

【入院后情况】 患儿入院后查血常规：WBC 20.14×10^9/L，NEUT 12.6×10^9/L，Hb146g/L，PLT 95×10^9/L。甲胎蛋白（AFP）119.02ng/ml（正常参考值：0.89～8.79ng/ml），人绒毛膜促性腺激素（HCG）＜10.0mIU/ml（正常参考值＜25mIU/ml），皮质醇92.63nmol/L（正常参考值：240～618nmol/L）。肝肾功能、电解质、甲状腺功能及性激素检查未见明显异常。腹部彩超示：脾大（长16.2cm，厚4.6cm，肋下6.7cm×3.6cm），余未见明显异常。妇科彩超子宫前位，宫体3.8cm×2.0cm，形态轮廓清晰，宫壁回声均匀，宫内膜显示不清；位于子宫右上方可见一2.6cm×1.9cm低回声反射区，界欠清，不规则，内部回声不均匀，彩色多普勒成像（CDFI）：未见明显血流信号，右侧卵巢可见，周围可见液性暗区。诊断结果：盆腔内低回声包块——考虑术后改变伴周围肠管粘连。2019年5月21日行右侧髂后上棘骨穿，骨髓显示：粒红两系增生，巨核系减低骨髓象。骨髓流式细胞术未见明显异常细胞，可见少量B祖细胞。骨髓活检病理：送检骨髓组织内可见较多成熟红细胞，少部分区域骨髓增生较活跃，粒、红、巨三系细胞增生，未见异常淋巴细胞明显增多。染色体核型描述：47，XY，＋14［17］/46，XY［3］。血液系统疾病基因突变筛查示：*NRAS Exon2*突变（突变频率46.6%）。白血病融合基因相关筛查结果阴性。

　　复查骨髓（右侧髂后上棘），送检骨髓形态学、流式细胞术及病理均未见白血病细胞，诊断急性淋巴白血病证据不足。考虑患者入院前接受地塞米松10mg qd共10天的治疗，白血病可能缓解。故借阅治疗前骨髓涂片、外周血涂片及骨髓病理切片重新审核。根据外院骨髓涂片及活检可诊断"急性淋巴细胞白血病"，应用地塞米松治疗后骨髓达到缓解，并结合患者查体及染色体结果，补充诊断：46，XY完全性性腺发育不全。但急性白血病是原发性还是继发性仍需明确，以制定整体治疗方案。分析考虑：生殖系统肿瘤化疗后4个月即发生继发第二肿瘤可能性不大，而畸胎瘤与白血病两种肿瘤并存临床少见，需注意患者存在肿瘤易感基因可能。治疗ALL同时应密切监测生殖细胞瘤的变化。

2019年5月23日开始CCCG-ALL-2015方案VDLP方案诱导治疗，同时予腰穿及三联鞘注预防中枢神经系统白血病。治疗第19天复查骨穿（左侧髂后上棘），骨髓形态：有核细胞增生减低，未见原始、幼稚淋巴细胞；骨髓细胞免疫分型：异常细胞群占有核细胞的0.08%。染色体核型：47，XY，＋14［2］。2019年6月17日开始CAM方案化疗。化疗后再次复查骨穿，骨髓形态为ALL治疗后完全缓解。骨髓细胞免疫分型：共检测有核细胞544 000个，异常细胞群占有核细胞的7.03%。染色体核型分析：47,XY，＋14［14］/48,idem，＋8［6］。二代测序检测：*NRAS*突变，突变频率为48%，提示患者*NRAS*突变为胚系突变。患者诱导治疗第19天复查骨髓为完全缓解状态，但CAM后复查骨髓提示复发趋势。

治疗建议：患儿联合化疗治愈率低，应尽可能在微小残留病阴性时行造血干细胞移植治疗，但家属因经济原因不考虑。2019年7月12日开始第一循环HD-MTX＋6-MP化疗。化疗后出现急性药物性肾损伤，行透析治疗后好转。2019年8月5日复查骨髓，骨髓形态可见约2%原始细胞。骨髓细胞免疫分型：未见异常B淋巴细胞。染色体：47，XY，＋14［20］。腹部彩超：脾脏体积明显增大（脾脏：长16.6cm，厚6.1cm，肋下6.8cm×5.0cm），包膜光滑，实质回声尚均匀。上腹CT：①肝大、脾大。②腹腔内、腹膜后多发淋巴结。患者大剂量MTX化疗发生肾功能损害，复查骨髓为缓解状态，但出现脾脏增大，腹腔多发淋巴结，应注意原畸胎瘤复发可能。建议患者肿瘤医院复查，但患者家属依从性较差，放弃进一步诊疗。

因患者脾脏进行性增大，腹胀明显，2019年8月21日再次复查骨穿，骨髓形态：增生明显活跃，淋巴细胞比例增高，易见原始淋巴细胞（约15%）。骨髓细胞免疫分型：异常B淋巴母细胞占有核细胞14.7%。骨髓病理：骨髓增生较活跃（约90%），可见一类异常细胞增多（约10%），散在或簇状分布，胞体中等大，胞浆量少，胞核椭圆形或不规则，核染色质偏细，为异常B淋巴母细胞。染色体：47,XY，＋14［19］/47,XY，＋8，＋14，-16［1］。盆腔磁共振检查：符合"卵巢恶性肿瘤术后改变"，盆腔多发异常信号囊实性肿物，考虑盆腔脂肪水肿，少量盆腔积液，双侧髂血管旁、腹股沟区多发淋巴结影；骨盆骨髓信号减低，符合血液疾病相关改变。AFP 725ng/ml。

【小结】　患者急性淋巴细胞白血病复发。盆腔多发囊实性肿物性质不明，因AFP明显增高，不除外畸胎瘤复发或急性白血病髓外浸润可能，需行活检病理明确。患者家长放弃联合化疗及造血干细胞移植治疗。结合患者合并*NRAS*突变，

2019年8月30日开始口服MEK抑制剂曲美替尼0.5mg qd治疗。分别于2019年9月15日及2019年10月15日复查腹部彩超示脾脏逐渐回缩。服药后患者腹胀好转，无明显不良反应，耐受性好。

讨　论

XY单纯性腺发育不全，为一种较罕见的性发育异常疾病，呈X连锁或常染色体遗传，可散发或有家族史。患者常常呈女性表型，女性第二性征发育欠佳，包括外生殖器幼稚、乳房不发育，阴毛、腋毛缺如或稀少，可有阴道、子宫、输卵管，但均发育不良，性腺发育异常。目前已发现的相关致病基因有 SRY（sex-determining region of Y-chromosome，Y染色体性别决定区）、SF1（the steroidogenic factor 1，类固醇生成因子）、WT1、DHH、MAP3K1等。临床上多因原发性闭经或婚后不孕就诊。本例患者以"月经初潮后停经7个月"起病，详细追问病史，月经初潮仅一次少许暗红色出血，患者子宫呈幼稚表现、外生殖器呈女性幼稚外阴，染色体示46，XY男性核型，青春期后发生性腺肿瘤，符合Swyer综合征的临床特点。

该例患者因性腺肿瘤发现性发育异常，2个月后诊断急性淋巴细胞白血病。而治疗相关急性白血病多表现为难治性血细胞减少，最常见的细胞遗传学异常是5号染色体、7号染色体异常，潜在发病时间多为化疗后25～60个月，因此，该例患者不符合治疗相关白血病的规律。

患者初诊时查NRAS突变频率为46.6%，治疗后复查NRAS突变频率为48%，考虑该患者NRAS突变为胚系突变可能。患儿先后患畸胎瘤、白血病，治疗早期出现白血病复发。该患者常规化疗方案效果不佳，应在疾病缓解期行造血干细胞移植，但患者及家属放弃联合化疗及造血干细胞移植，结合患者生殖细胞肿瘤病史、同时伴NRAS胚系突变，予口服曲美替尼治疗。治疗后患者临床症状得到一定程度缓解，脾脏回缩。

专家点评

1. **性发育异常与生殖细胞肿瘤**　人类正常性别包括染色体性别（XY或XX）、性腺性别（睾丸或卵巢）、内生殖器性别（前列腺、输卵管、子宫）、外生殖器性别（阴茎、尿道开口、阴蒂、阴道口位置），当上述4个层面的表现不一致时，称为性发育障碍（disorder of sexual development，DSD）。性发育障碍的诊断非常困难，临床常从以上4个层面进行分析。既往文献中对此类疾病的描述命名较为混乱。根据2006年欧洲和美国儿科内分泌协会（ESPE/LWPES）提出的建议，按照染色体核型不同将DSD分为3大类：性染色体异常的DSD（如克兰费尔特综合征）、46，XY DSD及46，XX DSD。46，XY DSD是DSD中病因分类最多样、诊断和治疗较困难的一种，根据病因不同可分为3类：①性腺发育不良：如完全性腺发育不良（Swyer综合征），卵睾性DSD等。②雄激素合成或功能障碍：如17α羟化酶缺陷等。③其他类型：如双侧无性腺综合征、严重的尿道下裂等。性腺生殖细胞肿瘤主要分为两大类：①精原细胞瘤：发生于睾丸的精原细胞瘤，发生于卵巢时称为无性细胞瘤，发生于性腺外脏器时称为生殖细胞瘤或胚细胞瘤。②非精原细胞瘤：畸胎瘤、卵黄囊瘤、绒毛膜癌或上述成分构成的混合细胞瘤。

XY单纯性腺发育不全患者发生性腺肿瘤的风险为20%～30%，性腺母细胞瘤及无性细胞瘤是最常见的类型，且发生恶性肿瘤的风险随年龄增加而增加，15岁风险为5%，30岁风险为27.5%。肿瘤组织染色体分析可见到生殖细胞肿瘤的典型染色体改变即12号染色体等臂［i（12p）］。性发育障碍患者诊断往往较困难，该例患者即由性腺肿瘤发现性发育异常。有学者认为，在XY单纯性腺发育不全患者中，异常发育的性腺导致生殖细胞局部环境的改变是性腺恶性肿瘤发生的关键。此类患者重要的是早期明确性发育异常的诊断，因异常发育的性腺发生生殖细胞肿瘤风险高，多数学者主张行双侧性腺预防性切除。

2. 生殖细胞肿瘤合并血液系统恶性肿瘤　1985年以来，原发纵隔生殖细胞肿瘤与血液肿瘤的相关性备受关注。截至2000年全球已报道70多例。2000年欧美学者通过对11家中心诊治的635例性腺外生殖细胞肿瘤患者的回顾性分析发现，17例合并血液系统肿瘤的患者均为纵隔生殖细胞肿瘤，且生殖细胞肿瘤病理类型均为非精原细胞瘤，主要病理类型为畸胎瘤和卵黄囊瘤。中位随访3年发现，纵隔非精原细胞瘤患者每年发生血液系统疾病的风险为2%，累计发生风险为5.9%，自纵隔肿瘤诊断至血液肿瘤的发生中位时间为6个月。合并血液系统肿瘤明显影响患者预后，无血液肿瘤并发的生殖细胞肿瘤患者中位生存时间为51个月，合并血液肿瘤者，自生殖细胞肿瘤诊断中位生存期为14个月、诊断血液肿瘤后中位生存期为5个月。其中13例有细胞遗传学异常的患者，5例染色体呈现生殖细胞肿瘤的特征性染色体异常12号染色体等臂即［i（12p）］。美国学者Nichols等总结1976—1988年就诊于印第安纳大学附属医院的31例原发纵隔生殖细胞肿瘤患者，发现5例（16%）患者合并血液肿瘤。5例患者生殖细胞肿瘤为畸胎瘤伴卵黄囊瘤或胚胎细胞成分，均为非精原细胞瘤，血液肿瘤多在纵隔生殖细胞肿瘤诊断后一年内发生。上述两篇病例数较多的报道均发现，与原发纵隔非精原细胞肿瘤相关的血液疾病主要是髓系肿瘤，尤其是伴巨核细胞系异常的疾病如AML-M7或MDS伴异常巨核细胞。另外也有合并恶性组织细胞病、系统性肥大细胞增多症、AML-M5、AML-M4、急性混合细胞白血病、原发性血小板增多症、ALL、非霍奇金淋巴瘤的报道。

值得一提的是，上述两篇报道10%～30%患者两种肿瘤同时发生。Orazi等学者通过对纵隔生殖细胞肿瘤合并白血病患者的纵隔肿瘤组织学标记，发现肿瘤组织的卵黄囊成分中存在血液细胞成分，包括分化较差的原始细胞。纵隔生殖细胞肿瘤和骨髓白血病细胞形态学相似、均表达早期细胞表面标志CD34，不同程度地表达较成熟的髓系、红系和巨核系表面标志。文献中报道的血液肿瘤多在生殖细胞肿瘤诊断不久后发生、i（12p）发生率高，均提示白血病并非治疗相关的继发性白血病。多能原始生殖细胞、造血干细胞起源于同一胚层——卵黄囊，胚胎发育过程中二者分别"迁"至生殖嵴、骨髓。多潜能生殖细胞的正常成熟和分化依赖于正常的发育环境。胚胎发育过程中多潜能的生殖细胞异常迁徙与性腺外生殖细胞肿瘤的发生相关。另外，在体外实验条件下，畸胎瘤细胞可分化为多能造血前体细胞。因此，有学者推断生殖细胞肿瘤可能是血液肿瘤细胞的起源，或是易感患者血液肿瘤细胞的增殖分泌了某种生长因子。

虽然纵隔生殖细胞肿瘤同时合并血液肿瘤的病理机制仍有待进一步阐明，毫无疑问的是两种疾病必然存在一定相关性，这一现象的总结为我们进一步探究白血病发病机制提供了不同的视角。

克兰费尔特综合征患者同时合并纵隔生殖细胞肿瘤及血液肿瘤的个案报道并不少见。有学者指出纵隔非精原细胞肿瘤患者中克兰费尔特综合征的发生率为20%（为一般人群的30～40倍）、血液学异常的概率为10%～20%。虽然有XY单纯性腺发育不全患者先后合并性腺生殖细胞肿瘤、急性髓系白血病（acute myeloid leukemia，AML）的报道，但至今并未查阅到该患者同时合并性腺肿瘤、ALL的相关报道。本例患者性腺肿瘤病理样本因各种原因无法携至我院会诊，且就诊于我院时白血病处于缓解状态，无法就两种肿瘤的分子遗传学特征行进一步探究分析。

3. 曲美替尼的应用　原癌基因RAS在正常细胞增殖、分化中具有重要调节作用。RAS基因突变可见于多种肿瘤，其在血液系统肿瘤中也较为常见。目前肿瘤治疗中直接靶向RAS基因的药物尚不可及，随着对RAS/RAF/MEK/MAPK通路研究的不断深入，目前靶向MEK治疗成为肿瘤靶向治疗中的研究热点。曲美替尼是一种促分裂原活化的蛋白激酶激酶（mitogen-activated protein kinase kinase，MAPKK）抑制剂，2013年5月由食品药品监督管理局批准用于治疗黑色素瘤患者，近年越来越多的临床研究确定了MEK抑制剂在伴 *RAS* 突变的髓系肿瘤及ALL中的治疗价值。Jerchel等学者发现伴高超二倍体的B-ALL患者中发生 *RAS* 通路突变的频率最高，建议常规化疗效果不理想的高超二倍体B-ALL患者可尝试使用MEK抑制剂。Mark Kerstjens等对MLL重排细胞系的研究发现，MEK抑制剂可诱导 *RAS* 突变的ALL细胞凋亡。*RAS* 突变细胞对MEK抑制剂敏感，而 *RAS* 野生型细胞对MEK抑制剂耐药或敏感，无论 *RAS* 突变状态如何，MEK抑制剂可增加白血病细胞对糖皮质激素的敏感性，进一步的机制有待阐明。

2016年，有学者报道一例同时发生纵隔生殖细胞肿瘤和AML的患者在生殖细胞肿瘤和白血病细胞中均存在 *TP53* 突变、*NRAS* 突变，对传统白血病化疗药物反应欠佳，接受曲美替尼口服治疗后，监测骨髓原始细胞未进一步增加。本例患者白血病早期复发，脾脏进行性增大，AFP较前升高，口服曲美替尼治疗后脾脏回缩，监测AFP值稳定。但是本例患者服用曲美替尼时间尚短，其长期疗效还有待进一步观察。

参 考 文 献

［1］郭卉，朱惠，韩兵，等. 46，XY性发育异常的诊断与治疗［J］. 中华内分泌代谢杂志，2015，31（2）：195-198.

［2］HETU V，CARON E，FRANCOEUR D. Hypoplastic uterus and clitoris enlargement in Swyer syndrome［J］. J Pediatr Adolesc Gynecol，2010，23（1）：e43-45.

［3］RAGON BK，ODENIKE O，BAER MR，et al. Oral MEK 12 Inhibitor Trametinib in Combination With AKT Inhibitor GSK2141795 in Patients With Acute Myeloid Leukemia With RAS Mutations A Phase II Study［J］. Clin Lymphoma Myeloma Leuk，2019，19（7）：431-440.

［4］JERCHEL IS，HOOGKAMER AQ，ARIES IM，et al. RAS Pathway Mutations as a Predictive Biomarker for Treatment Adaptation in Pediatric B-cell Precursor Acute Lymphoblastic Leukemia［J］. Leukemia，2018，32（4）：931-940.

病例3 WHIM综合征伴发急性髓系白血病

案例分析

【入院前情况】 患儿，女，15岁。主因"咳嗽伴间断发热1个月"于2018年9月收入中国医学科学院血液病医院儿童血液病中心。患儿入院前1月无明显诱因出现咳嗽、咳痰，为黄痰，伴间断发热，体温最高38.9℃，无畏寒、寒战，无腹胀、腹痛、腹泻，无尿频、尿痛，伴乏力，无头晕、耳鸣，无鼻出血、牙龈出血，予退热药物后体温可降至正常，4～5天发热1次。当地医院查血常规：WBC $1.1×10^9$/L，Hb 60g/L，PLT $15×10^9$/L。行骨穿检查，初步诊断急性髓系白血病，先后给予亚胺培南、哌拉西林他唑巴坦钠等抗感染及重组人粒细胞刺激因子升高白细胞治疗，并输注单采血小板2个单位，悬浮红细胞1个单位后，为求进一步诊治来我院。患儿本次发病以来进食欠佳，精神、睡眠可，大小便正常，体重无明显变化。

既往史：患儿出生后8个月体检时发现白细胞计数低（$1.5×10^9$/L左右），平素易患呼吸道感染（约10次/年），因粒细胞减少（具体不详），分别在3岁、5岁时行骨髓相关检查，均未确诊。3岁时给予重组人粒细胞刺激因子治疗1次。5岁时因贲门失弛缓症行手术治疗。12岁时诊断霍奇金淋巴瘤，经化疗联合放疗治愈。2岁患水痘，后治愈，否认麻疹、腮腺炎、百日咳、肝炎等传染性疾病病史。母亲孕期有油漆接触史。

体格检查：T 36.9℃，P 108次/分，R 25次/分，BP 82/51mmHg。H 150cm，W 38kg，ECOG 1分，发育正常，中度贫血貌，周身皮肤无黄染，浅表淋巴结未触及。无牙龈红肿，胸骨无压痛，双肺呼吸音清，心律齐，腹软，无压痛、反跳痛，肝肋下未及，脾肋下3cm、质中、无触痛。双下肢无水肿。

【分析】 患儿为青少年女性，临床表现具有下述特点：患儿以发热、咳嗽起病，抗生素治疗效果欠佳，伴有贫血、血小板减少，需成分血输注，外院骨髓穿刺提示AML，需进行骨髓形态学、染色体、融合基因等相关检查，进行MICM分型诊断及危险度分层，但患儿自幼发现白细胞减少，平素易患感染，有贲门弛缓症病史，两年前患淋巴瘤，需注意患儿存在先天性免疫缺陷的可能，可行先天性粒细胞减少症相关疾病基因筛查。

【入院后情况】 入院后完善相关检查，血常规：WBC $1.54 \times 10^9/L$，Hb 72g/L，PLT $13 \times 10^9/L$，NEUT# $0.58 \times 10^9/L$（G-CSF治疗及输血后）。免疫学检查：IgA 0.13g/L（0.7～4.0g/L），IgG 4.11g/L（7～16g/L），IgM 0.25g/L（0.4～2.3g/L）。结缔组织病相关检查均为阴性。骨髓穿刺：增生活跃，G＝90%，E＝2%，G/E＝45/1，粒系比例增高，原始粒细胞比例增高，占18.5%，可见异常中性中幼粒细胞，Auer小体易见（图3-1）；粒系比例减低，成熟红细胞大小不一。淋巴细胞比例减低，为成熟淋巴细胞；全片共见巨核细胞1个，为成熟无血小板形成巨核细胞。血小板单个分布，少见。外周血：白细胞计数减少，粒细胞比例增高，原始及幼稚细胞易见，原始细胞占40%，Auer小体易见。

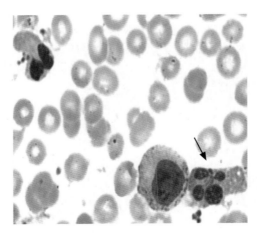

图3-1　发病时骨髓涂片：髓系原始细胞和Auer小体

流式细胞术检测：异常细胞群约占有核细胞的8.3%，强表达CD34、CD117，表达HLA-DR、CD38、CD13、CD56、MPO，弱表达CD7，异常髓系原始细胞占有核细胞8.3%；粒系以不成熟粒细胞为主，部分表达CD56。融合基因：*AML1-ETO*阳性，其余42种均为阴性，*AML1-ETO*定量148.45%。血液系统疾病基因突变筛查：*KIT* exon17 c.2446G＞T；*CXCR4* exon2 c.1000C＞T；*MPL* exon12 c.1774C＞T；*SH2B3* exon8 c.1606C＞A；*KMT2D* exon44 c.14161C＞T。染色体：46，XX，add

（1）（p36），t（8；21）（q22；q22）。

【小结】 患儿为青春期女性，此次就诊以咳嗽、发热为主要临床表现，血常规示全血细胞减少，骨髓原始粒细胞比例虽小于20%，但Auer小体易见、融合基因*AML1-ETO*阳性，KIT exon17 c.2446G＞T突变阳性，根据2016年AML世界卫生组织分型，明确诊断为AML伴t（8；21）（q22；q22）及KIT突变。

同时患儿自幼粒细胞减少，反复感染，免疫球蛋白IgG减低，检测到CXCR4 exon2 c.1000C＞T的无义突变，患儿目前无疣状赘生物，骨髓以原始细胞为主，无多分叶核粒细胞，骨髓形态未见无效生成性粒细胞，但结合病史及基因检测，可明确诊断为WHIM综合征。本中心儿童非APL急性髓系白血病采用CAMS-2016方案，根据初诊时分子生物学特征分为CBF-AML（伴*AML1-ETO*或*CBF-MYH11*阳性）及非CBF-AML，CBF-AML患儿根据诱导治疗反应进行危险度分组。白细胞计数＜4×10⁹/L或骨髓增生程度减低接受CAG/HAG诱导治疗。首次化疗未达CR组，再次诱导达CR/PR均进入高危组。建议巩固治疗1～2次后接受造血干细胞移植。患儿治疗方案及治疗后疾病状态见表3-1。

表3-1　治疗方案及治疗后疾病状态

治疗疗程	白细胞计数/（×10⁹）	骨髓原始细胞比例/%	流式原始细胞比例/%	AML1-ETO融合基因定量/%	化疗方案	疾病状态
首次诱导	1.54	18.5	8.3	148.45	HAG	NR
再次诱导	0.76	14.5	19.58	156.21	地西他滨＋HAG	CR
巩固1	0.99	2	0	1.19	地西他滨＋HAG	CR
巩固2	0.6	0	0	0	地西他滨＋CAG	CR

患者首次诱导化疗未达缓解，转为高危组。患儿有一同胞哥哥，HLA配型，高分辨10位点相合，并进行基因突变一代验证，患儿哥哥无*CXCR4*突变基因携带，符合供者要求。下一步治疗计划为患儿获得完全缓解后行同胞HLA相合造血干细胞移植。后HAG、地西他滨联合HAG诱导化疗，2疗程诱导化疗后骨髓达缓解，巩固治疗2次后与其哥哥行全相合外周血干细胞移植术。移植后16天，中性粒细胞计数＞2.15×10⁹/L，血小板＞50×10⁹/L（脱离输血），提示植入成功。半年后血常规：WBC 1.54×10⁹/L，Hb 97g/L，PLT 139×10⁹/L，中性粒细胞绝对值0.89×10⁹/L，无明显的排斥反应。

讨　论

患儿经骨髓形态、免疫分型、染色体核型、融合基因及基因突变等明确诊断。①急性髓系白血病伴 t（8；21）（q22；q22），*KIT* 突变。②WHIM 综合征。

患儿 12 岁时（2016 年 2 月 5 日）因"颈部包块"就诊于当地医院，行骨髓穿刺及左腋下 / 左颈部淋巴结切除术，术后淋巴结活检诊断为 EB 病毒相关经典霍奇金淋巴瘤－混合细胞型，骨髓形态未见淋巴瘤浸润。PET-CT：①左颈部、咽旁间隙、双侧锁骨上窝、双侧腋窝、双侧肺门及纵隔多发淋巴结肿大，FDG 代谢异常增高，考虑淋巴瘤。②腹腔脾门部有一枚肿大淋巴结，FDP 代谢异常增高，考虑淋巴瘤浸润可能。③脾大。诊断 EB 病毒相关经典霍奇金淋巴瘤－混合细胞型（Ⅲ期），化疗 12 个疗程于 2017 年 7 月结束化疗。2017 年 5 月行斗篷野放疗，共22Gy，复查 PET-CT 扫描未见肿瘤残留。

霍奇金淋巴瘤治疗后可继发第二肿瘤，霍奇金淋巴瘤治疗与第二恶性肿瘤发生的时间通常比较短，大部分病例在 4～10 年之间。但该患儿诊断霍奇金淋巴瘤2 年内发生 AML，继发第二肿瘤可能性小。是否另有原因？

患儿自幼粒细胞减少，反复感染，幼年时多次行骨髓检查，无明确的血液系统疾病，考虑为重度先天性中性粒细胞减少症（SCN）。SCN 包括斯格瓦曼综合征、白细胞异常色素减退综合征、WHIM 综合征及周期性中性粒细胞减少等，均较为罕见。SCN 分为两型：婴儿遗传性粒细胞缺乏症和重型家族性中性粒细胞减少症。前者为常染色体隐性遗传，多于 1 岁内死亡。后者则为常染色体显性遗传，婴儿和儿童期均可发病，因反复感染免疫球蛋白（Ig）水平可升高。尽管单核细胞增多，仍易患严重感染。患儿此次就诊发现 *CXCR4* exon2 c.1000C＞T，胚系突变见于 WHIM 综合征。WHIM 综合征是一种罕见的先天免疫缺陷性疾病，主要为常染色体显性遗传，但偶有常染色体隐性遗传及散发病例。表现为人乳头瘤病毒（HPV）所导致的疣（warts）、低丙种球蛋白血症（hypogammaglobulinemia）、细菌感染（infections）以及无效生成性慢性粒细胞缺乏（myelokathexis）的四联症。患儿存在低丙种球蛋白血症、细菌感染，化疗获得缓解后骨髓可见无效生成的中性粒细胞（图 3-2），虽无疣的表现，但结合基因突变结果，可明确诊断为 WHIM综合征。该患儿为散发病例，与其 *CXCR4* 基因突变有关。

患者存在先天免疫缺陷病，继发两种血液系统恶性肿瘤，反复接受化疗，曾接受 22Gy 放疗，*CXCR4* 突变基因持续存在，反复感染不可避免，特别成年后

HPV感染概率增加，不除外再次继发恶性肿瘤可能；且AML两次诱导化疗方达缓解，提示预后不良，后行同胞全相合外周血干细胞移植，最终达治愈的目标。

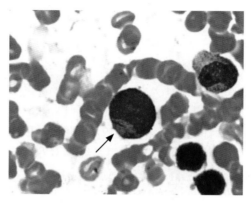

图3-2　疾病缓解后，骨髓涂片可见无效生成的中性粒细胞

专家点评

　　随着检测手段的增多，精准诊断及治疗逐步得以实现。依据2016年世界卫生组织急性髓系白血病（AML）分型，本例患者AML伴t（8；21）（q22；q22）及*KIT*突变诊断成立。有研究证实，*AML1/ETO*阳性细胞对表观遗传学的药物，特别是低浓度的DNA甲基转移酶抑制剂（如阿扎胞苷和地西他滨）敏感。患儿初诊时白细胞及中性粒细胞计数偏低。因此，应用地西他滨联合小剂量预激方案HAG治疗可获得良好的临床疗效。

　　WHIM综合征相关淋巴瘤常表现为EB病毒相关，接受化疗联合/不联合放疗，预后大多不良。异基因造血干细胞移植不作为WHIM综合征合并霍奇金淋巴瘤首选一线治疗，但对于继发第二恶性肿瘤或侵袭性淋巴瘤，建议首选异基因造血干细胞移植。目前文献报道的5例合并淋巴瘤患者：1例EB病毒相关的B细胞淋巴瘤（男性，48岁死亡）、1例EB病毒相关的T细胞淋巴瘤伴噬血细胞综合征（女性，26岁死亡）、1例EB病毒阴性的皮肤T细胞淋巴瘤（男性，40岁死亡）、1例皮肤滤泡中心淋巴瘤（男性，32岁治愈）、1例B细胞淋巴瘤（女性，54岁死亡），此病例WHIM综合征继发急性白血病尚无文献报道。

　　WHIM综合征的发病机制与*CXCR4*基因突变有关，*CXCR4*的配体-骨髓基质细胞衍生因子（stromal derived factor，SDF-1，亦作*CXCL12*）在造血干细胞归巢及休眠方面起重要作用。当CXCL12与CXCR4结合，信号转导激活异三聚体Gi蛋白，进而活化下游效应器，如AK及胞外信号调节激酶（extracellular signal-regulated kinases，ERK），通过钙离子流动触发细胞滞留。*CXCR*4突变使其活性增强，致使成熟中性粒细胞从骨髓释放延迟，外周血白细胞减少，而存留在骨髓的成熟白细胞则会进一步凋亡。CXC12/CXCR4信号通路在白血病、肺癌、乳腺癌、前列腺癌、卵巢癌、结直肠癌等肿瘤发生发展过程中起重要作用。在WHIM综合征中，CXC12/CXCR4信号通路异常影响正常淋系及髓系分化，干祖细胞更早阶段的恶性克隆可能解释WHIM综合征合并霍奇金淋巴瘤患儿短期内发生急性髓系白血病。目前发病机制有待进一步研究。

另外，普乐沙福（Plerixafor，AMD3100，Genzyme Corporation）是一种双环分子，对抗趋化因子基质细胞衍生因子-1（SDF-1）与其同源受体CXCR4的结合。普乐沙福作为CXCR4的拮抗剂，促进中性粒细胞从骨髓中释放且可弱化CXCR4突变的影响，故被认为是WHIM综合征的最佳治疗选择。WHIM综合征患者易感染HPV，文献报道可考虑对女性患者进行HPV疫苗注射。

通过该病例，淋巴瘤及急性髓系白血病的诊断均比较容易，不易漏诊和误诊，而患儿长期处于粒细胞缺乏及反复感染状态，多次骨穿检查亦未能确诊SCN，故建议临床医生，尤其是普通内科医生，加强对先天免疫缺陷病的认识，减少漏诊。

参 考 文 献

［1］BUCHI F，SPINELLI E，MASALA E，et al. Proteomic analysis identifies differentially expressed proteins in AML1/ETO acute myeloid leukemia cells treated with DNMT inhibitors azacitidine and decitabine［J］. Leuk Res，2012，36（5）：607-618.

［2］HEO SK，NOH EK，KIM JY，et al. Targeting c-KIT（CD117）by dasatinib and radotinib promotes acute myeloid leukemia cell death［J］. Sci Rep，2017，7（1）：15278.

［3］BADOLATO R，DONADIEU J. How I treat warts，hypogammaglobulinemia，infections，and myelokathexis syndrome［J］. Blood，2017，130（23）：2491-2498.

［4］DEBNATH B，XU S，GRANDE F，et al. Small molecule inhibitors of CXCR4［J］. Theranostics，2013，3（1）：47-75.

病例4 EB病毒感染相关噬血细胞综合征

案例分析

【入院前情况】 患儿，男，5岁。主因"发热、肝脾淋巴结肿大10余天"入院。入院前10天（2017年10月28日）无明显诱因出现右侧颈部包块，伴疼痛、发热，体温最高38℃，当地医院就诊，B超示双侧颈部多发淋巴结肿大。血常规（2017年10月29日）：WBC $3.5×10^9$/L，NEUT $1.6×10^9$/L，RBC $4.93×10^{12}$/L，Hb 127g/L，PLT $172×10^9$/L。EB病毒DNA定量2.52E＋04拷贝/ml；监测血常规，WBC及PLT逐渐下降，WBC最低至$1.75×10^9$/L。肝肾功能：谷丙转氨酶（GPT）477.8U/L，谷草转氨酶（GOT）391U/L，总胆红素（TBil）15.8μmol/L，直接胆红素（DBil）8.4μmol/L。甘油三酯1.16mmol/L，总胆固醇2.43mmol/L。铁蛋白3447.82ng/ml。骨髓增生活跃，可见形态异常淋巴细胞，疑似淋巴瘤细胞，组织细胞易见，可见噬血现象。予头孢曲松钠、更昔洛韦抗感染治疗，但患儿仍每日发热，热峰为40℃，为进一步诊治就诊我院。体格检查：轻度贫血貌，周身皮肤无黄染、皮疹，左侧眼睑下可见数个出血点，双侧颈部可触及数个肿大淋巴结，最大的约0.5cm×0.5cm，质韧，活动度可，无明显触压痛。巩膜轻度黄染，牙龈无红肿，胸骨无压痛，心律齐，双肺呼吸音粗，未闻及干、湿啰音。腹软，无压痛及反跳痛，肝肋下约4cm，无明显触压痛。脾肋下约2cm，质韧，无明显触压痛。移动性浊音阴性，肠鸣音正常存在。肛门及外生殖器未见异常。脊柱四肢未见异常，四肢活动尚可，双下肢无水肿。

【分析】 患儿病史10天，起病急骤，表现为反复发热，伴有肝脾淋巴结肿大，外院检查：白细胞、血小板减少，肝功能损害，甘油三酯增高，铁蛋白增高，EB病毒DNA定量阳性，骨髓形态学可见噬血现象。需要诊断与鉴别诊断的疾病：①EB病毒感染？②噬血细胞综合征？③淋巴瘤？④急性白血病？

【入院后情况】 入院后实验室检查：血常规：WBC $0.63×10^9$/L，NEUT 0.16×

10^9/L，RBC 3.62×10^{12}/L，Hb 91g/L，PLT 35×10^9/L，网织红细胞比例（Ret%）0.18%。凝血检查：凝血酶时间（TT）39.3s，纤维蛋白原分解产物38.4μg/ml，部分凝血活酶时间（APTT）64.4s，纤维蛋白原（Fib）0.73g/L，D-二聚体13.21mg/L，凝血酶原时间（PT）13.6s。生化检查：白蛋白（Alb）29.9g/L，GPT 241.9U/L，GOT 212.8U/L，碱性磷酸酶（ALP）443.5U/L，谷氨酰转肽酶（GGT）312.2U/L，TBil 13.1μmol/L，DBil 4.3μmol/L，肌酐（Cre）21.4μmol/L，乳酸脱氢酶（LDH）1195.5U/L。EBV-DNA：1.21E＋04拷贝/ml。骨髓形态：增生减低，可见一类异常细胞、噬血现象易见骨髓象。骨髓免疫分型：可见一群CD3＋CD7＋T淋巴细胞，强表达CD2、HLA-DR、CD38，弱表达CD5，约占淋巴细胞57.4%。骨髓组织细胞化学染色：特异性酯酶染色阴性，髓过氧化物酶（myeloperoxidase，MPO）染色阴性，幼稚细胞PAS阳性率68%，幼稚细胞PAS阳性指数94，幼稚细胞PAS细颗粒、中粗颗粒、粗颗粒散在分布。胸部CT：右肺中叶、下叶感染性病变；两腋下多发小淋巴结；心脏饱满；两侧少量胸腔积液；脾大。腹部B超：肝大，肝实质回声增强，脾中度大。并送检NK细胞活性测定、可溶性CD25检测及*HLH*基因突变等检查。

入院后1周，复查血常规：WBC 0.81×10^9/L，NEUT 0.27×10^9/L，RBC 3.04×10^{12}/L，Hb 76g/L，PLT 39×10^9/L。凝血：APTT 29.1s，Fib 1.05g/L。生化检查：Alb 36.9g/L，GPT 173.1U/L，GOT 88.9U/L，ALP 285.4U/L，GGT 234.2U/L，Cre 19.8μmol/L，UA 99.9μmol/L，LDH 611.3U/L。染色体荧光原位杂交（FISH）：MYC、MLL、BCL6、BCL2、P53/CEP17均阴性。免疫分型（CD系列）-淋巴瘤（T/NK）：符合CD4-CD8＋T细胞淋巴瘤。流式TCRvβ检测：TCRvβ8亚家族占CD5-CD8＋T淋巴细胞的94.92%，比例明显增高，不除外T细胞克隆性改变。噬血细胞综合征基因突变检测：阴性。可溶性CD25水平＞50 000pg/ml。NK细胞活性测定回报：CD3-CD56＋NK细胞占淋巴细胞2.30%，颗粒酶B阳性率90.05%，穿孔素阳性率96.96%。复查胸CT：①右肺中叶、下叶间质病变。②两腋下多发小淋巴结。③心脏饱满。④两侧少量胸腔积液。⑤脾大。噬血细胞综合征基因突变检测报告：XIAP 100%，UNC13D 41.1%，STXBP2 100%。

【小结】　根据病史及WHO诊断标准，诊断噬血细胞综合征明确。NK细胞活性测定：CD3-CD56＋NK细胞占淋巴细胞2.30%，颗粒酶B阳性率90.05%，穿孔素阳性率96.96%，可溶性CD25检测＞50 000pg/ml及HLH基因检测结果排除原发性噬血细胞性淋巴组织细胞增生症（hemophagocytic lymphohistiocytosis，HLH）。根据患儿发热、淋巴结肿大等临床症状，结合血清学EB病毒定量阳性，EBV感染成立。EBV感染可继发噬血细胞综合征，但骨髓中可见一类分类不明细胞，形态学提示淋巴瘤，免疫分型符合CD4-CD8＋T细胞淋巴瘤。按照WHO2016诊断标准，明确诊断为：①儿童系统性EBV阳性T细胞淋巴瘤。②噬血细胞综合征（继发性）。此病发病率低，尚无治疗指南。文献报道，可采用HLH-2004方案或HLH-99方案，两方案不同之处是CSA的应用，考虑到此病例为T细胞异常，采用HLH-2004方案治疗。4天后患儿体温正常，肝功能、凝血功能均较前好转，血常规检查结果较稳定。因此病预后差，建议尽快行造血干细胞移植治疗。

讨 论

患儿持续高热、淋巴结肿大、骨髓噬血现象及淋巴瘤细胞，肝功能及凝血异常，EBV-DNA阳性等特点，诊断考虑EBV相关增殖性疾病继发HLH。原发性HLH是一种常染色体或性染色体隐性遗传病。目前已知的明确与HLH相关的基因有12种，根据缺陷基因的特点将原发性HLH分为家族性HLH（FHLH）、免疫缺陷综合征相关HLH和EB病毒（EBV）驱动HLH。继发性HLH与各种潜在疾病有关，是由感染、肿瘤、风湿性疾病等多种病因启动免疫系统的活化机制引起的一种反应性疾病，通常无家族病史或已知的遗传基因缺陷。对于未检测出目前已知的致病基因，但原发病因不明的患者仍归类于继发性HLH。此患儿特点可明确为继发性HLH。患儿骨髓中存在淋巴瘤细胞，结合免疫分型提示儿童系统性EBV阳性T细胞淋巴瘤（TCL）伴有HLH的诊断。

儿童系统性EB病毒阳性TCL属于EB病毒相关T/NK细胞增殖性疾病（EBV-T/NKLPDs）的一种。EBV-T/NKLPDs特点是EB病毒感染的T/NK细胞的增殖和转化。这类患者早期往往表现为传染性单核细胞增多症，症状包括发热、全身不适、淋巴结肿大、上呼吸道感染。患儿发病前5天表现为发热、淋巴结肿大，无明显血常规检查异常。随着EB病毒感染T细胞增殖，1～3周后患者就会出现肝脾肿大、肝功能异常、血细胞减少、皮疹及中枢神经系统症状，这些表现主要是由于组织细胞、噬血细胞及单克隆T淋巴细胞在肝脾、骨髓的增殖，从而导致胆汁淤积、肝细胞灶性坏死引起肝功能、凝血功能、血脂代谢异常。

EBV-T/NKLPDs继发HLH的诊断依据为：①不明原因发热，体温＞38.5℃，持续＞7天。②肝、脾及淋巴结肿大。③全血细胞减少。④EB病毒DNA拷贝增高。⑤铁蛋白增高、凝血异常、肝功能异常。⑥骨髓形态学可见噬血现象。⑦可溶性CD25＞50000pg/ml，NK细胞测定CD3-CD56＋NK细胞增高，颗粒酶B阳性率90.05%，穿孔素阳性率96.96%。⑧噬血细胞综合征基因突变报告：XIAP

100%，UNC13D 41.1%，STXBP2 100%。⑨淋巴瘤流式符合CD4-CD8＋T细胞淋巴瘤；流式TCRvβ检测见CD5-CD8＋T淋巴细胞94.92%。

目前，儿童系统性EB病毒阳性TCL无标准有效的治疗方案，可行方案包括免疫治疗、联合化疗、抗病毒治疗、造血干细胞移植。既往报道过CHOP、SMILE方案、免疫抑制治疗。目前，自体和异基因造血干细胞移植可能是进展或复发系统性EBV阳性T细胞淋巴瘤的唯一治愈方法。

专家点评

EB病毒作为一种疱疹病毒，除了嗜B细胞特性以外，还会感染T细胞、NK细胞、上皮细胞及间叶细胞，对后者感染可能会导致EBV-T/NK LPDs。临床表现往往取决于EB病毒感染的细胞类型和宿主的免疫状态。而EB病毒载量可以反映宿主免疫抑制程度和EB病毒相关性淋巴增殖性疾病的负荷。病毒检测中抗VCA IgM常为正常甚至检测不到，因此，有类似症状者有必要检测EB病毒定量。

EB病毒相关淋巴瘤及恶性淋巴增殖性疾病的研究已50年之久，2008年世界卫生组织（WHO）提出儿童系统性EBV-T/NKLPDs，2016 WHO诊断标准将其分为慢性活动性EB病毒感染（CAEBV）、儿童系统性EBV阳性T细胞淋巴瘤（TCL）、侵袭性NK细胞白血病、鼻型结外NK/T细胞淋巴瘤、原发性EBV阳性结内NK/T细胞淋巴瘤。其中儿童系统性EBV阳性T细胞淋巴瘤是一种急速进展、致死性疾病，大多数继发于急性EB病毒感染，少数继发于严重CAEBV，以单克隆EB病毒阳性T细胞扩增并在外周血和/或组织中浸润为特点。系统性EBV阳性T细胞淋巴瘤几乎同时伴有HLH，发病迅速，自然病程几天至几周内会出现多脏器衰竭、败血症，最终导致死亡。

对儿童系统性EBV阳性T细胞淋巴瘤的发病机制及治疗策略仍在认识中。具体为以下几个方面。

1. 发病机制及分子学异常　儿童系统性EB病毒阳性TCL病因不明，由于儿童系统性EBV阳性TCL流行区域主要在东亚及南美，亚洲地区包括日本、中国，有明显种族倾向性。该疾病往往发生在短期内EB病毒感染的儿童和青少年，极少数继发于CAEBV。疾病主要流行于亚洲和拉丁美洲。明显种族易感体质，也提示该类患者可能存在基因缺陷。目前认为是EB病毒感染及机体对EBV免疫应答方面基因缺陷双重因素，病毒和宿主免疫系统之间平衡破坏导致EB病毒相关的淋巴细胞增殖所致。其中浸润T细胞可见单克隆TCR重排及活组织EBER ISH

检测发现大多数浸润淋巴细胞EB病毒阳性，支持这一说法。近期个案报道1例TCL患者检测出了IRF8和PD-L1的突变，IRF8的突变可能会造成NK细胞的功能异常而使NK细胞活性异常导致EB病毒的再激活。

2. 疾病诊断　目前无明确诊断方法。根据疾病特征，EB病毒核酸载量明显增加，流式免疫表型、TCRVβ检测、TCR基因重排证明单克隆淋巴细胞增殖即可诊断。是否合并HLH诊断可根据HLH-2004诊断标准。HLH-2004诊断标准：符合以下两条标准中任何一条时可以诊断HLH：①分子诊断符合HLH：在目前已知的HLH相关致病基因，如*PRF1*、*UNC13D*、*STX11*、*STXBP2*、*Rab27a*、*LYST*、*SH2D1A*、*BIRC4*、*ITK*、*AP3β1*、*MAGT1*、*CD27*等发现病理性突变。②符合以下8条指标中的5条：a. 发热：体温＞38.5℃，持续＞7d；b. 脾大；c. 血细胞减少（累及外周血两系或三系）：Hb＜90g/L，PLT＜100×10⁹/L，NEUT＜1.0×10^9/L且非骨髓造血功能减低所致；d. 高三酰甘油血症和/或低纤维蛋白原血症：三酰甘油＞3mmol/L或高于同年龄的3个标准差，纤维蛋白原＜1.5g/L或低于同年龄的3个标准差；e. 在骨髓、脾脏、肝脏或淋巴结里找到噬血细胞；f. 血清铁蛋白升高：铁蛋白≥500L；g. NK细胞活性降低或缺如；h. sCD25（可溶性白细胞介素-2受体）升高。

3. 治疗方法　由于EBV-T/NKLPDs常表达P-糖蛋白，这种蛋白会将化疗药物从胞浆内排出去，导致大部分患者对化疗耐药，预后差。对该疾病认识不足导致目前暂无统一有效方法。①联合化疗：目前可选用CHOP方案（环磷酰胺/阿霉素/VCR/泼尼松）或者免疫抑制治疗，仅部分患者短暂有效。长春新碱联合大剂量阿糖胞苷联合化疗对恶性NK/T淋巴瘤或白血病有效，也可用于本病。Yoshida等学者采用标准SMILE方案（地塞米松/氨甲蝶呤/异环磷酰胺/L-ASP/依托泊苷）联合造血干细胞移植（hematopoietic stem cell transplantation，HSCT），治疗后2年患儿仍存活并未出现不良反应，但缺乏大样本验证。这些药物中，VCR及依托泊苷被认为是NK/T淋巴细胞肿瘤有效，氨甲蝶呤、环磷酰胺、环孢素认为是不受P糖蛋白影响的药物。②抗病毒治疗：认为高EBV-DNA载量可能是不良预后因素，抗病毒药物如阿昔洛韦或更昔洛韦可降低EB病毒DNA载量。③移植：自体和异基因造血干细胞移植可能是目前治愈进展或复发系统性EBV阳性T细胞淋巴瘤的唯一方法。④靶向治疗：该类患者增殖T细胞免疫表型较统一，有学者用单克隆抗体治疗移植后B细胞增殖性疾病，可能为未来该病治疗提供新的思路。

参 考 文 献

［1］HENTER JI, HORNE A, ARICO M, et al. HLH-2004: Diagnostic and Therapeutic Guidelines for Hemophagocytic Lymphohistiocytosis ［J］. Pediatr Blood Cancer, 2007, 48（2）: 124-131. doi: 10.1002/pbc.21039.

［2］SWERDLOW SH, CAMPO E, PILERI SA, et al. The 2016 Revision of the World Health Organization Classification of Lymphoid Neoplasms ［J］. Blood. 2016, 127（20）: 2375-2390. doi: 10.1182/blood-2016-01-643569.

［3］SAWADA A, INOUE M. Hematopoietic Stem Cell Transplantation for the Treatment of Epstein-Barr Virus-Associated T-or NK-Cell Lymphoproliferative Diseases and Associated Disorders ［J］. Front Pediatr. 2018, 6: 334. doi: 10.3389/fped.2018.00334.

［4］YOSHIDA M, OSUMI T, IMADOME KI, et al. Successful Treatment of Systemic EBV Positive T-cell Lymphoma of Childhood Using the SMILE Regimen ［J］. Pediatr Hematol Oncol. 2018, 35（2）: 121-124. doi: 10.1080/08880018.2018.1459982.

病例5 急性髓系白血病合并家族性血小板综合征

案例分析

【入院前情况】 患儿，男，5岁。主因"间断皮肤出血3年"于2019年10月收入中国医学科学院血液病医院儿童血液病诊疗中心。患儿3年前间断出现皮肤出血点及磕碰后明显淤青，双下肢显著，否认伴随其他症状，查血常规：血小板50×10⁹/L，血红蛋白及白细胞在正常范围内，间断口服利可君治疗，监测血小板波动在（40～70）×10⁹/L，为进一步诊治入院。既往体健。母亲有肺结核病史，否认其他传染病接触史。按计划预防接种。患儿系第1胎第1产足月剖宫产（因母亲血小板低），出生体重3kg，生长发育无异常。家族史：患儿母亲9岁发现血小板减少，当地行骨穿刺检查诊断"血小板减少性紫癜"，予泼尼松口服治疗后维持在（60～80）×10⁹/L，27岁出现三系减低，于我院诊断骨髓增生异常综合征（MDS-RAEB-2），予地西他滨化疗1疗程，准备行造血干细胞移植，因肺感染及肺结核加重，抗感染治疗无效，29岁去世；舅舅27岁诊断MDS并死亡；姨妈27岁诊断AML并死亡；曾外祖母30岁左右诊断白血病并死亡；姑外祖母18岁去世，可疑诊断白血病。家系图见图5-1。入院查体：T 36.9℃，P 99次/分，R 25次/分，BP 99/63mmHg，神志清，无贫血貌，一般状态可，营养中等，发育正常无畸形，浅表淋巴结未触及肿大；皮肤散在出血点及瘀斑，双下肢显著，无皮疹；肝脾无肿大，心、肺、腹查体无明显异常。

【分析】 本例患儿为5岁男孩，病史3年，主要表现为皮肤出血，无其他伴随症状，血常规提示血小板减少，其他两系正常。高度警惕家族史中有5名骨髓增生异常综合征（myelodysplastic syndrome，MDS）或急性髓系白血病患者（图5-1）。因此，诊断的思路如下：①MDS；②先天性造血功能衰竭；③家族性血小板减少症。

【入院后情况】 入院后辅助检查：超声提示脾轻度大（长9.3cm，厚2.6cm），

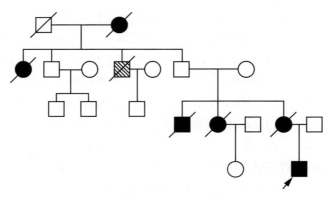

图5-1 家系图

注：▨ 患喉癌并去世。

肝胆胰及双肾未见异常。血常规：WBC 6.38×10⁹/L，Hb 113g/L，PLT 54×10⁹/L，NEUT 4.03×10⁹/L，MPV 9.1fl。生化全项、凝血功能、病毒相关检验、抗ANAs及ENA等未见明显异常。免疫球蛋白定量、淋巴细胞亚群、细胞因子、PNH克隆等均未见明显异常。骨髓涂片：增生活跃，G 31.5%，E 27%，G/E 1.17/1，全片共见巨核细胞61个，分类25个，其中幼稚巨核细胞2个、成熟有血小板生成巨核细胞1个、成熟无血小板生成巨核细胞20个、裸核2个，可见单圆核巨核细胞。粒系比例减低，红巨二系增生伴巨核系发育异常，原始细胞易见（6.5%）骨髓象，不除外MDS-RAEB。骨髓活检：三系增生伴巨核细胞形态明显异常，可见胞体小、分叶少的巨核细胞以及单元核巨核细胞。骨髓涂片免疫组织化学染色：CD41：全片巨核细胞共369个，正常巨核细胞193个，双核巨核细胞21个、多核巨核细胞4个、大单元核小巨核细胞63个、单元核小巨核细胞79个、双元核小巨核细胞7个、淋巴样小巨核细胞2个。骨髓MDS/MPN免疫分型：各系表型未见明显异常。骨髓染色体检查核型为46，XY。

【小结】 该患儿外周血常规仅表现为血小板一系异常，骨髓相关检查提示巨核细胞形态异常，红系及粒系未见明显异常细胞，不符合儿童MDS及先天性造血功能衰竭的诊断，为进一步明确诊断，行骨髓血液病肿瘤相关基因突变筛查（二代测序）。患儿骨髓血液病肿瘤相关基因突变筛查：突变基因RUNX1，突变位置Exon3，核苷酸改变c.520delC，氨基酸改变p.R174Efs×10，突变频率50.2%（该基因突变来源于外祖父）；突变基因BCOR，突变位置Exon8，核苷酸改变c.3556-3557ins8，氨基酸改变p.Q1186Lfs×21，突变频率11.2%。口腔上皮细胞该位点RUNX1基因突变的二代测序检测：阳性，突变频率49.668%，考虑该位点突变为胚系突变。查阅患儿母亲既往病历档案，骨髓血液病肿瘤相关基因突变筛查（二代测序）提示：突变基因 *RUNX1*，突变位置 Exon3，核苷酸改变 c.520delC，氨基酸改变 p.R174Efs*10，突变频率 47.7%；突变基因 *PTPN11*，突变位置 Exon3，核苷酸改变 c.218C＞T，氨基酸改变 p.T73I，突变频率 5.4%；突变基因 *KRAS*，突变位置 Exon2，核苷酸改变 c.38G＞A，氨基酸改变 p.G13D，突变频率 1.2%；突变基因 *SH2B3*，突变位置 Exon2，核苷酸改变 c.161A＞C，氨基酸改变 p.Q54P，突变频率 50%。根据二代测序结果，可确定患儿存在 *RUNX1* 基因突变，为胚系突变。母亲及外祖父亦存在该基因突变，考虑为胚系突变。结合患儿目前单纯血小板减少，*RUNX1* 基因为胚系突变，家族中四代以内有 5 名 MDS 或 AML 患者。综合上述病史及检查，最终诊断：AML 相关的家族性血小板综合征。家属暂不同意建议造血干细胞移植治疗，自愿继续监测血常规等变化。

讨　论

AML 相关的家族性血小板综合征（familial platelet syndrome with predisposition to acute myelogenous leukemia，FPD/AML）是一种罕见的常染色体显性遗传病。早在 1978 年关于 FPD/AML 的报道描述了一个家族在早期就出现了多种血液异常，包括慢性血小板减少症和血小板功能障碍，这个家族 10 个兄弟姐妹中有 3 个死于骨髓增殖性肿瘤。1999 年 Song 等首次在 6 个家族中描述了 *RUNX1* 的生殖细胞杂合突变，而且每个家族都携带不同的突变，从而确定 *RUNX1* 中的胚系突变是导致 FPD/AML 的原因。迄今，有 70 多个带有 *RUNX1* 遗传突变的 FPD/AML 家系相关报道。

RUNX1，先前命名为 *CBFA2* 和 *AML1*，是造血的关键转录因子，位于染色体 21q22.3，由 12 个外显子组成，全长超过 260kb。*RUNX1* 与核心结合因子β（CBFβ）形成异二聚体复合物，并与 DNA 序列发生相互作用。该复合物是正常髓系特异性转录的重要调节因子，在正常及恶性造血过程中发挥非常重要的作用。常见的 *RUNX1* 染色体易位有 ALL 的 t（12；21）/*ETV6-RUNX1*，AML 中的 t（8；21）/*RUNX1-RUNX1T1* 以及治疗相关 AML 或与 CML 急变相关的 t（3；21）/*RUNX1-EVI1*。此外，*RUNX1* 的体细胞突变目前被认为是 AML 及 MDS 复发的因素，与预后不良有关。

FPD/AML 患者的临床特征如下：①轻度至中度的血小板减少；②血小板功能缺陷导致的出血倾向；③罹患 MDS、AML 或 T 细胞急性淋巴细胞白血病（T-ALL）的风险增加。患者的外周血血小板计数常轻至中度下降［范围为（20～134）×10⁹/L］，某些病例中，血小板计数可能是正常低值甚至是正常的。血小板体积不受影响。部分患者存在血小板功能缺陷，导致异常分泌和聚集，致密颗粒储存池缺陷是最常见的异常，其他缺陷如部分α颗粒缺乏、纤维蛋白原受体及糖蛋白Ⅱb～Ⅲa活性降低等。FPD/AML在血小板减少期，骨髓增生程度通常为正常或低增生，巨核细胞的数量可以减少、正常或增多，但是巨核系的发育异常是共同特征，大多数病例在发生MDS或者急性白血病进展之前，就存在巨核系发育异常且异常巨核细胞占巨核细胞总数的10%以上。根据不同的文献报道，FPD/AML患者进展为髓系恶性肿瘤的风险为40%，平均发病年龄为33岁。虽然大多数患者进展成MDS或AML，但已有文献报道也可发生其他类型的白血病如T-ALL、毛细胞白血病（HCL）和慢性髓细胞性白血病（CML）。

　　RUNX1 突变对于每个FPD/AML家族都是独特的，复合突变非常少见。致病突变通常是移码突变、无义突变、插入或缺失突变，导致蛋白质过早截断；也有许多不同的错义突变。单是胚系 *RUNX1* 突变不足以进展为白血病，需要额外的体细胞突变、遗传异常或者次级突变才能发生白血病。通常，髓系肿瘤表现出 *RUNX1* 的双等位基因改变，影响 *RUNX1* 的染色体重排和拷贝数改变（如突变的 *RUNX1* 等位基因的复制）也是公认的白血病发生机制。其他的次级突变基因，如 *ASXL1*、*CBL*、*CDC25C*、*FLT3*、*PHF6*、*SRSF2* 或 *WT1* 等基因都是进展为白血病所必须。

　　本患儿轻度至中度的血小板减少，血小板体积正常，有MDS及AML的家族史，基因检测存在 *RUNX1* 基因的移码突变生殖系突变，突变类型为胚系突变，且与文献已报道的突变位点不相同。上述表现均符合FPD/AML患者的临床特征。HSCT是大多数FPD/AML患者唯一确定的治疗方法。

专 家 点 评

　　FPD/AML是非常罕见的疾病，*RUNX1* 的胚系突变是导致该病的原因。但该病没有明确的表型及基因型相关性。在一个家庭中，携带相同突变的家庭成员可能表现出非常不同的临床症状和严重程度，这使诊断性分子检测具有挑战性。目前对于其发病机制、进展为恶性肿瘤的机制等尚无定论。对于FPD/AML的研究热点主要体现在以下几个方面：

　　1. 发病机制　RUNX1是造血的关键转录因子，翻译后修饰对造血细胞的分化、凋亡及自我更新均产生不同程度的影响。但在造血过程中，*RUNX1* 翻译后修饰是如何影响 *RUNX1* 调节分化和自我更新等机制并未得到完全的解释。*RUNX1* 突变及FPD/AML缺乏机制研究的部分原因是缺乏合适的动物模型，因为在实验中，小鼠和斑马鱼 *RUNX1* 敲除的杂合突变并不表现出FPD/AML表型。深入了解 *RUNX1* 突变导致FPD/AML的机制将为改善治疗结局提供依据。

2. 进展机制　FPD/AML患者单是存在 *RUNX1* 的胚系突变，并不足以进展为白血病，需要额外的体细胞突变、遗传异常或者次级突变才能发生白血病，这也符合肿瘤的"二次打击学说"，*RUNX1* 的胚系突变是"第一次打击"，降低了基因的稳定性。虽然文献中报道了一些进展为MDS或AML后发生的基因突变，但这些基因的改变与 *RUNX1* 的胚系突变是如何相互作用并导致白血病发生并不清楚，需要进一步探讨。

3. 临床管理　目前，携带 *RUNX1* 胚系突变的MDS和AML患者并没有得到不同的治疗。然而，如果已知家族中存在致病突变，重要的是防止携带该家族突变的兄弟姐妹或其他亲属成为造血干细胞移植的供者。特别是在白血病外显率高的家庭，应对个体进行定期的临床检查，如骨髓形态学、细胞遗传学和分子遗传学的调查，以发现白血病发展的早期迹象。

作为遗传咨询的一部分，也应该围绕遗传性癌症易感性特有的心理问题提供心理社会评估和咨询，包括应对癌症诊断、不确定性以及对可能遗传给下一代癌症易感性的恐惧。

参 考 文 献

［1］KANAGAL-SHAMANNA R，et al．Bone marrow pathologic abnormalities in familial platelet disorder with propensity for myeloid malignancy and germline RUNX1 mutation［J］．Haematologica，2017，102（10）：1661-1670．

［2］OWEN CJ，et al．Five new pedigrees with inherited RUNX1 mutations causing familial platelet disorder with propensity to myeloid malignancy［J］．Blood，2008，112（12）：4639-4645．

［3］GALERA PA，DULAU-FLOREA KR，CALVO．Inherited thrombocytopenia and platelet disorders with germline predisposition to myeloid neoplasia［J］．Int J Lab Hematol，2019，41 Suppl 1：131-141．

［4］SOOD RY，KAMIKUBO P，LIU．Role of RUNX1 in hematological malignancies［J］．Blood，2017，129（15）：2070-2082．

［5］SCHLEGELBERGER BPG，HELLER．RUNX1 deficiency（familial platelet disorder with predisposition to myeloid leukemia，FPDMM）［J］. Semin Hematol，2017，54（2）：75-80.

［6］ANTONY-DEBRE I，et al. Somatic mutations associated with leukemic progression of familial platelet disorder with predisposition to acute myeloid leukemia［J］. Leukemia，2016，30（4）：999-1002.

病例6 慢性髓细胞性白血病急淋变后根毛霉菌感染

案例分析

【入院前情况】 患儿，女，15岁。主因"头疼、视物模糊半月余"于2019年6月11日收入中国医学科学院血液病医院。入院后完善相关检查，明确诊断为慢性髓细胞性白血病急淋变（*BCR-ABL*p210阳性，*RUNX1*突变）。2019年6月13日开始给予CCCG-2015ALL方案诱导治疗（Dex＋VDLP），联合口服达沙替尼。常规口服复方磺胺甲噁唑预防卡氏肺孢子菌感染。化疗第19天（2019年7月1日）骨髓MRD：＜0.01%，*BCR-ABL*p210定量：8.7578%，血常规：WBC $2.11×10^9$/L，NEUT $1.14×10^9$/L，RBC $3.75×10^9$/L，Hb 116g/L，PLT $106×10^9$/L；诱导化疗过程顺利，患儿无明显感染。2019年7月11日开始给予CAM治疗，停止化疗后第8天进入骨髓抑制期；2019年7月19日查血常规：WBC $0.44×10^9$/L，NEUT $0.1×10^9$/L，Hb 74g/L，PLT $19×10^9$/L；2019年7月21日患儿出现发热，热峰39℃，无明显畏寒、寒战，右侧牙龈肿痛，无咳嗽、咳痰，无憋气、气促，无腹痛、腹泻。血常规：WBC $0.25×10^9$/L，NEUT $0.01×10^9$/L，Hb 63g/L，PLT $40×10^9$/L。查体：重点贫血貌，皮肤黏膜光滑无皮疹，口腔颊黏膜轻度糜烂，右侧下磨牙牙龈红肿，表面无破溃，双肺呼吸音粗，未闻及啰音，心腹查体未见异常。细菌真菌标志物检测正常，血培养未见异常。胸部CT未见明显异常。经验性应用美罗培南500mg，q6h抗感染治疗，并口服伏立康唑200mg，bid预防真菌感染，体温控制不佳。3天后患儿仍发热，无咳嗽，肺部听诊未闻及明显干、湿啰音，牙龈红肿无明显好转。口腔、牙龈拭子、血培养阴性。加用达托霉素0.5g，qd加强抗G＋菌感染，2天后患儿晨起体温38.3℃，诉左后背部疼痛，与呼吸运动相关，吸气时疼痛加重。查体：血氧98%，呼吸23次/分，心率86次/分，口腔颊黏膜仍见溃疡、牙龈红肿同前，双肺呼吸音粗，未闻及明显啰音，无胸膜摩擦音，心脏听诊无异常。急查胸部CT：左肺上叶感染性病变，肝实质密度减低。血培养：

5天培养仍阴性。血常规：WBC $0.51×10^9/L$，NEUT $0.05×10^9/L$，Hb 72g/L，PLT $6×10^9/L$。因患儿化疗后骨髓抑制期，美罗培南、达托霉素联合伏立康唑口服抗感染治疗体温控制欠佳，出现肺感染。

【分析】　患儿化疗后骨髓抑制期，经验性广谱抗生素治疗感染未能控制，患儿有口腔溃疡、牙龈肿痛，并新发胸痛，感染部位考虑：肺、口腔。复查胸部CT显示肺感染，影像学特征，可见反晕征。患儿有鼻窦炎病史，需警惕鼻部定植菌感染在骨髓抑制期发生播散感染可能。结合肺部CT影像学特征，提示合并真菌感染可能性大。将达托霉素调整为利奈唑胺600mg，q12h抗球菌治疗，伏立康唑口服改为脂质体两性霉素B抗真菌治疗。患儿持续骨髓抑制，有咳嗽，胸痛无明显好转，2019年8月3日12：50pm患儿咳嗽时咯出鲜红色痰液约2ml，无胸闷、憋气等不适，监测血压、血氧饱和度正常。查体：口腔黏膜多处溃疡，双肺呼吸音粗，未闻及明显干、湿啰音，心律齐，未闻及杂音，肝脾不大，双足背水肿明显。

【入院后情况】　入院后完善相关检查，血常规：WBC $0.61×10^9/L$，NEUT $0.36×10^9/L$，Hb 73g/L，PLT $44×10^9/L$，电解质、肾功能未见明显异常，再次复查胸部CT（2019年8月4日）：①两肺感染性病变，考虑真菌感染；②两侧胸腔积液，两下胸壁皮下水肿。痰涂片：（革兰染色）镜下可见丝状有隔菌丝。继续脂质体两性霉素B抗真菌治疗，热峰下降，后背疼痛略好转，偶咳暗红色血痰，口腔黏膜溃疡较前明显好转，血常规逐渐恢复，复查胸部CT（与8.4比较）：左肺上叶可见大片高密度影较前变化不明显，周围磨玻璃影较前减少；两下叶片状实变影缩小。纵隔内未见明显肿大淋巴结，心脏无增大，两侧胸腔积液减少。8月12日体温正常，仍有间断后背部疼痛，咯暗红色血痰量较前略增多，每次3～5ml，1～2次/天。血常规：WBC $1.97×10^9/L$，NEUT $1.28×10^9/L$，Hb 74g/L，PLT $38×10^9/L$。停用利奈唑胺、美罗培南抗感染，改口服泊沙康唑肠溶片300mg，qd，辅以两性霉素B雾化，继续脂质体两性霉素B 50mg，qd抗真菌治疗。

【小结】　患儿的体温虽然得到控制，但仍反复咯血、胸痛。胸部CT提示两肺真菌感染，临床诊断为肺部侵袭性真菌病，为进一步明确诊断并采取可能的其他治疗措施，建议行ROSE检测，以进一步明确诊断，评估预后以及采取相关治疗。2019年8月13日上午血常规：WBC $2.67×10^9/L$，NEUT $1.69×10^9/L$，Hb 83g/L，PLT $71×10^9/L$，于天津医科大学总医院呼吸科行气管镜检查，ROSE诊断根毛霉感染。8月15日结果回报：肺泡灌洗液及肺组织NGS检查均检测到微小根毛霉菌。肺感染病原菌确定诊断为根毛霉菌，治疗以两性霉素B为主，两性霉素B脂质体（安必素）50mg qd，联合口服泊沙康唑肠溶片300mg qd，辅以两性霉素B雾化治疗，治疗中注意监测电解质、肝肾功能。白血病的治疗暂缓。

讨　论

本例患儿基础疾病诊断明确，为慢性髓细胞性白血病急淋变（*BCR-ABL*p210阳性，*RUNX1*突变）。VDLD＋CAM诱导缓解方案化疗后骨髓抑制期间出现发热、咳嗽、咳血痰。对于恶性血液病患者，化疗后的肺部并发症常见的为细菌、病毒、真菌或其他微生物感染，也可出现肺水肿、肺纤维化。对于经历了化疗、白细胞水平低下、免疫力低下的特殊人群，初期感染灶不明确，需要认真排查。本例患儿出现的是一种比较少见的肺部感染并发症——肺毛霉菌病。

目前认为肺毛霉菌病的主要治疗药物为两性霉素B及泊沙康唑，但患儿基础疾病为白血病，免疫力低，肺毛霉菌病治愈率低，患儿感染病灶近肺门处，大咯血风险大，治疗困难，死亡率高。考虑到患儿有感染风险，本病的治疗建议为单纯TKI药物联合双靶点抗体类药物治疗，降低骨髓抑制期感染加重风险，后期治疗选择困难应不断评估后确定。

专家点评

微小根毛霉隶属于真菌、接合菌门、接合菌纲、毛霉目、毛霉科、根毛霉属。毛霉目引起的病变称为毛霉（菌）病，是人类最常见的接合菌病，主要发生在免疫低下人群，易侵犯血管，引起血栓及周围组织坏死，病情较重。早期诊断，并针对基础疾病治疗以及应用有效的抗真菌药物如两性霉素B和泊沙康唑治疗可以改善预后。

毛霉病的临床表现随侵入部位不同而表现各异，大致分为6种类型：鼻脑型、肺脏型、皮肤型、胃肠型、播散型及其他少见类型。

1. **鼻脑型**　是最为常见的类型。毛霉菌通过鼻腔逐渐侵入鼻窦和上腭；向外可侵及面部引起蜂窝织炎；感染从筛窦向眼眶扩散，可导致结膜充血、视力下降、眼外肌麻痹和突眼；向颅底扩散可引起颅神经受损、脑血管栓塞、脑脓肿，病死率近90%。鼻脑型表现为颅神经麻痹（66.7%）、眼睛肿胀/失明（40%）、眼球突出（33.3%）、眼眶蜂窝织炎/疼痛（20%）、鼻出血、头痛、意识障碍、构音障碍、耳痛。有研究报道失明的患者生存率更高，意识障碍的患者死亡率更高。

2. 肺脏型　主要通过吸入毛霉菌孢子至肺或继发于鼻脑型感染，也可通过血源性播散所致。一般急性或亚急性起病，病情通常比较严重。临床表现有发热、咳嗽、咯血、胸痛和呼吸困难等。最为常见的影像学表现为进行性、均质性肺叶或肺段的实变。空气半月征较曲霉菌肺炎少见，一旦出现提示患者有可能出现大咯血，但预后却相对良好。

3. 皮肤型　是最轻的一种类型，临床相对少见，往往是皮肤烧伤或钝器伤后继发所致，较少伴有基础疾病。

4. 胃肠型　临床极其少见，可能是通过食入接合菌污染的食物如发酵的奶或面包而感染，可发生在消化系统的任何部位。临床主要表现为发热、腹痛、腹泻、呕血、黑便等。

5. 播散型　指累及两个或两个以上不相连器官的毛霉菌感染，是最严重的类型，常见于免疫缺陷宿主和接受去铁胺治疗患者。

6. 其他型　可发生于肝脏、肾脏、心脏、骨、膀胱、耳、纵隔和腹膜等，也可出现多个脏器受累。

该病诊断困难，血、脑脊液、痰、肺泡灌洗液、尿液、粪便及组织穿刺液的培养阳性率极低，组织病理学检查是确诊的金标准。

治疗：①抗真菌治疗，两性霉素B是治疗毛霉目真菌最有效的抗真菌药物。近来研究显示泊沙康唑对毛霉目亦有良好的抗菌活性。此外，伊曲康唑也有效。伏立康唑及氟康唑对毛霉菌无活性，且毛霉菌暴发可能与应用伏立康唑有关。棘白菌素类药物单用活性极低，但联合两性霉素B治疗有协同作用。②外科干预，对于鼻窦部或肺部的接合菌病灶，可行清创或切除术。

毛霉病预后差，单独的药物治疗，病死率高达50%；而药物联合外科治疗，可使病死率降至11%，鼻脑型病死率达90%。此病例肺部病灶切除无可行性，可试验性应用局部药物如两性霉素B注射治疗，但疗效有待观察。

参 考 文 献

［1］牟向东. 接合菌病的诊断和治疗现状［J］. 实用皮肤病学杂志，2011，04（4）：193-196.

［2］刘泽虎，吕雪莲，刘维达，等. 接合菌病［J］. 中华皮肤科杂志，2007，40（8）：513-516.

［3］AUXILIADORA-MARTINS M，AIKMIM-TEIXEIR GC，MACHADO-VIANA J，et al. Meningoencephalitis caused by a zygomycete fungus（Basidiobolus）sociated with septic shock in an immunocompetent patient：1-yearollow-up after treatment［J］. Braz J Med Biol Res，2010，43（8）794-798.

［4］RIBES JA. Zygomycetes in human disease ［J］. Clin Microbiol Rev 2000, 13: 236-301.

［5］SPELLBERG B, EDWARDS JR J, IBRAHIM A, et al. Novel Perspectives on Mucormyco-sis: Pathophysiology, Presentation, and Management ［J］. Clin Microbiol Rev, 2005, 18: 556-569.

［6］ZIAEE A, ZIA M, BAYAT M, et al. Molecular Identification of Mucor and Lichtheim-ia Species in Pure Cultures of Zygomycetes ［J］. Jundishapur J Microbiol, 2016, 9（4）: e35237.

［7］PETRIKKOS G, SKIADA A, LORTHOLARY O, et al. Epidemiology and Clinical Mani-festations of Mucormycosis ［J］. Clin Infect Dis, 2012, 54: S23-34.

［8］FARID S, ABUSALEH O, LIESMAN R, et al. Isolated cerebral mucormycosis caused by Rhizomucor pusillus ［J］. Case Reports, 2017, 2017: bcr-2017-221473.

病例7　PML/RARA融合基因阴性的急性早幼粒细胞白血病

案例分析

【入院前情况】　患儿，女，2岁。主因"确诊白血病5月余，双下肢疼痛1周，发热1天"于2019年3月6日就诊于我院，5月余前（2018年9月18日），患儿主因"间断膝关节疼痛3月余，间断发热3天"就诊于当地医院，血常规：WBC 21.25×10^9/L ↑，Hb 108g/L，PLT 44×10^9/L。骨髓检查：增生极度活跃，早、中幼粒细胞比例增高，红系比例正常，血小板少见。未明确诊断。

转至上级医院，再次骨髓检查（2018年9月30日）：骨髓增生明显活跃，粒系增生旺盛，多颗粒早幼粒显著增多，占74.5%，其胞体大小不等，胞浆多少不等，呈浅蓝色，胞浆内可见粗大的、较多的蓝紫色颗粒。胞核染色质细致，可见凹陷、折叠等变形。偶见其他阶段细胞；红系增生尚可，以中幼红为主，部分成熟红细胞胞体小，可见变形红细胞；巨核细胞不减少，血小板偶见，确诊为急性早幼粒细胞白血病（acute promyelocytic leukemia，APL）。

后患儿家属于2018年10月5日就诊于当地省级医院，血常规：WBC 68.75×10^9/L，Hb 68g/L，PLT 14×10^9/L。再次行骨髓穿刺检查、免疫分型检查，确定为APL，凝血功能异常；PML/RARα基因阴性。给予阿糖胞苷治疗。10月10日给予口服全反式维甲酸（ATRA）治疗2天，由于患儿PML/RARα基因阴性，停用ATRA，砷剂化疗，调整化疗方案，给予DAE化疗方案，10月15日给予腰穿及鞘注预防中枢神经系统白血病，脑脊液常规、蛋白测定未见异常。化疗抑制期患儿出现双肺炎症，给予美罗培南联合替考拉宁、伏立康唑治疗后好转。

2018年11月6日复查骨髓提示完全缓解。后患儿家属未再进行化疗，口服中药治疗3个月，1周前患儿再次出现双下肢疼痛及瘀斑，近1日出现发热，为进一步治疗入院。患儿自发病以来精神饮食尚可，大小便正常，体重无明显改变。既往史：平素体健，无麻疹、水痘、腮腺炎、百日咳、肝炎等其他传染性疾病史，按时预防接种。无化学物质、放射物质、有毒物质接触史，否认药物、食物过敏史，患儿母亲怀孕期间家里进行过壁纸装修，有输血史。个人史：出生在原籍，G_1P_1，足月顺产，生后无窒息，出生时体重3.9kg，生后母乳喂养，6个月添加辅食，1岁5个月断奶，生长发育同正常同龄儿。无疫水疫地接触史，无异食癖。家族史：父母体健，非近亲结婚，无家族及遗传病病史。

【分析】 患儿2岁，女，以双下肢疼痛及发热为首发症状，骨髓形态学提示为"急性早幼粒细胞白血病"，但 *PML/RARα* 融合基因检测阴性，外院予以DAE方案化疗后患儿骨髓呈完全缓解状态，后未再化疗，仅于院外口服中药治疗，停化疗后4个月再次出现双膝关节疼痛及发热，首先考虑为原发病复发。

【入院后情况】 患儿入院后实验室检查，血细胞分析：WBC 34.29×10^9/L，NEUT未测出，RBC 3.63×10^{12}/L，Hb 97g/L，PLT 21×10^9/L，Ret% 1.97%。

骨髓结果提示：急性早幼粒白血病治疗后复发骨髓象。骨髓组织细胞化学染色三项：可见异常早幼粒细胞比例增高。免疫组织化学染色巨核细胞酶标：全片巨核细胞7个，其中正常巨核细胞（胞体＞40μm）1个，大单元核小巨核细胞（胞体25～40μm）3个，单元核小巨核细胞（胞体12～25μm）3个。

急性白血病免疫分型：异常细胞群占有核细胞的76.01%，表达CD13，CD33，CD56，CD38，部分表达CD71，弱表达CD64，MPO，不表达CD34，CD117，HLA-DR，CD11b，CD15，cCD79a，cCD3，CD19，TdT，CD2，CD4，CD36。结论：符合AML表型，SSC偏大，不除外APL，请结合遗传学检查。染色体检查：46，XX［20］。染色体荧光原位杂交 *PML/RARa*、*MLL*、*BCR/ABL*、*P53/CEP17* 均阴性。白血病43种融合基因筛查检测：均阴性。二代测序结果示 *ARID1A* 基因突变阳性。

【小结】 根据患儿骨髓原始细胞比例为76.01%，异常细胞表型不除外APL；骨髓组织化学染色为异常早幼粒细胞；*PML/RARa* 融合基因阴性，可明确诊断为急性早幼粒细胞白血病（*PML/RARa* 阴性，复发，高危组，伴 *ARID1A* 突变）。

患儿虽无 *PML/RARa* 融合基因突变，但鉴于其未行亚砷酸或维A酸相关治疗，尝试予以治疗4周后骨髓未缓解。后予以MAE方案化疗，复查骨髓流式残留仍可见39.64%异常早幼粒细胞，后续予以IA方案化疗，患儿血常规恢复期办理出院。后期持续予外院进行中药治疗，最终患儿在院外复发、出现眼部浸润表现、死亡。

讨 论

APL是急性髓系白血病的一种亚型，FAB分类为M3型。约95%以上APL患者具有特征性染色体改变，即t（15；17）（q22；q21），可形成特有的*PML/RARα*融合基因，在临床实践中*PML/RARα*融合基因已成为APL临床诊断、靶向治疗和微小残留病灶检测的重要依据。临床上也会发现一些少见的形态、免疫表型为典型早幼粒细胞白血病表型，但融合基因、染色体等正常的患者。如本例患儿，其染色体为正常核型，未发现*PML/RARα*融合基因，仅在突变检测中发现*ARID1A*基因突变，对于这类患者的诊断仍需探讨，本例患儿目前诊断为急性早幼粒细胞白血病（*PML/RARα*阴性，复发，高危组，伴*ARID1A*突变）。

APL曾是致死率极高的白血病亚型，但由于诱导分化药物ATRA的应用，目前APL被认为是可治愈的急性白血病。目前，APL的一线治疗以ATRA联合静脉（或口服）砷剂为基础，在保证疗效的同时在低危（非高危组）实现了"去化疗"，在高危组实现了"减化疗"，显著减少了蒽环类化疗药物的不良反应。但*PML/RARα*阴性的APL患者其临床疗效仍差，治疗主要以髓系方案诱导缓解后接续移植效果更好。本患儿经髓系方案化疗后曾缓解，但由于其未规律化疗，3个月后复发，经再次化疗后仍未完全缓解。我中心目前在近200例APL患儿中发现3例无*PML/RARα*融合基因的患儿，其中2例经化疗无效死亡，1例经化疗移植后痊愈。上海儿童医学中心就*PML/RARα*融合基因阴性的APL进行了总结，95例患儿中有18例患儿无*PML/RARα*融合重排，且此类患儿初诊时白细胞总数较融合基因阳性患儿高，ATRA诱导缓解率较伴*PML/RARα*融合基因的患儿明显减低（5.8% *vs.* 50.8%），第一疗程诱导缓解失败率达33.3%，提示此类患儿临床化疗效果差，应早期移植。

专家点评

APL约占儿童急性白血病的7%，占儿童AML的21% ～ 31.2%，2008年WHO分类已将APL划归在具有重现性染色体异常的APL中，也就是说，确诊APL除了具有典型的细胞形态学特征外还必须存在t（15；17）（q22；q21）或*PML-RARα*融合基因的异常。虽然有此定义，但在临床中我们也确实还能够发现一些形态、免疫表型为典型早幼粒细胞白血病表现，但融合基因、染色体等无异常的患者。对于这类患者的诊断及治疗目前还未统一。目前存在以下问题。

1. *PML/RARα* 阴性急性早幼粒细胞白血病患儿的诊断问题：如前所述，一些患儿的细胞形态及免疫分型符合 APL，但无 *PML/RARα* 融合基因或已知的 *RARα* 基因重排，对于这类患儿，建议行全外显子组测序，必要时行转录组测序，去发现其是否存在直接或间接与 *PML/RARα* 融合基因相关通路的基因突变，或是否存在新的 *RARα* 融合基因。这是我们后期需要继续探索的临床问题。

2. *PML/RARα* 阴性急性早幼粒细胞白血病患儿的治疗问题：如文献报道，*PML/RARα* 重排阴性的患儿，其多数对 ATRA 不敏感，这类患者建议以 AML 常规方案进行治疗，如伴有其他已有靶向药物治疗的突变基因，可尝试靶向治疗；获得缓解后尽快行造血干细胞移植。

总之，*RARα* 基因重排阴性的患儿在临床上时有遇到，需要对患儿进行详细诊断，并根据化疗反应调整治疗，其治疗以髓系方案化疗后续造血干细胞移植为主，是需要我们继续积累病例及研究的方向。

参 考 文 献

［1］ STAHL M，TALLMAN MS. Acute promyelocytic leukemia（APL）: remaining challenges towards a cure for all［J］. Leuk Lymphoma，2019，60（13）: 3107-3115.

［2］ ZHAO J，LIANG JW，XUE HL，et al. The genetics and clinical characteristics of children morphologically diagnosed as acute promyelocytic leukemia［J］. Leukemia，2019，33（6）: 1387-1399.

［3］ ZHANG L，ZOU Y，CHEN Y，et al. Role of cytarabine in paediatric acute promyelocytic leukemia treated with the combination of all-trans retinoic acid and arsenic trioxide: a randomized controlled trial［J］. BMC Cancer，2018，18（1）: 374.

病例8 高白细胞急性T淋巴细胞白血病合并肿瘤溶解综合征

案例分析

【入院前情况】 患儿，男，11岁。主因"鼻出血7天，发现白细胞增多2天"于2019年6月收入中国医学科学院血液病医院儿童血液病诊疗中心。患儿入院7天前出现鼻出血，量中等，经填塞加压后可止血。入院4天前无明显诱因出现双下肢及躯干散在出血点，压之不褪色，后逐渐增多，无发热、乏力、心悸等不适。入院2天前患儿于当地医院查血常规：白细胞增多，血小板减少。我院门诊血常规：WBC 284.47×10⁹/L，RBC 3.46×10¹²/L，Hb 91g/L，PLT 46×10⁹/L。分类：幼稚细胞69%，淋巴细胞22%，中性分叶核细胞8%，单核细胞1%。以"急性白血病类型待定"收住院。患儿自发病以来，饮食睡眠可，大小便正常，体重无明显变化。平素体健，无麻疹、水痘、腮腺炎、百日咳、肝炎等其他传染性疾病史，规律预防接种。无化学物质、放射物质、有毒物质接触史，否认药物、食物过敏史，近期无家庭装修史，否认输血史。体格检查：体温36.7℃，脉搏92次/分，呼吸23次/分，血压111/72mmHg，身高147cm，体重53kg，ECOG 0分，发育正常，轻度贫血貌，周身皮肤无黄染，浅表淋巴结未触及。无牙龈红肿，胸骨无压痛，双肺呼吸音清，心律齐，腹软，无压痛、反跳痛，肝肋下未及，脾肋下3厘米、质中、无触痛。双下肢不水肿。

【分析】 患儿为青少年男性，临床表现具有下述特点：以出血为主要表现，血常规示白细胞增多，伴有贫血、血小板减少，分类可见幼稚细胞，提示白血病可能，需进行骨穿、染色体、融合基因等相关检查进行MICM分型诊断及危险度分层。

【入院后情况】 血常规：WBC 273.46×10⁹/L，Hb 89g/L，PLT 80×10⁹/L。生化：谷丙转氨酶（GPT）79U/L（↑），谷草转氨酶（GOT）75.4U/L（↑），碱性磷酸酶（ALP）359.6U/L（↑），谷酰转肽酶（GGT）115.7U/L（↑），磷（P）

1.19mmol/L（↓），总胆汁酸（TBA）23.3U/L（↑），尿酸（UA）700.3μmol/L（↑）。免疫学检查：IgG 7.31g/L（↓），余未见异常。抗核抗体及抗ENA抗体相关检查均为阴性。骨髓细胞形态学：增生极度活跃，G＝6.5%，E＝5%，G/E＝1.3/1，粒系比例明显减低，形态大致正常。红系比例明显减低，以中晚幼红为主，成熟红细胞大小不一。淋巴细胞比例明显增高，以原始淋巴细胞为主。全片未见巨核细胞。血小板单个、散在分布，少见。符合急性淋巴细胞白血病。外周血：白细胞计数增多，淋巴细胞比例明显增高，以原始淋巴细胞为主。血小板单个、散在分布，少见。流式细胞术免疫分型：异常细胞群占有核细胞的88.93%，部分表达cCD3，TdT，CD7，弱表达CD5，CD99，符合T淋巴母细胞白血病（Pre-T）表型。骨髓组织细胞化学染色三项：可见原始及幼稚淋巴细胞比例增高。染色体未见明显异常。基因检测：*CDKN2A*基因缺失阳性，*STAT5B NM* exon16c.1924A＞C p.N642H 58.90%，*BCR-ABL*、*TEL-AML1*、*E2A-PBX1*、*MLL*等其余基因均为阴性。

结合病史、骨髓形态学、免疫分型、组织化学染色、染色体、基因检测等，明确诊断：急性淋巴细胞白血病（Pre-T细胞型，*CDKN2A*基因缺失阳性，*STAT5B*突变阳性）。根据CCCG-ALL2015方案诊断标准入组治疗，危险分组确定为中危组。此患儿起病高白细胞，免疫分型为T细胞型，易发生肿瘤溶解，在诱导治疗中应密切关注病情变化。

患者明确诊断后，开始予Dex＋VDLP方案诱导化疗，同时充分水化，预防肿瘤溶解综合征。治疗第一天，应用地塞米松后7小时，患者诉腹部胀满并出现间断呕吐，呕吐物为胃内容物，为非喷射性，无血性物及咖啡色物，总量约300ml，其间大便1次，为正常软便。查体：神清，精神反应可，生命体征正常，心率110～129次/分，呼吸28～33次/分，血压105/55mmHg，血氧饱和度97%～98%。全身皮肤无黄染、皮疹及出血点，咽不红，呼吸平稳，口周无发绀，心音有力，律齐，双肺呼吸音清，腹软稍胀，无明显压痛及反跳痛，肠鸣音正常，双下肢不肿。

急查血常规：白细胞118.21×10⁹/L，中性粒细胞测不出，Hb 104g/L，PLT 27×10⁹/L。生化全套：GPT 65.3U/L（↑），GOT 120.8U/L（↑），GGT 108.6U/L（↑），P 3.08mmol/L（↑），UA 13.56mmol/L（↑），K 5.34mmol/L（↑），Ca 1.86mmol/L（↓）。4小时后复查血常规：WBC 6.83×10⁹/L（↓），NEUT 2.88×10⁹/L，Hb 98g/L（↓），PLT 25×10⁹/L（↓）。生化全套：K 4.46mmol/L，P 3.69mmol/L（↑），UA 18.15mmol/L（↑），Glu 8.33mmol/L（↑），Ca 1.75mmol/L（↓），Mg 1.39mmol/L（↑）。血气酸碱分析（静脉血）：血液酸碱度pH值7.41，PCO₂ 27.8mmHg（↓），PO₂ 57mmHg（↓），SO₂ 90%（↓），HCO₃⁻ 17.3mmol/L（↓），实际碱剩余（ABE）

−6mmol/L（↓），标准碱剩余（SBE）−6.4mmol/L（↓），标准碳酸氢盐（SBC）19.4mmol/L（↓）。

【小结】患儿地塞米松预治疗期间，出现呕吐、腹胀等症状，复查血常规及生化全套结果提示白细胞下降迅速，出现代谢性酸中毒伴呼吸性碱中毒，同时伴高钾、低钙、高磷血症以及肝功能异常，考虑肿瘤溶解综合征相关表现。暂无透析指征，给予心电监护，持续碱化水化，别嘌醇缓释胶囊降尿酸治疗，同时呋塞米间断利尿，葡萄糖酸钙口服液口服补钙，胰岛素静滴降血钾。同时给予还原型谷胱甘肽以保肝，维生素B_6及奥美拉唑抑酸镇吐等对症支持治疗。48小时后患者上述症状明显缓解，复查血气分析及生化全套，相关指标较前明显好转。

讨　论

该患者诊断为急性T淋巴细胞白血病，此类患者往往容易出现外周血白细胞计数明显升高，而高白细胞常会伴随血液黏滞度增高以及白血病细胞髓外浸润等，此时立即化疗往往存在肿瘤溶解综合征风险，从而出现高尿酸、高血钾、高血磷、低血钙甚至弥散性血管内凝血（disseminated intravascular coagulation，DIC），治疗相关死亡风险大大提高。肿瘤溶解综合征指化疗前3天或7天内出现≥2个的实验室异常，包括4项：血清K≥6.0mmol/L或在基线水平上升高25%；UA≥476mmol/L（或8mg/dl）或在基线水平上升高25%；血清P≥2.1mmol/L（儿童）或在基线水平上升高25%；Ca≤1.75mmol/L或在基线水平上降低25%。

在诊断肿瘤溶解综合征后，充分水化是预防和治疗最基本的措施。除已有急性肾衰或尿路梗阻表现及心脏负荷过重的患者，应于化疗前24～48小时进行静脉补液，液体原则上不加含钾液体，而且应持续至化疗完成后48～72小时，一般每天补液量3L/m²，并维持尿量＞100ml/（m²·h）或3ml/（kg·h）（如体重＜10kg）。此外，别嘌醇常用来缓解高尿酸血症，但其治疗起效的时间一般需2～3天，对已有急性肾损伤患者应推迟化疗或减少化疗药物剂量。对于别嘌醇治疗效果欠佳的高尿酸血症患者，还可以使用非布索坦和拉布立酶进行治疗，其降低尿酸的效果较别嘌醇更强大、更持久且具有更高的安全性。对于高钾血症，应积极纠酸并使用袢利尿剂，以增加钾的排出，同时采用葡萄糖加胰岛素的极化液使钾离子转移至细胞内。避免磷的摄入，对于无症状的低钙血症患者可不予对症治疗。当患儿出现低钙症状时，可静滴葡萄糖酸钙100mg/kg。为了避免出现肾衰竭，应做到液体和电解质平衡治疗，应用利尿剂使代谢产物排出，避免静脉注射碘剂进行增强造影检查。若出现明显少尿或无尿，往往需要透析治疗。

专家点评

临床上，白血病患者外周血白细胞计数≥100×10⁹/L时诊断为高白细胞急性白血病（high leukocyte acute leukemia，HCL）。因为HCL在确诊前即有高白细胞综合征存在，即血液黏滞度高，白血病细胞髓外浸润等，立即化疗往往会引起肿瘤溶解综合征，出现高尿酸血症、高血钾、高血磷、低血钙甚至DIC，进而引起治疗相关性死亡。对于高白细胞急性白血病的紧急处理措施即首先是降低体内白细胞负荷。能够采用的措施：①白细胞单采术，经过1～3次单采，白细胞迅速减少，症状、体征好转，无副作用，但费用昂贵，单采后需即刻化疗，否则白细胞会反跳增多，这是白细胞从贮存池进入循环池的缘故。②采用羟基脲降低白细胞，同时配合别嘌醇、水化、碱化尿液，其目的在于抑制尿酸形成，促进尿酸排泄，防止尿酸性肾病的发生。

上述方法对高白细胞急性淋巴细胞白血病降白细胞效果往往较差，适量的糖皮质激素是降肿瘤负荷的有效手段。当糖皮质激素不敏感时应谨慎小剂量联合应用下述单一细胞毒性药物，如长春新碱、环磷酰胺、阿糖胞苷、柔红霉素等，在有效降低肿瘤负荷前提下最大限度避免肿瘤溶解综合征的发生。

肿瘤溶解综合征是由于大量肿瘤细胞溶解导致细胞内容物进入体循环而引起的代谢急症，化疗后细胞迅速溶解，大量钾进入血液，导致高钾血症。加之肿瘤患者多存在代谢性酸中毒，钾离子从细胞内转移至细胞外，进一步加重高钾血症，同时肾衰竭亦加重高血钾。代谢异常包括高钾血症、高尿酸血症、高磷血症和低钙血症，这种代谢异常又可进一步导致急性肾衰竭、癫痫、心律失常、酸中毒、氮质血症甚至猝死。肿瘤溶解综合征多数发生在化疗后48～72小时。典型表现为三高一低（高钾血症、高尿酸血症、高磷酸血症和低钙血症）及肾衰竭。肿瘤溶解综合征的临床表现据代谢异常的严重程度而定，其中高钾血症可引起感觉异常和无力，严重时引起室性心律失常及心搏骤停，心电图可特征性表现为QRS波增宽和T波高耸，严重的低钙血症可表现为手足搐搦和痉挛，高尿酸可引起关节痛及肾绞痛，但在部分患儿中肿瘤溶解综合征的症状并不典型。目前最有效的预防肿瘤溶解综合征的药物是尿酸氧化酶（拉布立酶），应用前需测定葡萄糖6磷酸脱氢酶（G6PD酶）活性，应用时充分水化避免碱化。

肿瘤溶解综合征是血液肿瘤科的急症，尤其是白血病患者治疗阶段中的严重并发症。正所谓"家中有粮，心里不慌"，虽然它很危急，但只要能够早期识别其临床表现，熟知导致肿瘤溶解综合征的风险因素，采取针对性的早期预防和治疗措施，就可以最大程度优化患者的预后水平。

参 考 文 献

［1］CHOI MH，CHOE YH，PARK Y，et al. The effect of therapeutic leukapheresis on early complications and outcomes in patients with acute leukemia and hyperleukocytosis：a propensity score-matched study［J］. Transfusion，2018，58：208-216.

［2］GIAMMARCO S，CHIUSOLO P，PICCIRILLO N，et al. Hyperleukocytosis and leukostasis：management of a medical emergency［J］. Expert Rev Hematol，2017，10（2）：147-154.

［3］DAS RR，GAJENDRA S，BAKSHI S，et al. Spontaneous Tumor Lysis Syndrome in Childhood T cell Acute Lymphoblastic Leukemia［J］. Oman Med J，2013，28（6）：e063.

病例9　伴胸腺侵犯的T淋巴母细胞淋巴瘤/白血病

案例分析

【入院前情况】　患儿，男，13岁。因间断胸痛45天，间断发热伴咳嗽半月入院。患儿45天前无明显诱因出现胸痛，就诊于当地医院，查胸片示纵隔占位，转诊某医院，查体锁骨上淋巴结肿大，但因纵隔肿物明确，故行纵隔穿刺活检，病理提示胸腺来源，后患儿进一步就诊于另一家医院，会诊纵隔活检，诊断胸腺瘤。未行锁骨上淋巴结活检及骨髓穿刺检查。给予紫杉醇、顺铂化疗一疗程。效果欠佳，行锁骨上淋巴结抽吸活检后转入我科。患儿入院后阵发性咳嗽，胸痛、胸闷、不能平卧，心率120次/分，面色苍黄，颈部肿胀，双侧颈部浅表淋巴结肿大，右侧胸廓饱满，肋间隙消失，胸壁静脉曲张，语颤减弱，叩诊实音，呼吸音消失，胸骨压痛，腹膨隆，韧，轻压痛，肝脾大。辅助检查：轻度贫血，低纤维蛋白原血症、PET-CT示多部位放射性浓聚，考虑肿瘤侵犯。既往史、个人史、家族史无特殊。

【分析】　患儿，男，病程短，发病急，以进行性胸痛、咳嗽为主，查体可见轻度贫血貌，颈部肿胀，双侧颈部浅表淋巴结肿大，右侧胸廓饱满，肋间隙消失，胸壁静脉曲张，语颤减弱，叩诊实音，呼吸音消失，胸骨压痛，腹膨隆，韧，有轻压痛，肝脾大入盆腔。院外诊断为胸腺瘤，并按胸腺瘤治疗1疗程，效果欠佳，诊断需进一步明确。

【入院后情况】　患儿入院后完善相关检查，胸CT：右侧胸腔大量积液，右肺大部分不张、实变；左侧少量胸腔积液，左肺下叶局部实变；纵隔巨大软组织肿块；右腋下及纵隔内多发小淋巴结，右心膈角淋巴结肿大；脾大，实质内多发低密度影。血细胞分析：Hb 117g/L，余大致正常。凝血八项：纤维蛋白原0.58g/L（↓）。骨髓形态：增生活跃（＋），原始幼稚淋巴细胞比例25.5%（细胞大小中等，胞浆量少、偏嗜碱，胞核圆形或椭圆形，染色质松散，核仁小且不明显）。免疫分型（CD系列）：异常细胞群占有核细胞的8.66%。符合异常T淋巴细胞表型。胸腔积液免疫分型（CD系列）：共获取有核细胞9641个，其中9276个细胞，阳性标志：CD7、CD10、CD99、cCD3；部分阳性标志：cCD79a；阴性标志：CD2、mCD3、CD4、CD5、CD8、CD19、CD34、TdT、CD1a、MPO。结论：符合T淋巴母细胞表型。会诊外院纵隔肿物病理，阳性标志：CD3、CD7；部分阳性标志：CD2、CD5、TDT；阴性标志：CD34、CD117、MPO；符合T-LBL/ALL表型。阅外院锁骨上淋巴结活检病理，阳性标志：CD3、CD79a；阴性标志：CD117、MPO、CD5、PAX5、Lysozyme。

结论：符合T-LBL/ALL。

【小结】 结合患儿上述病史、症状、体征及相关辅助检查，更正诊断为：T淋巴母细胞性淋巴瘤/白血病（Ⅳ期）。患儿大量胸腔积液、肺不张，咳嗽、胸痛、胸闷、腹痛，不能平卧。临床病情危重，我们在胸腔穿刺减轻压迫症状的同时，按照T-LBL/ALL常规治疗方案进行糖皮质激素预治疗（Dex 9.5mg qd×3d），但患儿症状无明显减轻，胸痛、腹部剧烈疼痛加重，难以忍受；影像学、B超等均显示肿瘤进展，有大量胸腔积液。按照难治性T-LBL/ALL治疗选择，提前加用新碱类和蒽环类药物并联合大剂量甲泼尼龙及CTX治疗（VDS 4mg×1d，DNR 40mg×1d，Dex 9.5mg qd×4d甲泼尼龙200mg×2d，CTX 200mg×2d），但患儿持续胸痛、腹痛，无法睡眠。存在被动坐位、颈静脉怒张、胸部皮下水肿、静脉曲张、腹膨隆、拒按等症状。CT检查：大量胸腔积液、纵隔移位、脏器血管受压、肝脾肿大。同时伴有严重的、不易纠正的低纤维蛋白原血症。

肿瘤细胞无动于衷——治疗失败，生命危在旦夕！

调整治疗方案，VDP同时加依托泊苷（VP-16）＋Ara-c（VP-16 100mg×7d，Ara-c 200mg×1d，100mg×6d），患儿胸痛、腹痛明显减轻；颈部淋巴结缩小；并出现高钾、低钙、高尿酸、高肌酐、高血压等肿瘤细胞溶解的临床表现，对症处理后症状控制。复查胸CT：右侧胸腔积液明显减少，部分受压不张右肺组织复张，纵隔偏右侧软组织肿块减小，最大截面积约6.7cm×6.0cm（原8.3cm×7.0cm），仍有多发淋巴结及脾大。患儿一般情况好，平稳度过肿瘤细胞溶解综合征，出院。上述治疗的调整结果显示，加入依托泊苷及阿糖胞苷药物有效。出院后5天，患儿再次出现咳嗽，胸闷、气短、盗汗，并间断恶心、呕吐；颈部再次出现多个肿大淋巴结。骨髓：原始幼稚淋巴细胞比例50%。复查CT：右侧胸腔积液增多，临近右下叶受压不张，右肺可见多发斑片、实变影，纵隔偏右侧软组织肿块增大，密度不均，最大截面积约9.5cm×5.3cm，心脏大血管受压，多发淋巴结肿大，脾大，十二指肠、空肠肠壁明显增厚，考虑小肠梗阻。

根据以往研究：早期T-LBL/ALL或伴有髓系基因表达的T-LBL/ALL，其治疗缓解期短，易复发，预后差，建议有条件可行造血干细胞移植。前期的治疗反应也恰恰印证了这一点。积极配型的同时行EA方案化疗（VP-16 200mg qd×5d，Ara-c 100mg q12h d1～2，750mg q12h d3～4）。患儿症状、体征再次减轻，血液学指标缓解。后给予CAM方案（CTX 1.5gd1；Ara-c 1.5g q12h d1～4；6-MP 90mg qn d1～7）2个疗程。后续患儿无任何不适主诉，无任何阳性体征；骨髓白血病免疫分型（残留-T-ALL）：异常T淋巴细胞占有核细胞小于0.01%；染色体为46，XY［20］；CT显示胸腔积液吸收，纵隔肿物明显缩小。为造血干细胞移植争取了宝贵的时间，但遗憾的是该患儿在等待移植的过程中因本病复发死亡。

讨 论

本例患儿以间断胸痛、发热、咳嗽为首发症状。经由当地多家医院先后诊断均考虑胸腺瘤，并按胸腺瘤治疗1疗程，效果欠佳，行锁骨上淋巴结抽吸活检后转入我科。患儿入院后阵发性咳嗽，胸痛、胸闷、不能平卧，心率增快，颈部肿胀，双侧颈部浅表淋巴结肿大，右侧胸廓饱满，肋间隙消失，胸壁静脉曲张，语颤减弱，叩诊实音，呼吸音消失，胸骨压痛，腹膨隆，韧，轻压痛，肝脾大。辅助检查及PET-CT检查，考虑为恶性肿瘤骨髓侵犯。根据以往病史及患儿病情尽快明确诊断对恰当治疗选择尤为重要。

胸腺瘤（thymoma）是最常见的前上纵隔原发性肿瘤，占成人所有纵隔肿瘤的20%～40%，起源于胸腺上皮，但不包括起源于生殖细胞、淋巴细胞、神经内分泌细胞及脂肪组织的肿瘤。胸腺瘤生长缓慢，多为良性，包膜完整，但临床上有潜在的侵袭性。与自身免疫紊乱密切相关，常伴有重症肌无力、各类粒细胞减少症、红细胞发育不良、低丙种球蛋白血症、胶原血管病等副瘤综合征。发病高峰年龄在40～50岁，儿童胸腺瘤罕见，但恶性程度更高。胸腺瘤分为A、AB、B三型：A型由梭形或椭圆形上皮细胞组成，缺乏核异型性，不含典型或肿瘤淋巴细胞；B型由圆形上皮样细胞组成；AB型为二者的混合表现，与A型类似，但含有肿瘤淋巴细胞；B型又按照淋巴细胞比例的增加情况进一步分为B1、B2和B3型。同时将所有胸腺癌分为C型。A型和AB型为良性肿瘤，B1型为低度恶性，B2型为中度恶性，B3型与胸腺癌均为高度恶性，侵袭性强。那么如何才能诊断胸腺瘤呢？它需要临床、影像、病理三个方面的结合。

　　首先，临床：纵隔肿物的患者临床常伴有如重症肌无力的症状、体征，要考虑胸腺瘤的可能。其次，影像：影像学胸片所提供的诊断信息十分有限。而胸部增强CT是诊断胸腺瘤的首选方法，PET-CT对胸腺瘤肿瘤的早期诊断和良恶性鉴别具有较高的准确性。再次，病理：以纵隔肿物为主要表现的患者病理取材主要有两方面。①穿刺活检诊断：这类检查手段具有创伤小、操作简单、安全、有效的优点。但是，也有其不容忽视的缺点：获得的组织少，不能宏观掌握疾病的病理改变，常无法给出明确的病理诊断，不能确定胸腺瘤、淋巴瘤和胸腺增生之间的病理分化。②对于复杂、难以明确诊断的晚期患者可采取手术取病理协助诊断。回顾该例患者病史以胸痛起病，无任何其他伴随症状。影像学提示纵隔占位，纵隔穿刺活检提示小圆形细胞肿瘤，胸腺来源。

　　分析患儿的疾病特征：青少年，大纵隔肿块；LDH增高，免疫组化虽不完全符合ETP-ALL的诊断标准，但确实属于偏早阶段T细胞，且患儿伴有*RELN*、*GATA3*等基因突变。加用髓系治疗方案的化疗药物使患儿胸痛、腹痛症状明显减轻，颈部肿大淋巴结缩小，但降肿瘤负荷同时不出预料地发生高钾、低钙、高磷、高血压、高尿酸、高肌酐等肿瘤细胞溶解的表现。通过一系列对症支持治疗，患儿顺利度过了肿瘤溶解阶段。然而，不幸的是症状缓解极为短暂，出院5天后，患儿再次出现咳嗽，胸闷、气短、盗汗，并间断恶心、呕吐，颈部出现多个肿大淋巴结，骨髓原始幼稚淋巴细胞明显增高。查阅文献发现：早期T-LBL/ALL或伴有髓系基因表达的T-LBL/ALL，其治疗缓解期短，易复发，预后差，积极的造血干细胞移植是最有效的根治手段。

专家点评

　　T淋巴母细胞淋巴瘤/T淋巴母细胞白血病（T-lymphoblastic lymphoma，T-LBL/T-lymphoblastic leukemia，T-ALL）属于前体淋巴细胞肿瘤，具有高度侵袭性的特征。当病变局限于肿块而无或是早期外周血和骨髓侵犯时，可诊断为T-LBL，如果有广泛的骨髓和血液侵犯，则诊断为T-ALL。T-LBL占所有的淋巴母细胞淋巴瘤的85%～90%，青少年男性多见，成人也可发病。好发于美国的白种人。T-ALL占儿童ALL的15%，其中男性发病率较高，青少年较儿童多见，约占成人ALL的25%。T-LBL/T-ALL的淋巴母细胞通常表达TdT，不同程度的表达CD1a、CD2、CD3、CD4、CD5、CD7和CD8，除

TdT外，CD99、CD34、CD1a也是特异的标志物。这些免疫标志物中CD7和cCD3通常表达阳性。T-LBL的治疗过去多采用NHL的化疗方案，在儿童患者中3年DFS率仅为50%～70%。近年来通过应用ALL的化疗方案，疗效显著改善，3年DFS率提高到75%～80%，但是高危患者的3年DFS率仅为40%或更低。

由于T-LBL/T-ALL多发生于男性青少年儿童，故应注意与胸腺瘤相鉴别。在诊断时首先应注重患者淋巴结、纵隔活检病理的相关结果及免疫分型。因纵隔的手术取材难度较大，应慎重。该患儿在发病初期第一时间就诊时就已伴有2cm×1.5cm的锁骨上淋巴结肿大，因此，同时行锁骨上淋巴结切检也很有必要。虽然胸腺瘤与T-LBL并不能完全从病理上得以区分，但是胸腺瘤病理里存在的淋巴细胞多为偏成熟的淋巴细胞，而T-LBL却是早期T淋巴细胞，这一点在胸腺瘤与T-LBL的鉴别中具有价值。病理免疫组化适当加做一些早期T淋巴细胞的标记将有助于疾病的早期诊断。其次，骨穿检查与组织活检相比操作简单，损伤小，青少年的胸腺瘤，尤其是以小圆细胞为主的低度恶性胸腺瘤，应尽早行骨穿检查，可能对鉴别诊断有很大帮助。

该患儿骨髓形态原始幼稚淋巴细胞比例为25.5%。骨髓免疫分型示：异常细胞比例明显增高，符合异常T淋巴细胞表型。胸腔积液共获取有核细胞9641个，其中9276个细胞，表达CD7、CD10、CD99、cCD3，部分表达cCD79a，符合T淋巴母细胞表型。外院纵隔穿刺活检病理加做了CD2、CD3、CD5、CD7等有助于鉴别早期T淋巴细胞相关标记，结果符合T-LBL/T-ALL表型。

回顾患儿的治疗经过可以看到，该患儿虽然快速明确诊断为T-LBL侵犯骨髓，即为Ⅳ期，按T-ALL方案进行治疗，但并不奏效。综合考虑提前应用蒽环类药物并联合大剂量甲泼尼龙及环磷酰胺治疗，试图降低肿瘤负荷，挽救患儿的生命。现有T-ALL研究显示，约5%的T-ALL肿瘤细胞表达CD7，但缺乏CD1a和CD8，并表达1个或1个以上的髓系/干细胞标志物。该类患儿多伴有AML或某些遗传性疾病中易出现的某些突变。依据上述证据加入了抗髓系白血病的药物，并获得了成功。

参 考 文 献

［1］刘晓明，陈晓娟，邹尧，等. 中国儿童白血病组织急性淋巴细胞白血病2008方案治疗急性T淋巴细胞白血病84例分析［J］. 中华儿科杂志，2019，57（10）：761-766.

［2］HUNGER SP，MULLIGHAN CG. Redefining ALL classification: toward detecting high-risk

ALL and implementing precision medicine ［J］. Blood，2015，125（26）：3977-3987.

［3］KARRMAN K & JOHANSSON B. Pediatric T-cell acute lymphoblastic leukemia. Genes Chromosomes Cancer，2017，56（2）：89-116.

［4］PUI CH，YANG JJ，HUNGER SP，et al. Childhood acute lymphoblastic leukemia：progress through collaboration ［J］. J Clin Oncol，2015，33（27）：2938-48.

［5］MAMONKIN M，ROUCE RH，TASHIRO H，et al. A T-cell-directed chimeric antigen receptor for the selective treatment of T-cell malignancies ［J］. Blood，2015，126（8）：983-992.

［6］CHEN Y，ZHANG L，HUANG J，et al. Dasatinib and chemotherapy in a patient with early T-cell precursor acute lymphoblastic leukemia and NUP214-ABL1 fusion：A case report ［J］. Exp Ther Med，2017，14（5）：3979-3984.

［7］CROMBET O，LASTRAPES K，ZIESKE A，et al. Complete morphologic and molecular remission after introduction of dasatinib in the treatment of a pediatric patient with t-cell acute lymphoblastic leukemia and ABL1 amplification ［J］. Pediatr Blood Cancer，2012，59（2）：333-334.

［8］DU X，TONG J，LU H，et al. Combination of bortezomib and daunorubicin in the induction of apoptosis in T-cell acute lymphoblastic leukemia ［J］. Mol Med Rep，2017，16（1）：101-108.

［9］HU X，XU，SUN A，SHEN Y，et al. Successful T-cell acute lymphoblastic leukemia treatment with proteasome inhibitor bortezomib based on evaluation of nuclear factor-κB activity［J］. Leuk Lymphoma，2011，52（12）：2393-2395.

［10］KADIA TM，GANDHI V. Nelarabine in the treatment of pediatric and adult patients with T-cell acute lymphoblastic leukemia and lymphoma ［J］. Expert Rev Hematol，2017，10（1）：1-8.

［11］CHENG Z，YI Y，XIE S，et al. The effect of the JAK2 inhibitor TG101209 against T cell acute lymphoblastic leukemia（T-ALL）is mediated by inhibition of JAK-STAT signaling and activation of the crosstalk between apoptosis and autophagy signaling ［J］. Oncotarget，2017，8（63）：106753-106763.

［12］GAZI M，MOHARRAM SA，MARHÄLL A，et al. The dual specificity PI3K/mTOR inhibitor PKI-587 displays efficacy against T-cell acute lymphoblastic leukemia（T-ALL）［J］. Cancer Lett，2017，392：9-16.

KAWASHIMA-GOTO S，IMAMURA T，TOMOYASU C，et al. BCL2 inhibitor（ABT-737）：A restorer of prednisolone sensitivity in early t-cell precursor-acute lymphoblastic leukemia with high MEF2C expression ［J］. PLoS One，2015，10（7）：e0132926.

［13］NAIK J，THEMELI M，DE JONG-KORLAAR R，et al. CD38 as a therapeutic target for adult acute myeloid leukemia and T-cell acute lymphoblastic leukemia ［J］. Haematologica，2019，104（3）：e100-e103.

［14］ZHANG J，ZHANG Y，ZHANG M，et al. FLT3 pathway is a potential therapeutic target for PRC2-mutated T-cell acute lymphoblastic leukemia ［J］. Blood，2018，132（23）：

2520-2524.

［15］CUI L，et al. Outcome of children with newly diagnosed acute lymphoblastic leukemia treat-
ed with CCLG-ALL 2008：The first nation-wide prospective multicenter study in China［J］.
Am J Hematol，2018，93（7）：913-920.

［16］WEI W，CHEN X，ZOU Y，et al. Prediction of outcomes by early treatment responses in
childhood T-cell acute lymphoblastic leukemia：a retrospective study in China［J］. BMC
Pediatr，2015，15：80.

病例10 急性淋巴细胞白血病应用门冬酰胺酶治疗后高氨血症

案例分析

【入院前情况】 患儿，男，12岁。主因"发现贫血半月"于2014年1月9日入院。半月前体检发现贫血（血红蛋白92g/L、白细胞及血小板正常），无乏力、发热等其他不适，就诊当地医院，行骨髓形态检查提示急性白血病，随后就诊我院门诊，予收住入院。入院时查体：神清，精神反应可，轻度贫血貌，双侧颈部、腹股沟可触及多枚肿大淋巴结，最大约1.5cm×2cm，无压痛、粘连，咽无充血，口腔黏膜完整，颈软，气管居中，胸骨压痛（＋）。双肺呼吸音稍粗，未闻及干、湿性啰音。心率：92次/分，律齐，心音有力，未闻及杂音，腹软，肝脏肋下3cm，质地中等，脾脏肋下2cm，质地中等，无压痛、反跳痛，肠鸣音活跃，双下肢不肿，四肢肌力、肌张力可，神经系统检查无阳性体征。既往史、个人史、家族史无特殊。

【分析】 男性患儿，病程短，发病急，以贫血起病，查体可见贫血貌，浅表淋巴结肿大，胸骨压痛（＋），肝脾肿大，结合当地骨髓形态学检查，初步诊断考虑为急性淋巴细胞白血病（ALL）。

【入院后情况】 患儿入院后检查，骨髓形态示：增生极度活跃，淋巴细胞异常增生，占有核细胞数98%，其中原幼淋巴细胞占87%。免疫分型：异常细胞群占有核细胞的76.9%，表达HLA-DR、CD38、CD56、CD10、CD58、CD19、TdT、cCD79a、CD9，部分表达CD34、CD11b，弱表达CD22、CD123、CD33，不表达MPO、sIgM、CD20。染色体核型：46，XY［20］。白血病融合基因检测为阴性。结合病史及体格检查明确诊断为ALL（B细胞型）。糖皮质激素预治疗敏感，给予VDLD诱导治疗，第15天骨髓形态为M1状态，第33天骨髓形态为M1状态，MRD阴性。继续给予CAM、大剂量MTX早期强化治疗，过程顺利。延迟强化治疗Ⅰ为VDLD方案，肌注培门冬酶时发生过敏反应（胸闷、憋气、四肢麻木）；更换为欧文门冬酰胺酶2万U/（m²·d）×4d，静脉输注，过程顺利；用药第5天患儿出现嗜睡、反应迟钝，伴有恶心、呕吐，四肢活动可；头颅CT示未见异常。予停止化疗，给予营养神经等对症治疗后患儿症状逐渐消失后继续完成VDLD方案治疗、延迟强化治疗Ⅰ CAM方案治疗，过程顺利。后继续行延迟强化治疗Ⅱ VDLD方案治疗，方案中包含欧文门冬酰胺酶1万U/（m²·d）×8d。化疗第5天患儿出现恶心、呕吐，夜间出现意识障碍，表现为定向力及计算力障碍。神经系统查体无阳性病理征。

【小结】 患儿在既往延迟强化过程中曾出现嗜睡症状，本次化疗过程中出现了意识障碍，结合两次化疗方案中均包含左旋门冬酰胺酶制剂，考虑该患儿可能发生左旋门冬酰胺酶相关不良反应——高氨血症。急查血氨为242μmol/L（正常范围：9～33μmol/L），提示高氨血症，予暂停化疗，并给予门冬氨酸鸟氨酸及精氨酸降低血氨对症治疗，次日及第三日复查血氨分别为470μmol/L、500μmol/L，患儿症状无缓解；第四日血氨降至194μmol/L，患儿症状明显缓解，可正确对答；第五日及第六日复查血氨分别为65μmol/L、17μmol/L，停用门冬氨酸鸟氨酸及精氨酸，继续后续化疗，过程顺利。

讨　　论

本例患儿基础疾病诊断明确，为ALL（B细胞型），激素预治疗反应敏感，分组为中危组，在两次VDLD方案化疗时分别发生了嗜睡和意识障碍。急性白血病化疗常见的不良反应为恶心、呕吐，本例患儿出现的是较少见的高氨血症导致的中枢神经系统功能障碍。

左旋门冬酰胺酶是一种具有独特作用机制的抗肿瘤药物，可水解门冬酰胺，使之变成门冬氨酸和氨。门冬酰胺是机体合成蛋白质不可缺少的氨基酸，可在正常组织中自行合成，但肿瘤细胞因缺乏门冬酰胺合成酶，需从细胞外摄取。应用左旋门冬酰胺酶后肿瘤细胞由于缺乏门冬酰胺而大量破坏、死亡，从而达到治疗目的。然而，左旋门冬酰胺酶是异种蛋白，在临床应用中其引起的肝功能损害、凝血功能异常、过敏反应、胰腺炎、糖尿病等不良反应屡见，还可导致血氨增高，进而导致中枢神经系统功能障碍。左旋门冬酰胺酶水解门冬酰胺为门冬氨酸和氨，可导致血氨直接升高，过高浓度的血氨可通过血脑屏障进入脑部导致脑内血氨增高，使中枢神经系统功能紊乱而出现神经精神症状（嗜睡，精神抑制或错乱，情绪激动，幻觉，抽搐等），严重时甚至威胁到患者生命。

发生高氨血症时，应立即停用左旋门冬酰胺酶，并采取有力措施使氨尽快从体内排出，同时给予足够的热量及必需氨基酸以减少体内蛋白质的分解。临床上常用的促使氨体内排出的药物有门冬氨酸鸟氨酸和精氨酸。门冬氨酸鸟氨酸是由门冬氨酸和鸟氨酸组成的复合物，能直接参与肝细胞的代谢，提供体内所需氨基酸。鸟氨酸能增加氨基甲酰磷酸合成酶的活性，从而增强肝脏解毒排氨功能，迅速降低过高的血氨。门冬氨酸参与肝脏内Ash和核酸的合成，加速血氨的代谢，同时也保护肝细胞功能。精氨酸既可促进氨的排出，同时又补充体内必需的氨基酸。

专家点评

近年来，随着联合化疗方案的改进及支持治疗的提高，越来越多的儿童急性白血病患者可通过化疗而获得长期生存。常见的化疗毒副作用包括胃肠道反应、脱发、骨髓抑制、心脏毒性（如蒽环类药物DNR，生物碱类的HHT等），高氨血症导致的中枢神经系统功能障碍报道较少。

人体内氨的来源包括内源性和外源性。体内代谢产生的氨称为内源性氨，主要来自氨基酸的脱氨基作用，部分来自肾小管上皮细胞中谷氨酰胺分解产生的氨，胺类的分解也可产生氨。由消化道吸收人体内的氨称为外源性氨，它包括肠道内未被消化的蛋白质和未被吸收的氨基酸经肠道细菌作用产生的氨和血中尿素扩散到肠道后经细菌尿素酶作用水解生成的氨。氨是机体正常代谢的产物，但氨也具有毒性，脑组织对氨的作用尤为敏感。正常人血浆中氨的浓度一般不超过60μmol/L。氨的清除有两种方法，即通过尿素循环合成尿素和与谷氨酸合成门冬酰胺。而尿素循环的关键酶是氨基甲酰磷酸合成酶及门冬酰胺合成酶。

左旋门冬酰胺酶在淋巴系统肿瘤，尤其是ALL和某些非霍奇金淋巴瘤（non-Hodgkin lymphoma，NHL）的治疗中起重要作用，它可使ALL和NHL的缓解率及长期无病生存率明显提高，并可降低髓外白血病的发生率。左旋门冬酰胺酶为蛋白制剂，是一种大分子的异种蛋白，主要在大肠埃希菌培养液中提取。左旋门冬酰胺酶主要作用是将血清中的门冬酰胺水解为门冬氨酸和氨，而门冬酰胺是机体合成蛋白及增殖生长不可缺少的氨基酸，正常细胞有自身合成门冬酰胺的功能，而ALL瘤细胞缺乏门冬酰胺合成酶，不能合成门冬酰胺，需要从细胞外摄取。应用左旋门冬酰胺酶，使肿瘤细胞由于缺乏门冬酰胺而大量破坏、死亡，从而达到治疗目的。但左旋门冬酰胺酶是异种蛋白，有骨髓抑制、过敏反应、脑、肝、肾等多个系统损害，还可引起血氨增高、严重者可导致中枢神经毒性。高浓度的氨通过血脑屏障进入脑组织时，α酮戊二酸大量转化导致三羧酸循环中断，能量供应受阻，可导致神经、大脑功能障碍，同时谷氨酰胺在脑细胞内大量积累，使其渗透压增高，导致脑细胞水肿。常见的临床表现有恶心、呕吐、共济失调、嗜睡、意识水平下降、情绪改变、癫痫发作、可逆性脑后部白质病变综合征等。可逆性脑后部白质病变综合征的概念最早于1996年由 Judy Hinchey 提出，多见于恶性高血压或妊娠子痫、严重肾脏疾病、恶性肿瘤化疗以及各种器官组织移植后接受免疫抑制治疗的患者。其发病机制是由于大脑后顶枕部局部脑水肿，临床主要表现为急性或亚急性起病，症状包括头痛、精神行为异常、癫痫、皮质盲或其他视觉改变、小脑性共济失调等，预后较好，绝大多数患者神经系统症状能够完全恢复。

研究者发现培门冬酶与左旋门冬酰胺酶（欧文菌）发生高氨血症概率相当（51% *vs.* 50%），培门冬酶无3/4级不良反应发生，左旋门冬酰胺酶（欧文菌）9%发生3/4级不良反应。应用门冬酰胺酶制剂时发生不能解释的恶心、呕吐或中枢神经系统症状时应警惕高氨血症，此时需立刻停用门冬酰胺酶制剂并检测血氨。明确高氨血症后需给予降低血氨、减少氨的吸收等对症治疗，直至血氨降至正常范围。既往曾发生高氨血症的患者在再次使用门冬酰胺酶制剂时可给予门冬氨酸鸟氨酸进行预防。希望本病例能够提高临床医生对高氨血症的认识，达到早期诊断、早期治疗的目的。

参 考 文 献

［1］LEBLANC AK，COX SK，KIRK CA，et al. Effects of L-asparaginase on plasma amino acid profiles and tumor burden in cats with lymphoma［J］. J Vet Intern Med，2007，21（4）：760-763.

［2］NARTA UK，KANWAR SS，AZMI W. Pharmacological and clinical evaluation of L-asparaginase in the treatment of leukemia［J］. Crit Rev Oncol Hematol，2007，61（3）：208-221.

［3］TONG WH，PIETERS R，DE GROOT-KRUSEMAN HA，et al. The toxicity of very prolonged courses of PEG asparaginase or Erwinia asparaginase in relation to asparaginase activity，with a special focus on dyslipidemia［J］. Haematologica，2014，99（11）：1716-1721.

病例11 不典型急性巨核细胞白血病

案例分析

【入院前情况】 患儿，男，22月龄。因"面色苍白伴皮肤瘀斑7个月，发热1个月"收住入院。7个月前患儿无明显诱因出现面色苍白、精神欠佳，当时无发热、咳嗽、腹泻，无鼻出血、牙龈出血等，就诊当地医院，查血常规：贫血、血小板减少；行骨髓检查后考虑"急性白血病、再生障碍性贫血不能除外"，予输注血制品及营养支持治疗。6个月余前因磕碰后皮肤瘀斑再次就诊，当时患儿无发热等其他不适，行多部位骨髓穿刺（胸骨及髂后），骨髓形态均提示骨髓增生减低，粒红两系增生低下，可见幼稚细胞及淋巴样小巨核细胞。骨髓病理：骨髓增生较活跃，红系比例增高，未见急性白血病及淋巴瘤证据。电镜检查：淋巴细胞活化，三系损伤。予抗感染治疗，并间断输注血小板，共5次。3个月前复查骨髓，骨髓形态：增生活跃，粒系晚幼粒及以下阶段细胞比例偏低，形态大致正常，成熟淋巴细胞比例偏高，可见淋巴样小巨核细胞，较前减少。1个月前患儿出现发热，2～3次/日，体温38.5℃以上，予退热药物后可降至正常，后出现咳嗽、咳痰，伴呼吸急促，行胸部CT示肺部感染，CRP 104mg/L，先后给予美罗培南、万古霉素、伏立康唑等抗感染治疗，发热间期延长，约每日1次，咳嗽症状有所减轻，现为进一步诊治来我院就诊。查体：T 36.3℃，P 92次/分，R 23次/分，BP 95/50mmHg。身高79cm，体重11kg，ECOG 1分。精神弱，神志清，面色苍黄，消瘦，周身皮肤无黄染、皮疹及出血点，浅表淋巴结未及肿大，胸骨无压痛，腹部膨隆，无压痛及反跳痛，肝脏肋下3cm、质软边锐，脾脏肋下7cm、质稍韧。四肢纤细、活动自如，双下肢不肿。既往史、个人史及家族史无特殊。

【分析】 男性患儿，病程较长，病初表现为贫血、出血，近期伴有发热，查体见贫血貌、肝脾肿大，考虑恶性疾病可能性大。院外多次骨髓检查，未能明确诊断。

【入院后情况】 血常规：WBC 15.03×10^9/L，Hb 63g/L，PLT 42×10^9/L。分类见幼稚细胞15%。胸部CT：两肺尖小斑片及索条影，不除外感染性病变。骨髓形态（髂后）：增生减低，粒红两系比例减低；异常细胞比例57%，胞体偏小、形状不规则、胞浆量不等，染色从淡蓝色到深蓝色，胞浆有伪足，胞核有的不规则、有的为圆形，可见核仁。

【小结】 根据该患儿15月龄起病，以贫血、出血及发热为主要症状，查体示肝、脾肿大，血常规提示贫血、血小板计数减少、白细胞计数增多且可见幼稚细胞，骨髓形态提示可见异常细胞，首先考虑急性白血病。从形态上看，这一类异常细胞既不属于粒单核细胞系，也不属于红细胞系或淋巴细胞系。而骨髓中的造血细胞除了以上3大类之外，还有生产血小板的细胞，也就是巨核细胞系。根据上述特征，我们的诊断方向为急性巨核细胞白血病或其他肿瘤性疾病骨髓转移。骨髓组织细胞化学染色：可见9%左右幼稚巨核细胞。骨髓免疫组化染色（CD41）：计数500个有核细胞，CD41阳性率为19%。其中单元核小巨核细胞18%，淋巴样小巨核细胞1%。外周血免疫组化染色（CD41）：计数500个有核细胞，CD41阳性率为32%。其中单元核小巨核细胞30%，淋巴样小巨核细胞2%（图11-1）。骨髓流式分析：粒红两系比例减低，各系表型未见明显异常。电镜：过氧化物酶阳性细胞2个。染色体核型：51-55，XY，＋3，＋6，＋7，＋8，＋14，＋19，＋21，＋21，＋22［CP9］/47，XY，＋?19［4］/46，XY［7］。染色体荧光免疫原位杂交：*MLL*阳性（阳性率16.6%）。*AML*融合基因及基因突变分析：阴性。结合外周血及骨髓涂片细胞免疫化学CD41标记染色、染色体核型、FISH、电镜等检查，该患儿明确诊断为急性巨核细胞白血病（*MLL*阳性）。

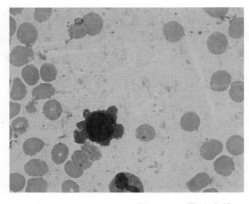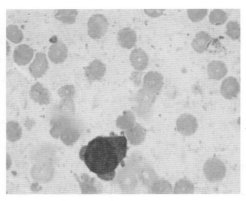

图11-1　骨髓涂片CD41染色幼稚巨核细胞

讨　论

急性巨核细胞白血病（acute megakaryoblastic leukemia，AMKL）于1931年首次提出，1985年正式纳入FAB分型的急性髓系白血病（AML）中并命名为AML-M7。该病发病率低，原幼巨核细胞形态特征不典型，且易合并骨髓纤维化，故临床诊断较为困难，易发生漏诊、误诊。近年来，随着实验室检查的进步，AMKL的临床诊断率有所提高，但在临床工作中AMKL仍不易早期确诊。

儿童AMKL发病率低，由于原始巨核细胞形态多样性，临床上主要依据血小板过氧化物酶（peroxidase，POD）和特殊的免疫技术确诊。目前临床上应用较广泛的是电镜和流式细胞学技术检查。当原始巨核细胞所处的阶段较早或骨髓标本稀释时，电镜POD检测可能为假阴性。在采用流式细胞学技术检测细胞表面标记时，可由于血小板或血小板膜断片黏附至原始细胞表面，导致CD41检测假阳性，易造成误诊。此外，约1/3的AMKL患者骨髓穿刺时可发生干抽，无法抽取足够的骨髓标本进行电镜或流式等检查。细胞免疫化学标记的CD41染色易于辨认，可以显著提高巨核细胞的检出率。当AMKL患者骨髓干抽时，骨髓涂片或免疫组化染色、电镜、流式等检查常无法确诊本病，此时若外周血涂片细胞免疫化学标记CD41染色发现有异常巨核细胞也可确诊。在正常人或急性白血病的其他亚型中，外周血CD41染色是阴性的。

近年来，随着实验室检查的进步，AMKL的临床诊断率有所提高，但在临床工作中AMKL以MDS、转移瘤、营养性贫血误诊的病例不少见。

专家点评

AMKL发病率低，占儿童AML 7%～10%，多发生于婴幼儿，常伴有明显的肝脾肿大、骨破坏等，临床上易发生漏诊或误诊，对强烈的AML治疗方案反应差，预后不良。AMKL的原始巨核细胞形态极其多样，根据巨核细胞成熟的程度可以分为三种：Ⅰ型原始巨核细胞完全未分化，有核仁，可伴有细胞质空泡；Ⅱ型原始巨核细胞中等分化，伴有细胞质气泡，细胞质丰富和嗜苯胺蓝颗粒；Ⅲ型原始细胞伴有病态巨核细胞，包括小巨核细胞。骨髓病理常提示骨髓纤维组织过度增生，在抽取骨髓液时易发生干抽或稀释。

由于原始巨核细胞发育阶段不同，其形态多样性，临床上主要依据血小板过氧化物酶（POD）和特殊的免疫酶标技术确诊。目前临床上应用较广泛的是电镜和流式细胞学技术检查。当原始巨核细胞所处的阶段较早或骨髓标本稀释时，易使电镜POD检测出现假阴性。因为CD41在巨核细胞系发育过程中表达较早，且贯穿巨核细胞谱系发育的全过程，现多选用CD41（Ⅱb/Ⅲa）作为巨核细胞系的标志。CD41分子是整合素αⅡb链，也称血小板糖蛋白Ⅱb（GPⅡb），是由GPⅡbα（120kDa）和GPⅡbβ（23kDa）2条链组成的跨膜糖蛋白，是一个依赖钙离子的异二聚体，是位于血小板表面的黏附蛋白受体，可以介导广泛的细胞－细胞或细胞－基质黏附反应。依赖CD41诊断AMKL是一种简单、快捷的方法。随着流式细胞学技术和免疫表型检测的广泛开展，通过流式细胞仪检测CD41可能成为诊断AMKL的新方法。然而，在多年的临床实践中发现，血小板或血小板膜断片可黏附至原始细胞表面，导致CD41检测假阳性，易造成误诊。此外，约1/3的AMKL患者骨髓穿刺时可发生干抽，无法抽取足够的骨髓标本进行电镜或流式等检查。因此，电镜和流式并未纳入AMKL的诊断依据，仅作为参考。而细胞免疫化学标记的CD41染色易于辨认，可以显著提高巨核细胞的检出率，比传统的免疫过氧化物酶染色法、亲和素－生物素－过氧化物酶复合物染色法等更为敏感、特异。当AMKL患者骨髓干抽时，骨髓涂片或免疫组化染色、电镜、流式等检查常无法确诊本病，此时若外周血涂片细胞免疫化学标记CD41染色发现有异常巨核细胞也可确诊。

本例患者在入院前6个月行骨髓检查已发现异常巨核细胞，但因当时未行电镜、流式细胞术免疫分型检查，且对细胞免疫化学CD41标记染色在本病的诊断意义不够重视，导致患者漏诊，未能早期进行规范治疗。因此，在临床上，当我们接诊以贫血、出血或发热等起病的年幼患儿，需警惕AMKL的可能，此时可行外周血和骨髓涂片细胞免疫化学CD41标记染色以免漏诊或误诊。此外，AMKL是一组异质性疾病，发病机制主要是截短型GATA1突变或融合基因导致细胞自我更新增强和髓系分化阻滞。AMKL患儿已知的分子生物学改变主要有RBM15-MKL1、CBFA2T3-GLIS2、MLL基因重排、NUP98-KDM5A、GATA1基因突变、HOX基因重排等。CBFA2T3-GLIS2、MLL基因重排、NUP98-KDM5A提示预后不良，GATA1基因突变及RBM15-MKL1提示预后良好，HOX基因重排及其他或无特殊融合基因提示预后中等。临床上可根据以上分子生物学特征对非唐氏综合征相关AMKL患儿进行危险度分组，并进行个体化治疗，含有克拉屈滨的联合化疗方案可使AMKL患儿总体生存率达60%以上，造血干细胞移植治疗推荐用于携带CBFA2T3-GLIS2、MLL基因重排、NUP98-KDM5A融合基因的预后不良患者。

参 考 文 献

［1］BENNETT JM，CATOVSKY D，DANIEL MT，et al．Criteria for the diagnosis of acute leu-kemia of megakaryocyte lineage（M7）．A report of the French-American-British cooperative group［J］．Ann Intern Med，1985，103（3）：460-462．

［2］OKI Y，KANTARJIAN HM，ZHOU X，et al．Adult acute megakaryocytic leukemia：an analysis of 37 patients treated at M．D．Anderson Cancer Center［J］．Blood，2006，107（3）：880-884．

［3］ATHALE UH1，RAZZOUK BI，RAIMONDI SC，et al．Biology and outcome of childhood acute megakaryoblastic leukemia：a single institution's experience［J］．Blood，2001，97（12）：3727-3732．

［4］BARNARD DR，ALONZO TA，GERBING RB，et al．Comparison of childhood myelod-ysplastic syndrome，AML FAB M6 or M7，CCG 2891：report from the Children's Oncology Group［J］．Pediatr Blood Cancer，2007，49（1）：17-22．

［5］DE ROOIJ JD，BRANSTETTER C，MA J，et al．Pediatric non-Down syndrome acute meg-akaryoblastic leukemia is characterized by distinct genomic subsets with varying outcomes［J］．Nat Genet，2017，49（3）：451-456．

病例12　急性髓系白血病自发缓解后睾丸复发

案例分析

【入院前情况】　患儿，男，2岁11月龄。2018年3月7日（患儿当时16个月）因"发热11天"就诊于天津市某医院。患儿入院前11天出现发热，最高体温40.2℃，发热前有寒战，无抽搐，口服退热药物后体温可下降至正常，间隔数小时后体温会复升，同时发现左下第一磨牙牙龈红肿。于入院前3天开始出现咳嗽，WBC $1.75×10^9/L$，Hb 78g/L，PLT $22×10^9/L$，CRP 54mg/L（正常值 $0 \sim 8mg/L$）；遂入院诊治。入院查体：四肢散在出血点及瘀斑，左下第一磨牙牙龈红肿，肝甲乙线3cm，质中边钝，脾甲乙线2cm，质中边钝，余未见阳性体征。既往史、个人史、家族史无特殊。

【分析】　男性患儿，病程短，发病急，以全血细胞减少为特征，病程中牙龈肿痛伴有高热，查体可见贫血貌，周身出血倾向明显，浅表淋巴结未及肿大，肝、脾肿大。提示该患儿白血病不除外。

【入院后情况】　入院后完善相关检查，血常规：WBC $1.75×10^9/L$，Hb 78g/L，PLT $22×10^9/L$，CRP 54mg/L（正常值 $0 \sim 8mg/L$）；生化检查：LDH 1411U/L。骨髓涂片：原始细胞98%，形态学考虑急性白血病，AML-M5可能。细胞组织化学染色：可见原始及幼稚单核细胞比例增高。流式细胞术检测：异常细胞群约占有核细胞的85.26%，表达CD38、CD33、CD64、HLA-DR、CD36、CD56、CD4，少部分细胞表达CD14，部分表达CD13，弱表达CD15、CD11b，符合急性髓系白血病表型，考虑AML-M5。明确诊断为：AML-M5，患儿同时伴有发热、咳嗽。肺部CT：斑片状阴影，提示支气管肺炎。给予美罗培南抗感染治疗3天后体温正常，患儿家属拒绝治疗白血病，出院。

【小结】　本例患儿此次入院临床表现有以下特点：①患儿起病急，发病时年龄16个月；②发病时伴有发热，为高热；③患儿有感染，感染部位包括牙龈及肺；④根据骨髓形态、组化及流式可以明确诊断为AML-M5；⑤患儿在诊断时未行融合基因筛查；⑥放弃治疗。患儿出院后持续发热10天，同时伴有咳嗽，后体温自行恢复正常，约1个月后多次复查血常规均提示正常，其间未复查骨髓。于2019年5月7日患儿因："双侧睾丸进行性肿大2个月"首次就诊我院门诊，查血常规：WBC 6.64×10^9/L，Hb 134g/L，PLT 320×10^9/L。B超提示：左侧睾丸增大，内有低回声团，右侧睾丸上方有低回声团，考虑肿瘤浸润。复查骨髓：三系增生骨髓象，未见异常幼稚细胞。组织化学染色：未见异常幼稚细胞。流式细胞术检测回报：各系表型未见明显异常。染色体：46，XY［20］。染色体荧光原位杂交回报：MLL（－），P53（－），BCR/ABL（－）。根据病史及骨髓形态学等，骨髓达到完全缓解标准。在天津市肿瘤医院行左侧睾丸活检（组织2.5cm×2cm×0.8cm）免疫组化：CD20（－），CD3（－），CD117（－），CD34（－），MPO（＋），CD43（＋），Ki-67（90%＋），CD33（＋），CD13（＋），CD15（＋），CD68（＋），CD163（部分＋），Lysozyne（＋），CD7（局灶＋），CD56（＋），结合病史及组化结果考虑：急性单核细胞白血病累及睾丸；拒绝治疗，出院。

患儿本次起病特点：①患儿出院后仍有感染，持续发热，发热持续10天后体温降至正常，血常规恢复正常。血常规正常是否提示获得缓解？复查骨髓未发现异常白血病细胞，证实AML-M5自行缓解。②患儿在骨髓缓解后出现睾丸白血病。我们的疑问：患儿第一次的诊断是否准确？回顾性分析，血常规、骨髓细胞形态、组织化学染色、流式结果均支持AML-M5的诊断，证据充足，诊断明确。患儿出现骨髓的自行缓解的机制？睾丸白血病浸润是否也会获得自发缓解？

2019年10月8日患儿为求进一步诊治再次就诊于我院。入院查体：患儿一般状况良好，腹股沟可扪及0.5cm×1.0cm肿大淋巴结，余周身浅表淋巴结未及肿大，双侧睾丸肿大，左侧睾丸体积约为15ml，质硬，表面可见穿刺术后结痂，右侧睾丸体积约为10ml，质软，余阴性。复查骨髓：骨髓中可见5%原始幼稚单核细胞。流式细胞术检测可见1.7%髓系原始细胞群，各系表型未见明显异常。组织化学染色：髓系原始细胞群占有核细胞3%。染色体：46，XY［20］。染色体荧光原位杂交回报：MLL（－），P53（－），BCR/ABL（－）。43种融合基因回报：均阴性。因患儿睾丸活检后双侧睾丸未进行性肿大，且有缩小趋势，拒绝治疗出院。

再次复查骨髓证实：①患儿为急性髓系白血病形态学完全缓解；②患儿睾丸白血病浸润诊断明确；③患儿双侧睾丸在睾丸活检术后出现伤口愈合不良，院外抗感染治疗长达1个月之久，有缩小趋势，是否存在睾丸白血病自发缓解的可能？

2019年11月7日患儿因："低热伴有血常规异常2天"入院。患儿院外一般状况良好，2天前无明显诱因出现低热，最高体温37.6℃，不伴有畏寒、寒战，无咳嗽等不适，院外查血常规：WBC $2.61×10^9$/L，Hb 114g/L，PLT $55×10^9$/L，幼稚细胞占22%。入院查体：腹股沟可扪及0.5cm×1cm肿大淋巴结，余周身浅表淋巴结未及肿大，双侧睾丸肿大，左侧睾丸体积约为8ml，质硬，表面可见穿刺瘢痕，右侧睾丸体积约为12ml，质硬。入院后复查骨髓形态学及细胞组织化学染色：骨髓中可见89%原始幼稚单核细胞，组织化学染色符合髓系白血病特征。流式细胞术检测：异常细胞群约占有核细胞的86.2%，强表达CD33、CD56，表达CD13、CD123、CD64、HLA-DR、CD4、MPO，部分细胞表达CD11b，弱表达CD38、CD15，符合急性髓系白血病表型，考虑AML-M5。染色体：47，XY，+8，t（9；11）（p22；q23）[20]。染色体荧光原位杂交回报：*MLL*阳性信号百分率为79.4%，*P53*（-），*BCR/ABL*（-）。43种融合基因回报：*MLL/AF9*（+）。诊断为：AML-M5伴睾丸浸润（*MLL/AF9*阳性），给予MAE诱导治疗。

总结病例特点：①以高热、寒战起病的急性髓系白血病；②在抗感染治疗后获得骨髓形态学完全缓解；③缓解后复发时首先表现为睾丸肿大，根据活检结果睾丸白血病诊断明确；④再次骨髓复发距第一次自发缓解15个月，根据融合基因*MLL/AF9*（+）及染色体结果47，XY，+8，t（9；11）（p22；q23）[20]，可以明确MICM诊断AML-M5伴睾丸浸润（*MLL/AF9*阳性）。

讨　　论

急性白血病自发缓解是一种罕见的临床现象，常见于21-三体伴发白血病或者嵌合型21-三体伴发白血病的患者，在部分新生儿白血病中也观察到自行缓解的现象。在白血病FAB分型中自行缓解的病例多见于AML-M5、AML-M4，在ALL及其他类型的AML中也有报道。一般缓解的时间为1～8个月，有少部分患者可以获得持续缓解，部分患者在后期会出现复发，并需要化疗或者干细胞移植。I-BFM协作组报道了8例伴有t（8；16）（p11.2；p13.3）新生儿白血病患者因各种原因未给予治疗，均获得了自发缓解，最终有3例处于持续缓解状态，有4例患儿在中位时间为17个月（8～48个月）时出现复发，还有1例患儿后期出现了第二种AML。对于年龄大的成人AML患者，也有自发缓解的报道，这部分自发缓解的患者，多数伴有严重感染、输血或者妊娠，具体缓解的机制尚不明了，推测感染致白血病自发缓解的原因可能是感染刺激机体产生多种细胞因子，如肿瘤坏死因子、干扰素等，抑制白血病细胞的增殖或诱导其凋亡，还有学者认为G-CSF能诱导原始细胞分化。输血导致白血病自发缓解的机制目前分析主要是外源性淋巴细胞的输注导致的移植物抗白血病作用。妊娠自发缓解的机制可能与妊娠时期以及终止妊娠后体内激素水平变化有关。但这些机制仅是推测，目前尚无定论。

　　髓系肉瘤常见的侵犯部位有皮肤、眼眶、骨骼、纵隔、椎管内、胰腺、头颅、颈部、脑膜、膀胱直肠间隙、阑尾、睾丸等，部分病例可同时侵犯多个部位。临床上AML并发睾丸浸润的病例并不多见。Sahu KK在2019年综述了1998—2018年20年发生睾丸髓系肉瘤的病例，检索范围包括PubMed、Google、会议摘要等，共收集了87篇文章，其中以英语发表的有细节介绍的文献共计68篇，即68例睾丸髓系肉瘤的病例，这些病人原发病囊括了AML、CML、CMML、MDS，也有部分患者为孤立的睾丸髓系肉瘤。其中发生在左侧睾丸22例，右侧睾丸18例，双侧10例，另外18例没有描述具体部位。在这68例患者中继发于AML的患者共计13例，而继发于AML又同时浸润双侧睾丸的仅有4例患者。本文患者为AML-M5，伴有双侧睾丸浸润，对比既往报道结果，实属罕见。

　　本例患者染色体：47，XY，＋8，t（9；11）（p22；q23）[20]；融合基因：*MLL/AF9*阳性；染色体荧光原位杂交：*MLL*阳性信号百分率为79.4%。这些结果均证实患儿有MLL基因的断裂融合，2篇文献报道伴有*MLL/AF9*阳性的AML患者获得了自行缓解，但这2例病人无其他附加染色体异常，本文患者还有＋8染色体异常。既往有报道伴有＋8染色体的AML获得缓解。目前尚无同时伴有＋8及*MLL/AF9*阳性的AML白血病患者获得缓解的报道。

　　孤立性睾丸肉瘤一般在1年左右会进展为AML，治疗上按照AML方案。Sahu KK综述了近20年的睾丸肉瘤，有随访结果的56例患者中，47%的患者死于疾病的进展，只有32%的患者处于完全缓解的状态，其余患者仍处于疾病的活动期。目前的治疗方法主要有化疗、放疗、局部切除等。诱导化疗一般可应用3＋7方案，后面可给予大剂量阿糖胞苷巩固化疗，或者给予造血干细胞移植。

专家点评

　　AML自发缓解定义为在没有给予任何化疗时达到WHO定义的完全缓解的标准。早在1950年前就有报道AML获得自行缓解。6个月以内的儿童由于伴有特殊的染色体克隆性演变，尤其是伴有唐氏综合征和t（8；16）突变的儿童，常出现一过性骨髓中幼稚细胞增多，达到AML诊断标准，后期可以获得自行缓解。

Armin Rashidi综述了2014年前自发缓解的46例AML患者，诊断时的中位年龄为48.5岁（11～83岁），91.3%的患者在获得自发缓解前均伴有发热，54.5%的患者伴有肺感染，24.2%的患者伴有菌血症。中位持续缓解的时间为5个月，仅有8例患者在发表文章时仍处于持续缓解，其他大部分患者最终复发，并需要化疗等治疗。

自发缓解的具体机制目前尚不明了。根据多数患者伴有发热、感染，推测与体内的细胞因子释放有关，这给现代的医务工作者提供了一个免疫治疗的思路。根据少部分患者可以获得持续缓解状态，对获得自发缓解的AML患者在缓解期可不予化疗，不过需要密切跟踪随访。如果出现疾病复发，需要马上给予化疗等治疗。

睾丸是髓系白血病少见的浸润部位，睾丸肉瘤主要的诊断金标准是活检，另外睾丸B超也可为诊断提供重要的依据。目前报道的病例数并不多，一般为单侧累及，以左侧为多，很少有双侧睾丸同时累及。多数患者为继发于AML发生后数月，也有少部分患者与AML同时伴发。

对于睾丸白血病的治疗，目前的主要手段是化疗。AML伴发睾丸白血病需按照AML方案行综合性化疗或者造血干细胞移植。对于孤立性睾丸肉瘤的患者，因为后期多数患者会进展为AML，一般也按照AML治疗。在治疗上给予透过血睾屏障的大剂量阿糖胞苷化疗可能会提高疗效。

参 考 文 献

［1］ARMIN RASHIDI, STEPHEN I, FISHER. Spontaneous remission of acute myeloid leukemia［J］. Leukemia & Lymphoma, 2015, 56（6）: 1727-1734.

［2］COENEN EA1, ZWAAN CM, REINHARDT D, et al. Pediatric acute myeloid leukemia with t（8；16）（p11；p13）, a distinct clinical and biological entity: a collaborative study by the Internationa l-Berlin-Frankfurt-Munster AML-study group［J］. Blood, 2013, 122（15）: 2704-2713.

［3］SAHU KK, SHERIF AA, MISHRA AK, et al. Esticular Myeloid Sarcoma: A Systematic Review of the Literature［J］. Clin Lymphoma Myeloma Leuk, 2019, 19（10）: 603-618.

病例13　幼年型粒单核细胞白血病

案例分析

【入院前情况】　患儿，男，2岁。因"乏力、关节痛2个月，发热、咳嗽1个月"入院。患儿于2个月前无明显诱因出现乏力，关节痛，伴食欲缺乏、腹胀，周身出血点、皮疹，伴瘙痒，近1个月出现间断发热，体温最高达38.6℃，伴咳嗽，无咳痰，于当地医院检查血常规：WBC 41.09×10^9/L，Hb 108g/L，PLT 21×10^9/L，MONO# 12.97×10^9/L。骨髓细胞学检查：粒系增生活跃，原幼单核细胞占5%。给予对症抗感染以及输血小板支持治疗，症状未见明显减轻，为进一步诊治就诊于我院，血常规：WBC 70.12×10^9/L，Hb 86g/L，PLT 19×10^9/L，自发病以来，睡眠差，体重较前减轻（具体数值不详）。查体：T 37℃，P 136次/分，R 29次/分，BP 90/61mmHg，ECOG 1分，喜坐位，呼吸略促，中度贫血貌，周身皮肤可见散在出血点、皮疹及色素沉着，无黄染，颌下、颈后、枕后及腹股沟区浅表淋巴结可触及肿大，质韧，活动可，无压痛。双侧扁桃体Ⅲ度肿大，充血，可见脓点，双肺呼吸音粗，可闻及干、湿啰音，心律整，未闻及杂音，腹膨隆，未见胃肠型及蠕动波，腹肌紧张，压痛（＋），肝脾触诊不满意，双下肢无水肿。既往史、个人史及家族史无特殊。

【分析】　患儿男性，幼年起病，病程短，发病急，以乏力、感染、白细胞增多为主要临床症状，病程中合并呼吸道感染，查体可见贫血貌，浅表淋巴结肿大，肝脾肿大。辗转多家医院，诊断未明确。

【入院后情况】　入院后检查血常规：WBC 66.69×10^9/L，Hb 84g/L，PLT 18×10^9/L。分类：中幼粒细胞8%，中性杆状细胞6%，中性分叶细胞48%，淋巴细胞18%，原始单核细胞8%，幼稚单核细胞5%。HbF 0.453。骨髓（髂骨）：增生极度活跃，粒系比例33%，可见核浆发育不平衡，胞质颗粒减少及内外浆。单核比例增高，原幼单核细胞易见。免疫组织化学染色（CD41）：正常巨核细胞83个，双核巨核细胞3个，大单元核小巨核细胞3个。骨髓组织细胞化学染色：单核细胞比例增高，原幼单核细胞占有核细胞7%。免疫分型：髓系原始细胞比例增高，CD34表达增强，伴弱表达CD7 CD11b表型异常，粒系CD13/CD16 CD13/CD11b分化抗原表达异常，单核细胞比例增高偏成熟型。白血病43种融合基因筛查检测（包括BCR-ABL）均阴性。染色体核型：46，XY［20］。血液系统疾病基因突变筛查：与疾病密切相关的热点突变位点*NF1* Exon39 13.30%，与疾病可能相关的热点突变位点*NF1* Exon14 12.30%，*PTPN11* Exon3 44.30%。数字PCR（口腔拭子）：*NF1-I1908Nfs*突变比例2.659%；*NF1-L529F*突变比例1.122%；*PTPN11-D61Y*突变比例8.504%。脾脏三维超声：脾脏体积218.1cm^3。肝胆胰脾超声：肝大，脾脏中度大。胸部CT：两肺间质纹理增多，两肺弥漫性磨玻璃密度影、小片影，左肺大片状影，两侧胸腔积液，肝脾增大，心包增厚，心脏增大。心脏彩超：左房增大，主动脉瓣前向血流速度增快，三尖瓣少量反流。明确诊断：幼年型粒-单核细胞白血病（juvenile myelomonocytic leukemia，JMML）。

WHO 2016年JMML诊断标准：Ⅰ.临床表现及血液学检查（所有四项必须均包括）：①外周血单核细胞计数＞1×10^9/L；②外周血及骨髓原始细胞＜20%；③脾大；④Ph染色体（－），BCR-ABL融合基因（－）。Ⅱ.基因研究（除外Ⅰ中的指标，至少应具备下列中的1项）：①*PTPN11*、*K-RAS*或*N-RAS*体细胞突变；②NF-1的临床诊断或*NF1*胚系突变；③CBL胚系突变和CBL杂合子丢失。Ⅲ. 10%缺乏基因异常的患儿，除外Ⅰ中的指标，至少应具备下列中的2项：①7号或者其他染色体异常；②外周血HbF高于同年龄正常值；③外周血涂片可见髓系原始细胞；④体外培养髓系细胞对GM-CSF高度敏感；⑤*STAT5*高度磷酸化。当患儿满足Ⅰ中所有标准和Ⅱ中1项标准时，即可诊断JMML，如果不满足Ⅱ中的标准，还需满足Ⅲ中2项标准。对于7%～10%不伴有肝脾肿大的患儿，必须满足Ⅰ中的其他所有标准和Ⅱ中的1项标准或者Ⅲ中的2项标准。

【小结】 根据WHO 2016 JMML诊断标准，该患儿符合：Ⅰ全部临床标准，Ⅱ JMML突变基因*NF1*、*PTPN11*体细胞突变。Ⅲ HbF增高；体外培养髓系细胞对GM-CSF高度敏感。该患儿确诊为JMML（*PTPN11*体细胞突变）。入院后先给予口服羟基脲25mg qd×9d降低肿瘤负荷、抗感染及输注血制品对症支持治疗。患儿病情进展迅速，白细胞进行性增多，患儿干咳，气促明显，不排除白细胞肺部浸润，予补液、利尿对症支持治疗。阿糖胞苷Ara-C 25mg（50mg/m^2）d1～3，地西他滨（DAC）10mg（20mg/m^2）d6～10。患儿白细胞及单核细胞绝对值较前明显下降，精神、饮食、睡眠、腹胀、呼吸均明显好转。腹部查体：腹部膨隆减轻，肝脾肿大较前缩小，质地变软。复查脾脏三维超声：174.2cm^3，较入院缩小20%。之后继续给予2次去甲基化治疗，患儿一般状况好转，体温正常，监测外周血单核细胞绝对数值逐渐降至0.07×10⁹/L［正常值（0.12～1）×10⁹/L］，无明显反弹现象，且输血间隔时间延长。血常规变化见表13-1。

表13-1　患儿治疗后血细胞变化一览表

日期	WBC/（×10⁹/L）	MONO/（×10⁹/L）	PLT/（×10⁹/L）	单采血小板
10月10日	66.69	—	18	1个治疗量
10月17日	18.07	3.13	13	同上
10月22日	10.94	1.23	9	同上
10月29日	4.10	0.33	11	同上
11月1日	2.21	0.24	10	同上
11月6日	4.76	0.19	18	同上
11月21日	3.16	0.21	10	同上

讨　论

JMML是一种造血干细胞异常克隆性疾病，根据世界卫生组织（WHO）诊断标准属于骨髓增生异常综合征（myelodysplastic syndromes，MDS）/骨髓增殖性肿瘤（myelo-proliferative，MPN）。本病发病率低，幼年男性多发，皮疹，肝脾肿大多见，贫血，出血，感染，外周血白细胞偏高，单核细胞增高明显，血小板低。目前90%的JMML患儿在 *RAS/MAPK*［促细胞分裂原活化蛋白激酶（mitogen activated protein kinase，MAPK）］通路中存在胚系或体细胞特征性基因突变。该患儿存在 *PTPN11* 体细胞突变。

患儿本次入院主要治疗是去甲基化药物及对症支持治疗，主要药物是地西他滨用来降低肿瘤负荷。DAC是于1964年合成，1993年首次报道用于治疗MDS取得较好的疗效。JMML主要发生于2岁左右儿童，对常规化疗效果差，病死率高，异基因造血干细胞移植（allo-HSCT）是唯一可能根治JMML的方法，但HSCT后仍有35%～40%的患儿复发。已有临床研究证实，去甲基化药物在JMML中应用的有效性为JMML的治疗带来新的契机。DAC去甲基化主要用于S期细胞，对S期之外的细胞作用欠佳，且DAC半衰期短（约20分钟），因此小剂量、多个疗程的应用效果更佳，且不良反应小。目前食品药品监督管理局主要推荐两种剂量：DAC静脉滴注20mg/（m²·d）×5天，4周一疗程，或45mg/（m²·d）×3天，6周1疗程。2017年的一项包含1378例MDS的meta分析显示，20mg/（m²·d）×5天比45mg/（m²·d）×3天的方法效果更佳。本例患儿DAC治疗一周期脾脏回缩20%，白细胞及单核细胞绝对值明显下降，肿瘤负荷降低，患儿一般状况明显好转，输血间隔延长。DAC治疗JMML疗效仍需加大样本数据考证。

综上，JMML是一种罕见的儿童恶性克隆性疾病，随着对JMML发病机制的研究深入，针对去甲基化过程提出了新的针对性治疗方案，作为HSCT的桥接治疗和预防复发的方法，对患儿生存期及复发率的影响尚需进一步临床观察。

专家点评

JMML是一种发生于婴幼儿时期罕见的造血系统恶性疾病，预后较差。根据WHO 2016髓细胞肿瘤及白血病诊断标准，JMML属于MDS/MPN的亚类型。JMML发病率约为$1.2/10^7$，其发病数约占儿童恶性血液肿瘤发病总数的2%～3%；JMML中位发病年龄为2岁，男、女患者性别比为（2～3）:1。

目前90%以上的JMML患儿在*RAS/MAPK*通路中存在胚系或体细胞特征性基因突变。携带*PTPN11*突变的JMML是一种发病凶险、预后差、复发率高的亚型。移植5年生存率：*PTPN11*阴性患儿*vs.*阳性患儿［88.9%（n＝10）*vs.* 58.3%（n＝15），P＝0.092］。*PTPN11*突变的患者在诊断时年龄较大，HbF水平较高，这两者均被认为是不良预后因素。*PTPN11*突变的患者的总生存率低于无*PTPN11*突变的患者（25% *vs.* 64%，P＝0.0029）。48位接受HSCT的患者的分析中，*PTPN11*突变是HSCT后复发的唯一危险因素（P＝0.001）。所有复发后死亡的患者均存在*PTPN11*突变。

*N-RAS*突变型JMML患者在HSCT后复发的比例相当高，但该类疾病存在异质性，一些幼儿可不进行HSCT，病情稳定，甚至出现自发血液学缓解。在临床表现方面，这些儿童健康状况良好，HbF正常或仅轻微升高。

*K-RAS*突变型JMML：大多数患有体细胞杂合子*K-RAS*突变的儿童诊断年龄在1岁以下，这类患者经常病情严重，染色体检查常可见-7。治疗方面有文献报道：经白消安、环磷酰胺和美法仑预处理后移植*K-RAS*突变型JMML的患者，异基因HSCT后复发率较低，可能会受益于强度较低的预处理方案。在某些*K-RAS*

突变的JMML病例中，已观察到对去甲基化治疗使用阿扎胞苷有较好的治疗反应。1例JMML *K-RAS*突变伴-7的患儿，早期拒绝移植，阿扎胞苷100mg/m^2×5天，每4周重复一次，耐受性好，肝脾明显回缩，6周期时-7消失，8周期时*K-RAS*阴性，患儿使用了8周期后桥接移植。

与其他亚型的JMML患者相比，*NF1*突变型患儿血小板计数更高，骨髓中的原始细胞百分比更高，并且在5岁以后被诊断出频率更高。该基因型患者需要尽早进行造血干细胞移植。

大多数*CBL*突变的JMML儿童疾病具有自限性，并持续存在克隆性造血。该型一般不伴有继发性基因突变。一般建议该型患儿不予治疗，暂行观察，但在疾病明显进展如脾脏严重肿大、血小板减少严重等情况下需要治疗干预。除JMML表现之外，具有胚系*CBL*突变的患者还具有小头畸形、皮肤色素沉着、发育迟缓、血管病变和神经系统疾病等所谓"CBL综合征"的高风险。

目前常规的化疗不能改善JMML患者病情的进展及预后，只能作为HSCT前的辅助及桥接手段。HSCT是目前认为治愈JMML的唯一方法，但不同基因分型，患儿的移植时机不同。*NF1*基因突变、*PTPN11*或*K-RAS*体系基因突变及大部分*N-RAS*基因体系突变的患儿，建议早行HSCT治疗；由于部分*NRAS*基因体系突变或*CBL*基因体系突变的JMML患儿有自发缓解趋势，建议这部分患儿以化疗、观察为主，如有病情进展，再进行HSCT治疗。全相合和半相合的供者在2005年欧洲血液和骨髓移植学会的研究显示，5年无事件生存率分别为55%和49%，差异较小。但由于JMML进展迅速，存在移植时机问题，单倍体移植可能是更方便的选择。

参 考 文 献

［1］ARBER DA，ORAZI A，HASSERJIAN R，et a1．The 2016 revision to World Organization classification of myeloid neoplasms and acute leukemia［J］．Blood，2016，127（20）：2391-2405．

［2］ZAGONEL V，LO RE G，MAROTTA G，et al．5-Aza-2'-deoxycytidine（Decitabine）induces trilineage response in unfavourable myelodysplastic syndromes［J］．Leukemia，1993，7 suppl 1：30-35．

［3］FLOTHO C，SOMMER S，LUBBERT M．DNA-hypomethylating agents as epigenetic therapy before and after alogeneic hematopoietic stem cell transplantation in myelodysplastic syndromes and juvenile myelomonocytic leukemia［J］．Semin Cancer Biol，2017，S1044-579X（17）：30105-30110．

［4］SAUNTHARARAJAH Y. Key clinical observations after 5-azacytidine and decitabine treat-ment of myelodysplastic syndromes suggest practical solutions for better outcomes［J］. Hema-tology Am Soc Hematol Educ Program，2013，2013：511-521.

［5］YANG B，YU R，CAI L，et al. A comparison of therapeutic dosages of decitabine in treat-ing myelodysplastic syndrome：a metaanalysis［J］. Ann Hematol，2017，96（11）：1811-1823.

病例14 以肠梗阻为首发症状的急性淋巴细胞白血病

案例分析

【入院前情况】 患儿，男，4岁。主因"腹痛2天，发热1天"于2018年4月29日入我科治疗。病初患儿有剧烈腹痛，无排气、排便，肝脾轻度肿大，彩超、腹部平片提示不完全肠梗阻，腹部增强CT未见明显占位及肿大淋巴结。血常规基本正常，铁蛋白：1384.17ng/ml，给予抗炎、灌肠对症治疗后，仍未排便，病情逐渐加重。当晚复查血常规，发现全血细胞减少，WBC 3.14×10⁹/L，NEUT 2×10⁹/L，Hb 106g/L，PLT 53×10⁹/L，CRP 55mg/L，肝转氨酶、心肌酶轻度升高，LDH 3108U/L，尿、便常规，外周血细胞形态，凝血功能基本正常。当地给予丙种球蛋白冲击治疗后，第2天复查，血常规：WBC 2.39×10⁹/L，NEUT 1.6×10⁹/L，Hb 90g/L，PLT 34×10⁹/L，CRP 92.5mg/L，D-二聚体 79.16mg/L，PT 16.2s，APTT 55.1s，纤维蛋白原正常。为进一步诊治就诊我院。既往：2年前有免疫性血小板减少、EB病毒感染病史。

【分析】 患儿短时间内全血细胞进行性减低，铁蛋白增高，不排除感染或肿瘤所致噬血细胞综合征；患儿肠梗阻原因不明，有无外科急腹症？结合乳酸脱氢酶显著增高，是否肿瘤所致？既往有EB病毒感染，是否有回盲部Burkitt淋巴瘤可能？

【入院后情况】 入院后复查血常规：WBC 1.7×10⁹/L，NEUT 1.01×10⁹/L，Hb 104g/L，PLT 35×10⁹/L，CRP 107.13mg/L，D-二聚体 49.06mg/L，凝血功能基本正常，生化检查：肝功、心肌酶、血脂基本正常，LDH 2511U/L，铁蛋白900.00ng/ml，外周血细胞形态未见异常。骨髓常规结果回报：可见数量较多噬血组织团块，未见幼稚细胞。可溶性白介素2受体正常（615U/ml）。骨髓染色体未见异常。免疫分型：可见一群异常B淋巴细胞，为B淋巴细胞母细胞表型，强表达CD10，表达CD34、HLR-DR、CD19。FISH结果回报：对400个骨髓细胞探针分析中，检测到4个细胞基因位点融合阳性细胞。2次查 *TEL/AML*1融合基因阳性，定量拷贝数6.79%。诊断明确：ALL（标危组）。

【小结】 患儿诊断明确，按标准方案给予化疗。经灌肠抗感染等对症治疗后，肠梗阻症状有所好转，但仍需乳果糖、开塞露等辅助通便。给予CCLG-2008标危方案诱导治疗2周后，患儿即可自主排便，肠梗阻症状完全消失。第33天骨髓结果回报未见幼稚细胞，*TEL-AML*1融合基因阴性。

讨　论

患儿年龄小，以不全肠梗阻为首发症状就诊，患儿既往无肠套叠及手术外伤等病史，与常见肠梗阻不同。本例患儿起病急、进展快，影像学提示腹部未见明显占位及肿大淋巴结，肝脾肿大，短时间内外周血常规进行性下降，常规治疗后效果较差，考虑肿瘤所致可能性较大。既往有EB病毒感染病史，不除外EB病毒感染相关淋巴瘤，最终经骨髓穿刺确诊为ACC。考虑患儿肠梗阻与白血病肠道浸润致肠壁增厚水肿有关，经积极化疗后，患儿肠梗阻症状自行缓解，更证实临床推测诊断。白血病细胞浸润主要表现在淋巴系统、骨和关节，还有中枢神经系统、睾丸、皮肤、口腔、肺、心肌等部位，胃肠道浸润较少，且以肠道浸润致肠梗阻为首发症状者更少，临床易忽视。患儿外周血常规异常，提示临床医生行骨髓穿刺，最终确诊，但若疾病早期，患儿血常规未见明显异常时，临床诊治对于传统手段治疗效果差的患儿不仅要考虑多发病，也应考虑到少见病的可能，诊断不及时，甚至给予手术等有创治疗手段，可能导致病情加重甚至延误。所以对于有胃肠道症状同时伴有发热、轻度肝脾肿大、血常规异常时，应警惕有急性白血病肠道浸润的可能。

专家点评

本病例以急性不完全肠梗阻为首发症状就诊，就诊时血常规正常，但经传统手段治疗效果差，短时间内进行性全血细胞减少，乳酸脱氢酶显著升高，提示可能为血液系统疾病，考虑感染或肿瘤导致噬血细胞可能。既往有EB病毒感染病史，淋巴瘤不能除外。若为白血病髓外浸润，应尽快行骨髓检测进一步明确诊断。首次骨髓穿刺形态检查未见异常肿瘤细胞，可见噬血团块，但其他实验室检查不支持噬血细胞综合征诊断，免疫分型结果提示可见B淋巴母细胞表型的一群异常B淋巴细胞；FISH检测结果分析400个骨髓细胞中，仅见1%的 *ETV*6/*RUNX*1 基因位点融合的细胞，大于判断阈值0.85%；基因定量为 *TEL*/*AML*1 融合基因阳性，拷贝数19 980，最终确诊为ALL。给予标准方案化疗后，基因检测转阴，肠梗阻症状明显缓解，病情好转。

　　以肠梗阻为首发症状的ALL罕见。白血病多浸润肝脾、神经系统、口腔、皮肤和骨关节等，其机制复杂，受细胞因子调控，包括白血病细胞的趋化、黏附、迁移、基质浸润、异处生存及抗凋亡等多个环节。浸润主要引起胃肠黏膜糜烂、溃疡、出血等，浸润以间质为主，以固有层、黏膜下层及血管周围为著，部分病例累及肌层和浆膜层；浸润发生于固有层高于黏膜下层；浸润程度以黏膜下层及血管周围为重，白血病细胞呈散在或团片状分布。通常胃的浸润分为平板状增厚型、隆起型及弥漫性浸润型，而小肠及结肠浸润尚有息肉型。25%的患者在确诊为白血病时，胃肠道已有白血病浸润，但临床症状少见，其中以急性单核细胞白血病较多见，儿童ALL报道少，故临床以胃肠道症状为首发表现时很易误诊为其他胃肠道疾病而延误治疗。有研究报道认为9.7% ～ 11.5%的白血病有胃肠道出血；中山医科大学通过对155例白血病患者进行尸检，发现胃肠道浸润者达50%以上，病变可波及全消化道。

　　本文提示临床医生应注意，以不典型髓外浸润为首发表现的白血病可造成对儿童白血病的漏诊、误诊。以往报道以难治性咳嗽、腹泻、溃疡、关节痛、肌痛等为主要表现的髓外浸润白血病患者都有发生，以腹腔浸润为主的急性白血病案例较为罕见。对于不能以消化道疾病来解释的消化道症状体征，应进行血常规检查，发现异常及时进行骨髓检查助诊，对于不能明确诊断者应随诊观察；对于消化道出血患者应常规行内窥镜检查；对于不明原因腹水患者应尽早行腹水脱落细胞学检查，如发现有异常细胞，及时进行骨髓检查明确诊断。早期发现、积极正确治疗对患者至关重要。

参 考 文 献

[1] ZHANG SF，WANG HL，GUO BY，et al. The clinicopathologic changes of leukemic gas-trointestinal tractlesions［J］. Med J Chin PLA，1993：323-325.

[2] GUAN XM，AN XZ，YU，et al. Incidence of upper digestive tract inflammation in children with acute lymphoblastic leukemia at diagnosis［J］. International journal of clinical and exper-imental pathology，2018，11（7）.

[3] DIGILIO G，MULTARI G，WERNER B，et al. Intestinal obstruction at the onset of acute

lymphoblastic leukemia in a child ［J］. The American journal of pediatric hematology/oncology, 1990, 12（2）.

［4］ SHIGEO T, NAKAMURA N, KAZUO D. T-cell prolymphocytic leukemia with hemorrhagic gastrointestinal involvement and a new chromosomal abnormality ［J］. International journal of hematology, 2002, 75（3）.

病例15　多发型关节肿痛为首发症状的急性淋巴细胞白血病

案例分析

【入院前情况】　患儿，女，7岁。入院前3个月无明显诱因出现右膝关节肿痛，伴活动受限、伴低热，无其他伴随症状。查抗链"O"、类风湿因子均正常，血常规示轻度贫血，余两系正常，右膝关节MRI：少量积液（图15-1～图15-3），未予重视。1个月前出现游走性关节肿痛，先后累及双腕关节、双踝关节、双髋关节及双手掌指关节，关节局部肿痛，无破溃及颜色改变（图15-4），无皮疹，无晨僵。红细胞沉降率偏快，C反应蛋白显著增高（94.01mg/L），轻度贫血（107g/L），抗核抗体阴性。外院按幼年特发性关节炎－多关节炎型，给予非甾体抗炎药及镇痛治疗效果差。后患儿出现双手、双足水肿（图15-5）伴全身轻度骨痛，就诊我院。查体：T 38.3℃，P 121次/分，R 26次/分，神清，消瘦，抱入病房，行走困难，贫血貌，全身皮肤黏膜无出血点及皮疹，颈部可触及多个黄豆大小淋巴结，质软，无压痛，活动度可，咽稍充血，胸骨轻度压痛，心肺查体无阳性体征，腹软，肝肋下未及，脾肋下1cm，质软，无压痛，双手双足非凹陷性水肿，双手对称性掌指关节肿胀，有触痛，活动受限，无畸形，局部皮温不高，无颜色改变，双髋关节、右膝关节轻度肿胀，有压痛，活动受限，无肌肉萎缩，神经查体无阳性体征。

【分析】　7岁女童，以反复多关节肿痛起病，伴有低热，予非甾体抗炎药及镇痛治疗后效果差，逐渐出现全身骨痛，血常规提示轻度贫血。初步诊断：①急性白血病？②幼年型特发性关节炎（juvenile idiopathic arthritis，JIA）？应行相关检查确诊。

【入院后情况】　血常规：WBC 12.02×10⁹/L，N 1.61×10⁹/L，L 10.17×10⁹/L，Hb 75g/L，PLT 106×10⁹/L，CRP 110.09mg/L。生化基本正常；骨髓形态检查报告：淋巴细胞异常增生，原始及幼稚淋巴细胞共占89.5%，以原淋为主。免疫分型结果：异常细胞群体约占有核细胞的52.2%，考虑为ALL-B细胞型。融合基因筛查：未见常见的变异性融合基因。染色体为正常核型。

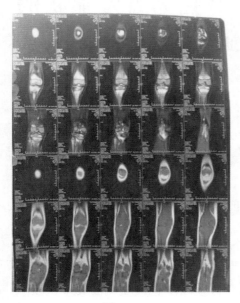 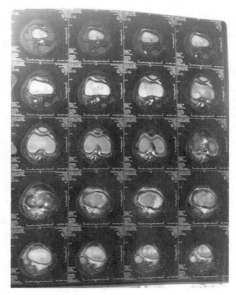

图 15-1   图 15-2

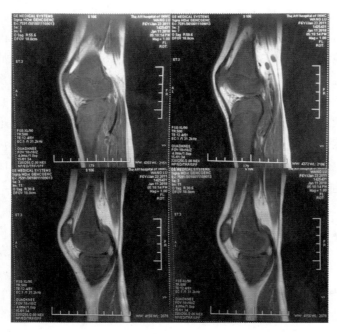

图 15-3

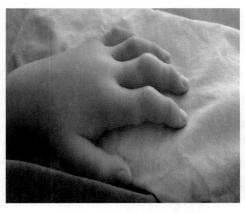

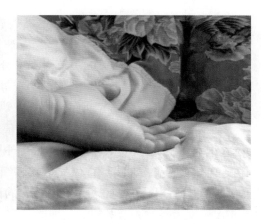

图 15-4　　　　　　　　　　　　　　　　　　　图 15-5

讨　论

儿童以游走性多关节肿痛起病，极易诊断为幼年型特发性关节炎（JIA）。按照JIA治疗后效果欠佳，经骨髓穿刺等明确诊断为：ALL-B细胞型幼年型特发性关节炎尤其是少关节炎型主要是以骨关节疼痛为主要表现，有的局限于某个大关节，也可表现为多关节疼痛、肿胀，甚至存在关节腔积液，临床上常常以此作为诊断该病的主要诊断标准。该病临床表现有发热、关节肿痛、轻度贫血，全身型还可有皮疹和肝、脾、淋巴结肿大，这些与急性白血病有相似之处，易导致误诊。白血病起病时血常规可以完全正常，部分患儿关节疼痛或骨痛较剧烈，对非甾体抗炎药反应差的患者，易误诊为类风湿性关节炎、反应性关节炎等。所以对于有不明原因的关节痛或关节炎，且对正规治疗反应差的患者，即使血常规正常，也应考虑到白血病的可能，应进行相关检查。

专家点评

幼年型特发关节炎（JIA）是儿童时期常见的结缔组织病。该病以慢性关节滑膜炎为主要特征，常伴随全身多脏器功能损坏，是导致小儿残疾和失明的主要疾病之一。国际风湿病学联盟根据发病后6个月内出现的症状体征将JIA分为七类：少关节型、RF阴性的多关节型、RF阳性的多关节型、全身型、银屑病性关节炎、与附着点炎症相关的关节炎和未分类的JIA。JIA无特异性诊断手段，诊断主要依靠于病史、临床表现和辅助检查等综合分析，主要表现为关节疼痛、活动受限、跛行、晨僵，关节外症状可有发热、皮疹、肝脾肿大、心脏受累、肾脏受累等。实验室检查项目也不具备确诊价值，可表现为红细胞沉降率增快、RF阳性、ANA阳性，血常规可见轻中度贫血，外周血白细胞总数和中性粒细胞增多，可伴类白血病反应。X线检查仅显示软组织肿胀，关节周围骨质疏松，关节附近呈现骨膜炎。所以该病例患儿初诊时JIA的诊断并不十分确定，试验性治疗效果差，当JIA表现为多发关节肿痛、贫血时确实需要与白血病相鉴别。

急性白血病也可有关节疼痛，关节疼痛也可以是其首发症状，尤其是早期白血病，常不伴有外周血三系细胞的明显变化。研究显示，在儿童急性白血病中，骨骼肌肉症状的发生率为22%，关节症状发生率为18.7%。这主要与白血病细胞异常增生导致骨髓腔内压力增高、骨质破坏、骨膜下出血、关节囊腔受白血病细胞浸润破坏或者免疫复合物诱导滑膜炎等有关，这部分患者可能会被误诊为JIA，既往也有许多类似的报道。但值得注意的是急性白血病的关节痛多数没有红、肿、热的表现。这一点与上述病例相同，该患儿主要表现为关节的肿痛，红热等关节炎性反应特征不明显。另外，白血病累及骨骼时X线主要表现为骨质疏松、灶性的骨质破坏、层状骨膜反应，而JIA的X线表现有明确的分期标准：Ⅰ期，X线片中可见关节周围软组织肿胀阴影，关节端骨质疏松；Ⅱ期，关节间隙因软骨的破坏变得狭窄；Ⅲ期，关节面出现虫蚀样破坏性改变；Ⅳ期，出现关节脱位和纤维性强直。所以，JIA患者的关节周围软组织肿胀和局部骨质疏松较白血病患者更常见，白血病患者中骨膜反应和粗糙的骨小梁较JIA更常见，甚至可出现特征性的干骺端透亮带。所以，我们可以通过临床ALL和JIA不同的临床特征和影像学表现相鉴别，尤其是对于JIA诊断不确定、治疗效果差的患儿应注意与急性白血病鉴别，减少误诊。

参 考 文 献

[1] MARTINI A, LOVELL DJ. Juvenile idiopathic arthritis: state of the art and future perspectives [J]. Annals of the Rheumatic Diseases, 2010, 69 (7).

[2] RICCIO I. Musculoskeletal problems in pediatric acute leukemia [J]. Journal of Pediatric Orthopaedics B, 2013, 22 (3): 264-269.

［3］CHAUHAN S. Acute undifferentiated leukaemia in adult presenting as arthritis ［J］. Singapore medical journal，2006，47（11）：1004-1005.

［4］FARHAD TAFAGHODI F，AGHIGHI Y，ROKNI YAZDI H，et al. Predictive plain X-ray findings in distinguishing early stage acute lymphoblastic leukemia from juvenile idiopathic arthritis ［J］. Clinical Rheumatology，2009，28（11）：1253-1258.

病例16 神经母细胞瘤治疗后继发急性髓系白血病

案例分析

【入院前情况】 患儿，男，7岁8月龄。因"反复上腹痛1个月"于2017年8月就诊，腹部B超（图16-1）可探及约128mm×101mm的不规则实质性包块，内部回声强弱不均，数枚大小不等的强回声光团相互融合，2017年8月14日行CT引导下（图16-2）腹膜后肿块穿刺活检术，病理结果为节细胞神经母细胞瘤（图16-3）。病程中患儿无发热，无鼻出血及皮肤出血，无四肢疼痛。患儿系第一胎第一产，孕34周顺产，出生体重1.6kg，人工喂养，有健康胞弟6岁。入院查体：T 37℃，P 105次/分，R 26次/分，BP 103/66mmHg。体重25kg，身高132cm，精神反应良好，面色红润，呼吸、心跳无异常。腹部膨隆，可触及约15cm×10cm包块，质硬，不可移动。

【分析】 本例患儿为7岁8个月男童，临床特点如下：①病程4周，起病急。②患儿以腹痛起病，腹部超声检查可探及回声不均的实质性包块。③CT证实病

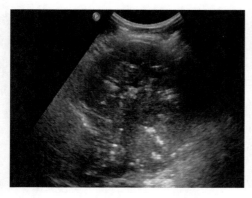

图16-1 B超提示包块大小约128mm×101mm

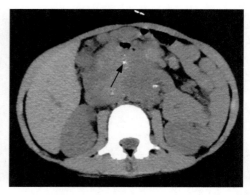

图16-2 CT可见脊柱前方巨大占位，其中可见钙化点

变为腹膜后占位，并进行病变活检行病理学检查。仔细询问病史，患儿无慢性病史。具体诊断与鉴别诊断应围绕腹膜后肿瘤展开。

【入院后情况】　血常规：WBC 6.3×10⁹/L，Hb 88g/L，PLT 172×10⁹/L。肝肾功能正常。血清神经元特异性烯醇化酶151ng/ml。腹部CT：腹膜后腰椎前方可见巨大软组织包块影，最大横截面约104mm×70mm，边界欠清，边缘可见多个小结节影，其内可见多发散在点状钙化影（图16-3）。膀胱后方可见多个软组织结节影，大者约30mm×18mm，考虑神经母细胞瘤可能。骨髓细胞形态学：可见成团异常细胞，呈菊花团样排列（图16-4A）。诊断意见：神经母细胞瘤髓转移可能。骨髓液免疫分型可见CD45negGD2＋CD56＋细胞。胸部CT、头颅MRI结果未见异常。结合病史及相关检查，患儿最终诊断为：节细胞神经母细胞瘤，参照"国际神经母细胞瘤分期系统"分期为Ⅳ期。

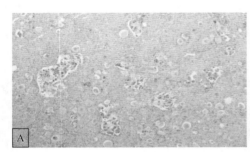
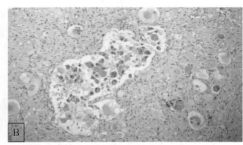

A：40×；B：100× HE染色

图16-3　腹腔肿块穿刺病理图片

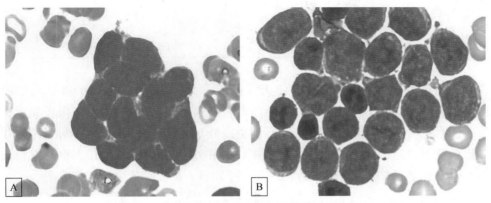

A：菊花团样排列细胞；B：原始粒细胞显著增多，瑞氏染色，100×

图16-4　骨髓细胞形态学

患儿在2017年8月24日开始化疗，化疗药物累积总量：环磷酰胺：22.4g/m²，托泊替康：24mg/m²，顺铂：800mg/m²，依托泊苷：2400mg/m²，表阿霉素：300mg/m²，长春地辛：16mg/m²。化疗4疗程后肿块较前明显缩小。于2017年12月5日普外科行肿块大部分切除术，术后病理提示神经母细胞瘤化疗后改变。术后化疗8疗程。多次复查血神经元特异性烯醇化酶逐渐下降至正常水平，末次化疗（2018年7月23日）影像学结果提示腹腔有小条索状肿块，考虑术后组织机化。患儿化疗后接受放疗以及自体造血干细胞移植。具体治疗方案见表16-1。

表16-1　高危（Ⅳ期）神经母细胞瘤治疗方案

疗程	方案	备注
1	CTX＋TOPO	环磷酰胺（CTX）：400mg/m² d1～5
2	CTX＋TOPO	托泊替康（TOPO）：1.2mg/m² d1～5
3	CDDP＋VP-16	顺铂（CDDP）：50mg/m² d1～4
4	CTX＋DOXO＋VDS	依托泊苷（VP-16）：200mg/m²
5	CDDP＋VP-16	环磷酰胺（CTX）：1.8g/m² d1～2
6	CTX＋DOXO＋VDS	阿霉素（DOXO）：25mg/m² d1～3
7	CTX＋TOPO	长春地辛（VDS）：1.34mg/m² d1～3
8	CDDP＋VP-16	
9	CTX＋DOXO＋VDS	
10	CTX＋TOPO	
11	CDDP＋VP-16	
12	CTX＋DOXO＋VDS	
	自体造血干细胞移植	
	全反式维甲酸＋放疗	160mg/m² d1～14共半年

2019年3月5日患儿因"发热3天"就诊，查血常规：CRP 26mg/L，白细胞16×10⁹/L，Hb 63g/L，PLT 75×10⁹/L。骨髓细胞形态学（图16-4B）报告提示诊断为急性髓系白血病（AML-M1）。骨髓免疫分型结果（图16-5）提示异常细胞伴有髓系抗原表达，未见CD81＋CD56＋GD2＋细胞，诊断为AML，患儿家长放弃进一步治疗，末次随访时间是2019年6月30日，患儿存活中。

【小结】　①患儿以腹痛起病，病程4周，起病急。②腹部超声检查可探及回声不均的实质性包块。③CT证实病变为腹膜后占位，并进行病变活检行病理学检查及骨髓检查。④结合病史及相关检查，患儿最终诊断为：神经母细胞瘤（neuroblastoma，NB），参照"国际神经母细胞瘤分期系统"分期为Ⅳ期，并规范化疗及自体干细胞移植。⑤治疗后18个月血常规检查异常，骨髓免疫分型等检查证实为急性髓系白血病。未发现原有腹膜后占位性病变。综合诊断为"神经母细胞瘤治疗后继发第二肿瘤–急性髓系白血病"。

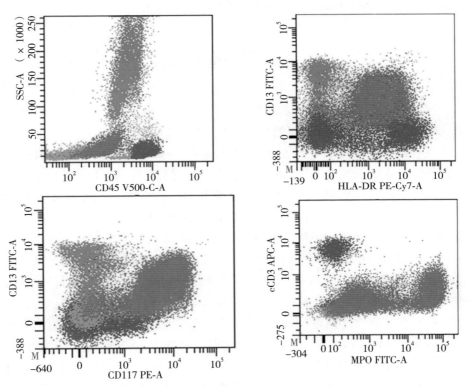

图16-5　骨髓免疫分型提示可见异常细胞群，高表达HLA-DR/CD13/117/33/ MPO

讨　　论

　　NB是从原始神经嵴细胞演化而来，交感神经链、肾上腺髓质是最常见的原发部位，也是腹膜后常见的肿瘤之一。不同年龄、肿瘤发生部位及不同的组织分化程度使其生物特性及临床表现有很大差异，部分可自然消退或转化成良性肿瘤，但另一部分患儿却又十分难治，预后不良。

　　该病例诊断明确，根据疾病分期选用化疗联合自体干细胞移植获得了很好的疗效。但停药后18个月发生了AML。

NB的治疗需要手术、化疗、放疗和免疫治疗的多模式治疗，具有显著的短期和长期毒性，4%～7%的NB患儿将发展为第二次恶性肿瘤，最常见的髓系相关恶性疾病，如MDS和AML。这可能与在NB治疗中放疗、大剂量化疗及烷化剂暴露有关，一旦继发MDS或AML，预后极差，在治疗后随访期应高度关注血细胞异常变化。NB治疗后发生继发髓系肿瘤的机制有待进一步地探索。

专家点评

神经母细胞瘤（NB）是儿童最常见的颅外恶性肿瘤，对于高危患者采用包括联合化疗为主的多模式治疗，尽管5年总体生存率有所提高（30%～40%），但也同时伴随着不同程度的毒副反应。继发性白血病（secondary leukemia，SL）或治疗相关性白血病是指继发于化疗或放疗、职业暴露及骨髓增生异常的白血病。有报道，化疗药物（烷化剂、拓扑异构酶Ⅱ抑制剂以及铂类）与SL显著相关。NB治疗后出现继发性白血病少见。此例Ⅳ期NB（骨髓转移）患儿，经过1年化疗后，在发病18个月后被诊断为AML。目前治疗相关白血病的发病率日益增多，但是与NB相关的病例极少。由于白血病的易感因素不包括神经母细胞瘤，且结合该患儿病史及治疗过程，考虑SL与既往联合化疗药物有关。研究表明，化疗药物的种类、累积剂量与继发白血病发病风险有关。作为联合用药的主要成分，环磷酰胺和依托泊苷在治疗高危NB时经常使用。有学者认为，烷化剂和鬼臼毒素类药物能够导致继发肿瘤（包括AML）。通常烷化剂导致AML较晚发生（在治疗后5～7年）。欧洲有研究发现，霍奇金淋巴瘤患儿在采用低累积剂量烷化剂治疗后，继发肿瘤发病率显著下降。通常认为烷化剂通过与DNA分子内鸟嘌呤碱基N7或腺嘌呤N3交联引起基因突变，导致染色体的长臂缺失，从而可激活癌基因 *Ras*，并使抑癌基因 *P53* 变异，从而促进继发白血病的发生。另外，除了与烷化剂累积剂量及种类有关（氮芥＞环磷酰胺），宿主因素也发挥一定的作用。与烷化剂不同，表鬼臼毒素相关的SL发生更早（2～3年），发病风险与化疗方案、累积剂量有关，但累积剂量阈值尚不能明确。有研究发现，依托泊苷的累积剂量越高，引起SL的风险越高。Ratain等在非小细胞肺癌患者研究中，发现依托泊苷中位累积剂量为$6795mg/m^2$比$3025mg/m^2$剂量更容易导致SL。除了累积剂量，药物使用频次也与继发白血病发生有关。Hijiya N报道，急性淋巴细胞白血病治疗中，表鬼臼毒素的给药频次更能增加SL的风险：与连续性给药（2周1次）相比，间歇性（每周1次或2次）给药风险明显升高。但不是所有研究都支持继发白血病风险呈现剂量依赖性。在本例治疗方案中，依托泊苷采用连续5天给药，其累积剂量达到2400mg/m^2，且同时联合烷化剂、铂类、蒽环类药物，这些联合用药均会增加SL风险。关于表鬼臼毒素容易引起继发白血病，可能通过与DN拓扑异构酶Ⅱ形成三联体，阻断连接酶活性，影响染色体的稳定性，导致染色体断裂或者易位，从而增加继发白血病风险。既往报道，NB继发白血病通常发生较晚，多在NB诊断后3～5年，且目前尚缺乏继发白血病的危险预测因子，只能通过后期定期随访，不规则监测血常规水平从而尽快早期诊断。该患儿的初始治疗应用了SL危险因素药物：大剂量的烷化剂和拓扑异构酶抑制剂。随着序贯清髓化疗以及干细胞移植纳入高风险NB的标准治疗中，会进一步强化剂量，因此，对于幸存者的密切随访将是至关重要的。

参 考 文 献

［1］NG A，TAYLOR GM，EDEN OB．Treatment-related leukaemia—a clinical and scientific challenge［J］．Cancer Treat Rev，2000，26（5）：377-391．

［2］SANDOVAL C，PUI CH，BOWMAN LC，et al．Secondary acute myeloid leukemia in children previously treated with alkylating agents，intercalating topoisomerase Ⅱ inhibitors，and irradiation［J］．J Clin Oncol．1993，11（6）：1039-1045．

［3］吴媛媛，黄琳，于芝颖，等．化疗药物致治疗相关性白血病94例临床特点及分析［J］．中国医院药学杂志，2016，36（7）：578-581．

［4］KUSHNER BH，CHEUNG NK，KRAMER K，et al．Neuroblastoma and treatment-related myelodysplasia/leukemia：the Memorial Sloan-Kettering experience and a literature review［J］．J Clin Oncol，1998，16（12）：3880-3889．

［5］HIJIYA N，NESS KK，RIBEIRO RC，et al．Acute leukemia as a secondary malignancy in children and adolescents：current findings and issues［J］．Cancer-Am Cancer Soc，2009，115（1）：23-35．

［6］DAVIES SM．Therapy-related leukemia associated with alkylating agents［J］．Med Pediatr Oncol，2001；36（5）：536-540．

［7］CIMINO G，PAPA G，TURA S，et al．Second primary cancer following Hodgkin's disease：updated results of an Italian multicentric study［J］．J Clin Oncol，1991，9（3）：432-437．

［8］SCHULZ E，KASHOFER K，HEITZER E，et al．Preexisting TP53 mutation in therapy-related acute myeloid leukemia［J］．Ann Hematol，2015，94（3）：527-529．

［9］LE DELEY MC，LEBLANC T，SHAMSALDIN A，et al．Risk of secondary leukemia after a solid tumor in childhood according to the dose of epipodophyllotoxins and anthracyclines：a case-control study by the Societe Francaise d'Oncologie Pediatrique［J］．J Clin Oncol，2003，

21（6）：1074-1081.

［10］RATAIN MJ，KAMINER LS，BITRAN JD，et al. Acute nonlymphocytic leukemia follow-ing etoposide and cisplatin combination chemotherapy for advanced non-small-cell carcinoma of the lung［J］. Blood，1987，70（5）：1412-1417.

［11］HIJIYA N，HUDSON MM，LENSING S，et al. Cumulative incidence of secondary neo-plasms as a first event after childhood acute lymphoblastic leukemia［J］. JAMA，2007，297（11）：1207-1215.

［12］SMITH MA，RUBINSTEIN L，ANDERSON JR，et al. Secondary leukemia or myelodys-plastic syndrome after treatment with epipodophyllotoxins［J］. J Clin Oncol，1999，17（2）：569-577.

［13］APPLEBAUM MA，VAKSMAN Z，LEE SM，et al. Neuroblastoma survivors are at in-creased risk for second malignancies：A report from the International Neuroblastoma Risk Group Project［J］. Eur J Cancer，2017，72：177-185.

［14］WHITTLE SB，PUNIA JN，LOPEZ-TERRADA D，et al. Therapy-related acute leukemia with mixed phenotype and novel t（1：6）（q25；p23）after treatment for high-risk neuroblas-toma［J］. J Pediatr Hematol Oncol，2017，39（8）：e486-e488.

病例17 急性淋巴细胞白血病患儿心脏移植后淋巴细胞增殖性疾病

案例分析

【入院前情况】 患儿，男，8岁。因"发现左侧耳后肿块1月余"入院。1月余前患儿左耳后出现一个约鸡蛋大小的肿块并进行性增大，伴持续疼痛，无发热、无盗汗等。在当地医院门诊抗感染治疗后疼痛明显缓解，但包块大小无改变，为求进一步诊治收入院。入院查体：T 36.5℃，P 92次/分，R 20次/分，BP 110/60mmHg，神志清楚，面容正常，全身皮肤无黄染、皮疹及出血点，颈部可触及多个肿大淋巴结，其中最大的包块位于左侧耳后，大小约6cm×5cm，质硬，边界不清，轻压痛。心肺听诊无异常。腹软，肝脾肋下未及肿大。既往史：6年前（2013年）在当地医院确诊为ALL并正规化疗（具体方案不详）。2018年5月于我院行心脏移植术，病理诊断扩张型心肌病，术后口服他克莫司等。个人史、家族史无特殊。

【分析】 患儿系ALL，曾因扩张型心肌病于我院心外科行心脏移植治疗。考虑患儿有器官移植病史，术后长期服用免疫抑制剂，存在淋巴细胞增殖性疾病的风险，于我科完善相关检查后转儿外科行颈部包块活检术以明确诊断。

【入院后情况】 入院后骨髓细胞学及免疫分型未见异常。EBV-DNA细胞内1.48E＋04copies/ml，细胞外4.19E＋03copies/ml。左耳后肿块活检结果提示EBV阳性的弥漫大B细胞淋巴瘤。患儿家属得知活检结果及治疗和预后后，放弃治疗出院。

【小结】 器官移植或造血干细胞移植术后并发恶性淋巴瘤的报道较为多见，但白血病并发严重心肌病罕见。为了解患儿扩心病是否与蒽环类药物使用有关，住院期间我们将患儿初诊时化疗期间的出院病例进行了总结，具体情况如下：患儿于2013年2月因"发现面色苍黄1月余"诊断为B-ALL（*TEL/AML1*基因阳性），无其他危险因素。随后在当地医院成人血液科化疗，先后给予VDLP×

2、CAM、HD-MTX×4、CAM及维持治疗。其中定期检测MRD均为阴性。因此，按CCCG-ALL 2015方案患儿为低危组。2015年1～9月因患儿MRD转阳（0.05%），再次给予VDLP×1、HD-MTX×4、CAM和VDLP×1化疗。以上VDLP化疗中，柔红霉素具体用法是连用三天，第一天40mg，第二天20mg，第三天20mg，按患儿当时体重计算出来的累计剂量为460mg/m²。患儿随后发现心脏功能不全且进行性加重，"胸闷乏力咳嗽伴水肿近3年，加重7月"，于2018年5月在心脏外科拟行心脏移植手术。患儿于2015年10月无明显诱因出现胸闷咳嗽，后出现下肢水肿、乏力，夜间不能卧，伴恶心呕吐，于当地省人民医院就诊，心脏B超提示"心脏扩大，心功能不全，二尖瓣三尖瓣轻度关闭不全，左室射血分数（LVEF）21%"（患儿家属口述，未见报告），诊断为扩张型心肌病，给予多巴胺、呋塞米、磷酸肌酸钠等药物治疗后症状稍好转，遂出院口服地高辛、卡托普利、美托洛尔、螺内酯、辅酶Q10等。出院后不久再次出现以上症状，再次入院治疗，如此反复住院治疗7～8次，直至2016年9月方好转，但体力较差，活动后易出现口唇发绀、面色苍白，定期于当地医院复查，自诉心脏B超LVEF最高恢复至35%。2017年9月患儿再次发病，当时LVEF 30%，随后症状进行性加重，内科治疗效果差，直至2018年4月当地医院考虑患儿"扩张型心肌病并全心衰竭，心功能4级"，建议心脏移植。入院查体：T 36.7℃，P 88次/分，R 20次/分，BP 102/67mmHg，神志清楚，面容正常，浅表淋巴结未及肿大。心率88次/分，心律无明显异常，心音低钝，未及明显杂音。腹部饱满，压痛反跳痛阴性，未及包块，肝脾肋下未及肿大。双下肢轻度水肿。既往史：患儿2013年2月诊断为ALL，2015年9月完成化疗。

入院完善相关检查，B型脑尿钠肽2613.3pg/ml，心脏B超提示全心增大，左、右室收缩功能测值明显减低，二尖瓣、三尖瓣中至重度关闭不全，肺动脉增宽伴肺动脉高压，下腔静脉及肝静脉增宽；LVEF几乎测不出。2018年5月23日行心脏移植术，送检左室心肌组织，结果提示符合扩张型心肌病。术后给予口服他克莫司等药物并定期随访直至出现左耳后包块。

讨　论

患儿心脏移植半年后出现耳后巨大包块，需首先考虑移植后淋巴细胞增殖性疾病（post transplant lymphoproliferative disorder，PTLD）。该病是实体器官或造血干细胞移植后的一种严重并发症，死亡率高。PTLD一般发生于移植后2～6个月，其机制绝大多数与EBV感染关系密切。该患者PLTD的确诊依据有：①颈部淋巴结肿大的临床表现；②外周血中EBV-DNA高载量；③组织病理学提示EBV阳性的弥漫大B细胞淋巴瘤。PLTD的治疗以免疫抑制剂减量联合利妥昔单抗为主，必要时可以进行抗病毒治疗，效果不佳时可考虑全身化疗，但国内外尚未报道较为公认的化疗方案。

患儿出现扩张型心肌病考虑与蒽环类药物心脏毒性密切相关。蒽环类药物心脏毒性分为急性、慢性和迟发性3种：①急性心脏毒性发生在柔红霉素治疗后或一个疗程结束后，较少见，多表现为心电图改变；②慢性心脏毒性发生在柔红霉素治疗结束后1年内，较常见，最具临床意义，主要表现为心肌病和充血性心力衰竭，存在剂量-效应关系；③迟发性心脏毒性发生在柔红霉素治疗结束1年后或几十年。该患者既往体健，无心脏病病史及相关家族史，因ALL化疗后出现胸闷、全身水肿、呼吸困难等心衰表现，心脏彩超、BNP及心脏组织活检结果均支持扩张型心肌病合并心力衰竭的诊断。患儿化疗结束后1年内出现心脏毒性，为柔红霉素慢性心脏毒性。

专家点评

柔红霉素是急性淋巴细胞白血病化疗中里程碑式的药物，其应用使ALL的治愈率明显提高，但心脏毒性也一定程度上限制了其临床应用。

1. 蒽环类药物心脏毒性的定义　蒽环类药物心脏毒性的主要临床表现可为胸闷、心悸、呼吸困难，心电图异常、心肌酶谱异常及LVEF下降，甚至出现严重的心力衰竭。Seidman等于2002年将抗肿瘤药物心脏毒性定义为具有下面一项或多项表现：①LVEF降低的心肌病，表现为整体功能降低或室间隔运动明显降低；②充血性心力衰竭（CHF）相关的症状；③CHF的体征如第3心音奔马律、心动过速；④LVEF较基线降低至少5%至绝对值小于55%，伴随CHF症状或体征；或LVEF降低至少10%至绝对值小于55%，未伴有症状或体征。显然，该标准以LVEF下降为基础，不包括临床上更为常见的没有LVEF异常的症状或实验室改变。随后，学者根据美国纽约心脏协会关于心脏状态的分类评估或不良事件评定标准进行心脏毒性分级的评定，不良反应包括临床症状体征、心电图、心脏B超及心肌酶谱的异常。根据程度不同分为5级，1级一般无症状且无须治疗，2～4级程度逐渐加重，5级为死亡［详见《蒽环类药物心脏毒性防治指南（2013年版）》］。

2. 蒽环类药物心脏毒性的高危因素 既往人们认为,蒽环类药物的毒性和剂量密切相关,柔红霉素总剂量小于300mg/m²是相对安全的。近年来也有低剂量蒽环类药物引起严重心力衰竭的报道,因此,它没有绝对的安全剂量。不同个体代谢蒽环类药物相关基因可能存在差异性而导致对药物的耐受性不同。目前国外已有研究聚焦在蒽环类药物代谢相关基因方面,加拿大药物基因组学药物安全网络指南推荐 *SLC28A3*、*UGT1A6* 基因检测,*UGT1A6* 基因 GT 型和 TT 型为高风险,*SLC28A3* 基因 GA 型和 AA 型为低风险。此外,与左室功能减低相关的基因还有 *CYP3A5*、*ABCC2*、*NQO1*、*SLC22A6* 等。不同种族人群基因多态性分布存在异常,中国人群中蒽环类药物相关基因的研究有待进一步探讨。

3. 蒽环类药物心脏毒性的监测及干预 正如我们在临床上观察到的一样,心脏毒性在大部分时期没有症状,因此,监测非常重要。目前心脏监测的指标有心电图、超声心电图、核素心室显影、心脏磁共振及心肌酶。对于心肌损伤的诊断,特别是LVEF为临界值时,磁共振检查结果是金标准,但可获得性不足,小龄患儿难执行。因此,临床上多采用超声心电图检测心脏毒性。St Jude儿童研究医院根据患儿初诊时年龄、是否接受放疗及蒽环类药物累积剂量,给完成化疗的儿童肿瘤存活者制定了定期监测心脏毒性的随访计划(表17-1),其目的是早期发现早期干预。目前对于减少蒽环类药物心脏毒性的干预策略有:增加心脏监测频率;充分评估其他心血管高危因素;使用药物前给予右丙亚胺;使用脂质体柔红霉素;减少药物泵速/持续泵入;选用蒽环类剂量较少的方案;使用心脏保护剂如辅酶Q10、ACEI等;可选择的情况下使用其他化疗药代替。特别需要血液科医生注意的是,预防性使用ACEI药物已在老年乳腺癌患者中被证实具有减少心脏毒性发生的作用。

表 17-1 儿童肿瘤存活者心脏B超随访计划表(St Jude儿童研究医院推荐)

治疗时年龄/岁	是否接受胸部放疗	蒽环类药物总剂量/(mg/m²)	建议检查频率
<1	是	任何剂量	每年
	否	<200	每2年1次
		≥200	每年1次
1~4	是	任何剂量	每年1次
	否	<100	每5年1次
		≥100,<300	每2年1次
		≥300	每5年1次

续 表

治疗时年龄/岁	是否接受胸部放疗	蒽环类药物总剂量/（mg/m²）	建议检查频率
≥5	是	<300	每2年1次
		≥300	每年1次
	否	<200	每5年1次
		≥200，<300	每2年1次
		≥300	每年1次

参 考 文 献

［1］HENRIKSEN PA. Anthracycline cardiotoxicity: an update on mechanisms, monitoring and prevention［J］. Heart, 2018, 104: 971-977.

［2］AMINKENG F, ROSS CJ, RASSEKH SR, et al. Recommendations for genetic testing to reduce the incidence of anthracycline-induced cardiotoxicity［J］. Br J Clin Pharmacol, 2016, 82（3）: 683-695.

［3］LEONG SL, CHAIYAKUNAPRUK N, LEE SW. Candidate gene association studies of anthracycline-induced cardiotoxicity: A systematic review and meta-analysis［J］. Sci Rep, 2017, 7（1）: 39.

［4］WITTAYANUKORN S, QIAN J, WESTRICK SC, et al. Prevention of trastuzumab and anthracycline-induced cardiotoxicity using angiotensin-converting enzyme inhibitors or β-blockers in older adults with breast cancer［J］. Am J Clin Oncol, 2018, 41（9）: 909-918.

病例18 伴特殊染色体核型的急性淋巴细胞白血病

案例分析

【入院前情况】 患儿，女，5岁8月龄。因发现"白细胞增多近半月，发热1天"于2017年3月16日入院。患儿本次就诊前半个月出现乏力，无其他伴随症状，查血常规：WBC $40\times10^9/L$，输液抗炎治疗6天，好转出院。1天前患儿出现发热，体温最高39.5℃，伴乏力，无寒战及惊厥，无头痛、头晕，无咳喘，再次就诊。查体：一般情况尚可，神志清，精神尚可，全身皮肤黏膜无出血点及瘀斑，颈部、腋窝、锁骨上及腹股沟可扪及明显肿大淋巴结，无粘连及明显触痛，呼吸平稳，咽充血，无疱疹，双肺呼吸音清，未闻及干、湿啰音；心音有力，律齐，未闻及杂音；腹软，肝肋下8cm，脾甲乙线9cm，甲丙线8cm，丁戊线3cm；神经系统病理征未引出。血常规：WBC $76.80\times10^9/L$，NEUT $16.68\times10^9/L$，L $23.61\times10^9/L$，Hb 104g/L，PLT $142\times10^9/L$。幼稚细胞60%。既往史及个人史无特殊。家族史：患儿父母身体健康，非近亲结婚，离异，母亲为其监护人并已再婚。

【分析】 入院后完善考虑白血病可能，进行MICM分型如下：骨髓细胞学检查示急性淋巴细胞白血病（ALL）。白血病MICM分型见表18-1、表18-2、表18-3。根据白血病MICM分型诊断为ALL-B细胞型，中危组。按CCLG-2008中危方案行诱导化疗。泼尼松反应良好。

【入院后情况】 诱导化疗第19天骨髓MRD：$<10^{-4}$；第33天骨髓MRD：$<10^{-4}$。第12周骨髓MRD：$<10^{-4}$，顺利完成中危的诱导、早期强化及巩固晚期强化化疗，于2018年4月30日进入维持化疗。

【小结】 根据MICM分型，结合病史诊断明确，规范治疗。于2019年3月24日维持化疗期间出现外周血白细胞异常增多，WBC：$30.06\times10^9/L$，原始细胞占33%。骨髓形态符合ALL，患儿疾病复发。家长拒绝在当地治疗，转院。再次完善白血病MICM分型（表18-1～表18-3）。并按ALL-2018诊疗规范的中危方案再诱导化疗。诱导方案为VDMP方案（米托蒽醌代替柔红霉素），诱导第33天骨髓MRD：＜10^{-4}；继续强化化疗，第12周骨髓MRD：＜10^{-4}。化疗过程基本顺利，进入巩固化疗以及大剂量氨甲蝶呤（HD-MTX）髓外预防。2019年9月27日，拟行第4次HD-MTX巩固化疗，化疗前外周血白细胞再次异常增多，WBC：21.36×10^9/L，可见3%原始细胞。复查骨髓细胞学检查：幼稚淋巴细胞占62%。再次建议家长行CAR-T或干细胞移植治疗。家长放弃继续治疗，自动出院。随访得知该患儿已经处于疾病晚期，舒缓治疗中。

表18-1　患儿3次免疫分型结果

免疫分型	初诊（71.7%） （2017年3月16日）	第1次复发（60.34%） （2019年3月24日）	第2次复发（39.45%） （2019年9月27日）
表达	CD19	CD19，CD38	CD19，CD38，CD58
部分表达	CD10，HLA-DR	CD10，CD34，CD58	CD10，CD34
少量表达	CD15	—	CD20
不表达	CD3，CD4，CD5，CD7，CD8，CD11b，CD13，CD14，CD16，CD20，CD33，CD34，CD56，CD64，CD117，sKappa，sLambda	CD13，CD33	CD5，CD13，CD117

注："—"表示未测。

表18-2　患儿3次分子生物学结果

FISH	初诊 （2017年3月16日）	第1次复发 （2019年3月24日）	第2次复发 （2019年9月27日）
TEL/AML1 融合基因	阴性	阴性	阴性
E2A 分离重排	阴性	阴性	阴性
BCR/ABL 融合基因	阴性	阴性	阴性
MLL 基因分离重排	阴性	阴性	阴性
ETV6-RUNX1	—	阴性	—
SIL/TAL1	—	阴性	—
MEF2D	—	阴性	—
ZNF384	—	阴性	—

续　表

FISH	初诊 （2017年3月16日）	第1次复发 （2019年3月24日）	第2次复发 （2019年9月27日）
IKZF	—	阴性	—
Ph样基因突变	—	阴性	—

注："—"表示未测。

表18-3　患儿3次细胞遗传学结果

染色体 核型分析	初诊 （2017年3月16日）	第1次复发 （2019年3月24日）	第2次复发 （2019年9月27日）
检验单位1	46，XX，t（2；13）（q11；p11）［14］/46，XX［6］	46，XX［6］	47，XX，t（2；13）（q11；p11），+13，del（17）（p12）［11］/47，idem，+1，der（1；22）（q10；q10）［2］/47，idem，add（21）（p13）［1］/46，XX［6］
检验单位2	—	47，XX，+mar［3］/46，XX［15］	47，XX，+15［3］/47，idem，t（1；7）（p34.1；q22），add（5）（q31）［2］/46，XX［15］

注："—"表示未测。

讨　论

根据白血病MICM分型，该患儿明确诊断为ALL。儿童ALL的治疗效果不断提高，5年无事件生存率可达到80%以上，但仍有部分患儿复发，并且复发后疗效不佳、预后较差，成为ALL治疗难题。对于复发的ALL，通过高强度联合化疗以及异基因造血干细胞移植治疗，约85%的患者能获得二次缓解，但部分患者会出现再次复发，仅30%～50% ALL复发的患者可以被治愈。目前尚无统一的复发后治疗方案。有报道，儿童复发ALL诱导缓解使用VDMP，可取得较好疗效，与该患儿复发后使用VDMP诱导化疗达到完全缓解一致。

该患儿初诊时存在罕见的染色体核型t（2；13）（q11；p11）易位，并且第2次复发时染色体核型分析发现仍然存在该易位。该患儿化疗后较易缓解但易复发的特点，提示t（2；13）（q11；p11）易位可能是该ALL患儿复发的一个因素。目前未检索到该核型与儿童ALL预后关系的报道。但有报道染色体t（2；13）（p13；q34）与t（2；13）（q35；q14）易位分别见于神经鞘瘤与横纹肌肉瘤，该核型与ALL的关系仍需更多的临床资料及实验室检查验证。遗憾的是缺失患儿各阶段的血和骨髓生物样本，无法做进一步的研究。

专 家 点 评

该患儿ALL-B细胞型诊断明确，初诊除白细胞增多外，未发现其他中高危因素。按中危方案，诱导化疗缓解，复发后诱导化疗仍缓解，但短期内两次复发。提示白血病细胞对化疗药物敏感且容易耐药。染色体核型分析发现初诊和第2次复发时均有罕见的t（2；13）（q11；p11）易位，不排除此易位为复发高危因素，但检索文献未得到证实。此染色体易位与其他肿瘤发病相关，是否存在潜在的未知因素，值得探讨。

参 考 文 献

［1］TALLEN G，RATEI R，MANN G，et al．Long-term outcome in children with relapsed acute lymphoblastic leukemia after time-point and site-of-relapse stratification and intensified short-course multidrug chemotherapy：results of trial ALL-REZ BFM 90［J］．J Clin Oncol，2010，28（14）：2339-2347.

［2］PULSIPHER MA，PETERS C，PUI CH．High-risk pediatric acute lymphoblastic leukemia：to transplant or not to transplant［J］．Biol Blood Marrow Transplant，2011，17（1 Suppl）：S137-S148.

［3］SUN W，ORGEL E，MALVAR J，et al．Treatment-related adverse events associated with a modified UK ALLR3 induction chemotherapy backbone for childhood relapsed/refractory acute lymphoblastic leukemia．Pediatr Blood Cancer，2016，63（11）：1943-1948.

病例19　肺脏朗格汉斯细胞组织细胞增生症伴反复自发性气胸

案例分析

【入院前情况】　患儿，女，3岁7月龄。因"咳嗽、喘憋7天，加重2小时"入外科诊治。患儿于入院前7天因"咳嗽、喘憋"就诊于当地诊所，给予抗炎治疗7天（具体药物及剂量不详），症状无好转。2小时前喘憋加重，转至当地医院就诊，行胸部正位片：右肺下野局部透光度增强。双肺纹理紊乱、模糊，两肺野广泛伴有絮片状、斑片状及条索状模糊影，肺门影较乱，纵隔左缘、左侧隔面稍模糊，心影大小及外形可，右隔面欠光滑，两侧肋隔角锐利。右侧肺内见管状影、右侧胸壁、后胸壁、腋下及锁骨上软组织内见多发透亮影。影像学诊断：双肺多发渗出性病变，考虑局部肺间质性改变；右肺局部透光度增强，气胸？右侧胸壁多发皮下气肿（2018年3月7日），给予胸腔闭式引流治疗，症状较前好转。个人史：生后有被动吸烟史（父亲、祖父），既往健康，无慢性咳嗽、反复呼吸道感染病史。祖父有气胸病史（具体不详）。本次就诊时体格检查：T 37.0℃，P 100次/分，R 40次/分，W 15.0kg，BP 90/60mmHg，神志清楚，精神反应可，自主体位，呼吸急促，全身未见皮疹，浅表淋巴结未触及肿大。右侧胸廓略饱满，三凹征阳性，左侧呼吸动度增强，右侧减弱，右侧肋间隙稍增宽，未闻及胸膜摩擦音。右侧腋后线6、7肋间可见胸腔闭式引流管，引流通畅。右侧胸壁、后胸壁、腋下及锁骨上多部位可触及捻发感。心率100次/分，律齐，心音有力。肝脏、脾脏未触及。

【分析】　女性患儿，3岁7月龄，病程短，发病急，以"咳嗽、喘憋及气胸"发病，病程中无发热，无皮疹，无关节肿痛，既往无特殊病史。查体：可见胸腔闭式引流下，呼吸促，伴皮下气肿，浅表淋巴结未触及肿大，肝脾无肿大。胸部正位片提示右气胸、纵隔疝。这是不明原因的单纯以气胸为表现的病例。患儿入院后出现反复发热，查血常规：WBC $8.8×10^9$/L，Hb 128g/L，PLT $314×10^9$/L，肝功能正常，病原学检查RSV-IgM（＋），MP、CP、PIV、LP-IgM均阴性，血气分析提示通气过度。HIV抗体阴性、T淋巴亚群正常，免疫球蛋白：IgM 1.51g/L（0.44～1.4g/L），IgG、IgA正常；G、GM试验均阴性；PPD实验阴性；血培养、痰培养阴性；NSE、AFP、CEA均阴性；抗核抗体阴性。肺部CT提示双肺多发囊性病变及间质性改变，右侧液气胸及压缩性肺不张，纵隔及皮下气肿。患儿入院后行持续胸腔闭式引流，因病情重，未行肺功能检测。

【入院后情况】　入院后检查，提示患儿仅有双肺多发囊性病变及间质性改变，无其他脏器受累证据，经多学科室会诊排除感染，尤其是结核和真菌、结缔组织疾病等，血液科会诊考虑肺朗格汉斯细胞组织细胞增生症不除外。进一步行头颅及垂体MRI检查，未见异常，四肢骨平片未见骨损，超声检查肝脾无肿大，骨髓细胞学检查未见异常病理细胞。建议尽早行肺组织活检术，取病理明确病因。因患儿出现气喘加重，伴胸闷及憋气，皮下气肿范围较前增大，波及颌面部及背部，给予更换胸腔引流管后呼吸逐渐平稳。征得家长同意后全麻下行胸腔镜探查＋右肺组织活检术。术中见右肺表面凹凸不平，可见大小不等的透亮囊泡弥漫分布，肺组织颜色暗红。肺组织病理结果：（右肺上叶、下叶活检）送检为肺组织及脏层胸膜组织，肺泡内及肺泡间隔、脏层胸膜内均查见灶状分布的朗格汉斯细胞组织细胞，免疫组化：CD1α＋，CD2＋，CD3－，CD4＋，CD5－，CD7－，CD8－，CD10－，CD99－，CD34－，CD43＋，CD20－，PAX-5－，TDT－，C-MYC＋10%，bcl-2－，S-100＋，TIA-1－，GRB－，Langerin＋，MPO－，CD68＋，Ki-67＋约30%。结合免疫组化标记考虑肺朗格汉斯细胞组织细胞增生症。

【小结】　结合患儿肺部影像及病理结果，目前"肺朗格汉斯细胞组织细胞增生症"诊断明确，全身评估除肺损伤外，无其他脏器受累，入Group3，低危组，按照SCMC-LCH-2018治疗方案，给予一线初始治疗，即长春新碱1.5mg/m^2，d1、d8、d15、d22、d29、d35＋泼尼松40mg/m^2×4w，2周逐渐减停，6周评估病情根据治疗反应指导下一步的化疗方案。化疗后患儿未见明显不良反应。在6周治疗中因患儿仍有反复气胸发作，需要更换胸腔引流管及调整引流瓶。治疗6周后评估病情，患儿未见新发病灶，肺CT略有好转，自发气胸的间隔时间似有延长，评估患儿病情为中间反应，建议继续化疗6周，长春新碱1.5mg/m^2，q3w＋泼尼松40mg/m^2，d1～5，q3w，共6周，第13周再评估病情。患儿气胸发生次数减少，肺功能正常，复查影像有所好转，但仍有气胸发生，拟给予靶向药物治疗，但患儿组织病理BRAF基因阴性，故进入维持治疗。治疗6个月评估影像好转，肺功能正常，仅发生气胸1次，建议口服达拉菲尼25mg bid。1年时评估未再有气胸发生，可慢跑，肺功能正常，影像明显好转，停化疗。目前停化疗6个月，未再有气胸发生，可短程快跑，肺功能正常，仍口服达拉菲尼（治疗3个月、6个月、12个月及停化疗后3个月、6个月评估影像见图19-1～图19-5）。

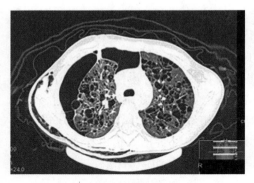

图19-1　治疗3个月肺部CT

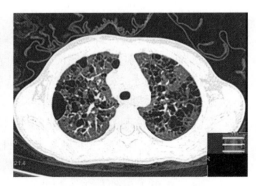

图19-2　治疗6个月肺部CT

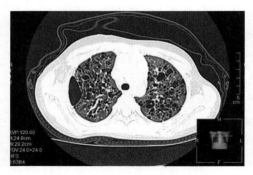

图19-3　治疗12个月肺部CT

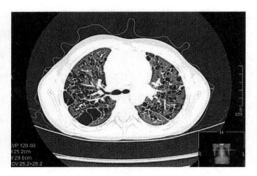

图19-4　治疗15个月及停化疗3个月肺部CT

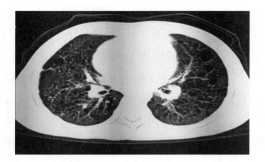

图19-5　治疗18个月及停化疗6个月肺部CT

讨　论

　　本例患儿是以反复咳嗽、喘憋伴气胸发病，肺部CT（图19-6）提示双肺多发渗出性病变，右侧气胸，胸壁多发皮下气肿，全身评估未见其他病灶，排除感染性疾病、结缔组织疾病及其他肿瘤性疾病后，经肺组织活检最后诊断为朗格汉斯细胞组织细胞增生症（病理结果见图19-7a，图19-7b）。

　　朗格汉斯细胞组织细胞增生症（Langerhans cell histiocytosis，LCH）可为单系统受累（SS-LCH），也可为多系统受累（MS-LCH）。其中最常见的是骨损害，其次是皮肤、肝脾及垂体，肺受累的LCH也被称为肺脏朗格汉斯细胞组织细胞增生症（pulmonary Langerhans cell histiocytosis，PLCH），占LCH的7%～26%。肺受累的LCH分为两类：一类肺受累为全身多系统病变表现之一，为常见类型；另一类为单独肺部受累，此类多见于成年吸烟者，儿童很少见。确诊依赖肺活检。

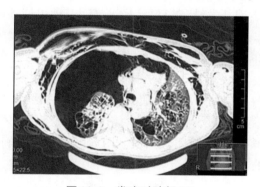

图19-6　发病时肺部CT

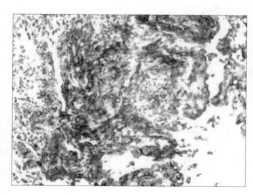

图19-7a　CD1α＋

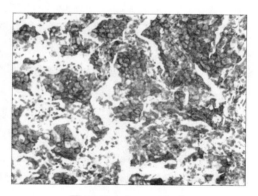

图19-7b　Langerin＋

PLCH的临床表现：1/3病人发现时没有症状，2/3出现急性亚急性发作性咳嗽，运动后呼吸困难，疲劳，10%～20%的患者由于胸膜下囊腔破裂导致自发性气胸为首发症状，或以反复发作的气胸为主要表现；63%患者气胸不只发生一次，同侧气胸复发率约为56%，若两侧同时发生气胸是致命的。其病理生理机制是朗格汉斯细胞在支气管及细支气管内皮上快速增殖，形成附着于小气道的肉芽肿，阻塞气道，进一步形成囊腔，最终形成大小不一、形状不规则、壁厚不均的囊性病变。

PLCH的肺CT表现多样，其表现不同，与患儿疾病进展程度不同有关，典型表现为肺部结节或囊泡。早期：多表现为实性小结节或网点状致密影。结节是弥漫的，双侧对称的，常边缘模糊，可散发可大量，直径0.5～10.0mm不等。中期：可见囊泡样改变，囊泡可与结节并存，也可单独存在，直径多小于10mm，也可融合至20～30mm，可为圆形或椭圆形，也可形态不规则，可为薄壁的，也可厚壁或壁厚不均，囊泡破裂可出现气胸或纵隔气肿。晚期：囊泡及残存肺实质随着时间的进展发展为肺纤维化，最终导致粗糙的条索状影或蜂窝状改变。在后期囊泡的基础上如出现新发结节提示疾病进展。其他可能伴随的肺CT表现还包括气胸、纵隔气肿、胸膜反应、叶间裂增厚。纵隔淋巴结肿大及胸腔积液少见。气胸是肺受累LCH的并发症之一，也可能是首发症状，是由胸膜周围的囊泡破裂引起的，见于10%～20%患者。气胸可能反复多次出现，可为单侧或双侧，双侧及大量气胸需要外科紧急处理。少数患儿由于肺间质的气漏可引起纵隔气肿。本例自发性气胸患儿起病隐匿，首诊即发现单侧气胸及双肺多发囊泡及蜂窝改变，此后反复气胸，并多次行胸腔闭式引流。因此，对于无明确病因出现气胸的患儿，需注意肺受累的LCH可能。

PLCH的鉴别诊断其实是与弥漫性囊泡性肺疾病鉴别。弥漫性囊泡性肺疾病是一类少见疾病，影像学以肺实质内弥漫出现多个囊腔病变为特征性表现。病因多种多样，包括广泛的病理生理学机制，某些系统性或遗传性疾病引起的肺囊性病变患者可伴有肺外组织器官的异常表现。临床表现无特异性，慢性咳嗽和/或气促等，部分患者以复发性气胸为特异的临床表现，少数患者因常规胸部CT或分辨率CT（HRCT）检查发现。

弥漫性囊泡性肺疾病的鉴别诊断如下。

1. 感染性疾病　卡氏肺孢子菌感染，该病多见于免疫功能缺陷、早产儿、化疗、移植患者，典型CT是两肺弥漫或局限磨玻璃样密度影，可逐渐演变为厚壁或薄壁的囊状阴影，也可形成较大的胸膜下囊状阴影，最终进展为肺纤维化。

2. 先天性肺囊性病变　①分类，支气管源性囊肿（bronchogenic syst，BC）；

先天性大叶性肺气肿（congenital lobaremphysena，CLE）；肺隔离症（bronchopulmonary sequestration，PS）；先天性肺囊腺瘤样畸形（congenital cystic adenomatoid malformation，CCAM）。②临床表现无特异性。③影像学提示一般单发或多发囊肿性改变为多见，主要累及双肺下叶，囊肿可为气性、液性及气液混合性，也可表现为肺部高密度影，较大的囊肿可压迫周围气管、纵隔等正常组织，导致受压部位移位。其中CCAM小囊型可表现为多发蜂窝状小囊样改变，以薄壁的含气囊腔占多数，大小相近，伴发感染时出现囊壁增厚。

3. 结缔组织相关性肺疾病（干燥综合征）。

4. 淋巴细胞增殖性疾病-淋巴细胞性间质性肺炎　局限肺的良性淋巴细胞增殖性疾病。见于早产儿、继发于自身免疫系统疾病、HIV、EBV感染后免疫缺陷者。起病缓慢，进行性发展，表现为咳嗽、呼吸困难、体重下降等非特异症状，外周血常规以淋巴细胞、嗜酸性粒细胞增多为主，免疫球蛋白增高，以IgM为主，少数可伴有低丙种球蛋白血症。X线：双肺纹理增多、网格状阴影，肺内明显成羽毛状，晚期肺间质纤维化，呈蜂窝状。CT典型：小结节影及毛玻璃状影，也可出现沿支气管血管束周围间质散在分布的大小不等、薄壁囊腔样改变。

PLCH的诊断：肺组织活检是确诊依据，病变组织找到LCs以及CD1a和/或Langerin（CD207）染色阳性可以诊断。

PLCH的治疗：LCH的治疗策略是基于危险度分组的分层治疗。LCH的危险度分组取决于起病时器官受累的程度以及部位。目前国际组织细胞协会对LCH器官受累及临床分型已经做了明确的规定，并已成为各种临床研究共同遵循的分层治疗的基础。在LCH-Ⅲ中，肺仍是危险器官，指CT证实或肺组织病理证实有改变。由于临床研究结果不提示肺受累具有预后价值，即将开始的国际组织细胞协会LCH-Ⅳ方案中，肺不列为危险器官。单系统肺受累的病人可以进入Group3组（单系统多病灶和局限特殊部位累及）治疗，药物为长春新碱＋泼尼松，LCH-Ⅲ中Group3的总疗程为6个月。新方案延迟维持治疗时间，可以提高远期无病缓解率，该患儿半年时仍有一次气胸发生，故延长化疗时间至12个月。

靶向药物：目前针对BRAF基因（50%～70%儿童LCH具有BRAF基因突变）的靶向治疗也正在临床研究中，该患儿该基因为阴性，但由于家长的迫切心情，尝试性口服达拉菲尼，目前仍在服用中，无不良反应发生。靶向药物的应用是否对气胸及PLCH预后有影响仍在研究中。

并发症气胸的处理：反复气胸则可行胸膜固定术，由于复发率高，胸膜固定术应在气胸发作的第一次后实施，而不是反复发作后。

预后：单纯PLCH预后良好，早期积极治疗后病灶可吸收，特别是成人患者戒烟后病灶可自行缓解。随访发现，若在晚期囊腔的基础上出现新发结节提示疾病进展，即活动性疾病，双肺出现广泛的囊性变和蜂窝样变，且肺功能明显下降，常常代表肺纤维化终末期表现，往往导致不可逆的呼吸衰竭，死亡率高，预后差，晚期只有通过肺移植延长生命。

专家点评

朗格汉斯细胞组织细胞增生症（LCH），是一组以朗格汉斯细胞（Langerhans cells，LCs）克隆性增生和聚集为特点的疾患。多见于儿童，每年发病率是3/1 000 000 ～ 5/1 000 000。该病临床表现差异大，轻者仅累及皮肤，重者累及多器官并造成重要脏器功能损害。后者预后较差，未经治疗者病死率高达92.1%。

临床表现是诊断LCH的基础，病变组织活检进行组织学和免疫组化检查是确诊方法。LCH的临床表现取决于病变累及部位。骨病变多表现为骨痛、肿胀或病理性骨折。皮肤LCH多表现为经久不愈的湿疹样皮疹或外耳道渗液（多见于婴儿）。以中枢性尿崩症起病的患儿提示脑垂体受累，多表现烦渴和多尿。肺LCH可表现为咳嗽、呼吸困难，严重者出现气急（如进展为气胸），本例患儿符合上述表现。此外，还可以有全身症状，如乏力、发热和体重减轻。确诊关键是病变组织找到LCs以及CD1a和/或Langerin（CD207）染色阳性。对于骨质破坏病例，选取骨质破坏中心进行部分剜除术，不但可以获得足够的组织进行病理组织诊断，而且还有利于骨质的修复过程。

现今LCH的治疗策略是基于危险度分组的分层治疗。LCH的危险度分组取决于起病时器官受累的程度和部位。目前，国际组织细胞协会对LCH器官受累及临床分型已经做了明确的规定，并已成为各种临床研究共同遵循的分层治疗的基础。与以往不同的是：①即将开始的国际组织细胞协会LCH-IV方案中，肺不再作为LCH的危险器官；②表现为构音障碍、共济失调、认知缺陷的神经退行性LCH被列为一种特殊类型的LCH，不再作为单系统LCH-中枢神经系统一类。其预后较差。

近年来国际上治疗LCH的主流药物仍然是长春碱联合泼尼松，其他包括6巯嘌呤、氨甲蝶呤和足叶乙苷。最新的LCH-III研究结果显示，没有危险器官受累的多系统LCH患者的5年总体生存率（overall survival rata，OSR）已达100%，而具有危险器官受累的多系统LCH高危组患者OSR也已至84%。LCH-III方案中疗效评价和疾病状态评估的具体定义有明确的规定。具体分为3组，1组（多系统受累，包含一个或多个高危器官，如血液系统/肝/脾/肺）、2组（多系统累及但不伴有高危器官累及）和3组（单系统多病灶和局限特殊部位累及，如中枢神经系统危险损害或椎骨破坏伴椎管内软组织扩散）。1组和2组的总疗程为12个月；3组的总疗程为6个月。复发或难治LCH的治疗初治LCH经1～2个诱导疗程后疾病仍进展（progression）或出现再发（reactivation）即为复发或难治。LCH患者在初次治疗失败后应尽快制订新的治疗方案，但截至目前，仍没有标准的二线或挽救方案。LCH-S-98方案结果显示，采用克拉曲滨（具有抑制细胞增殖和免疫调节作用）单药治疗，复发时无危险器官受累和有危险器官受累患者的2年OSR分别为97%和48%（$P < 0.0001$）。由此得出，危险器官是否受累也是复发或难治LCH患者的最主要预后因素，对于复发时有危险器官受累的复发或难治LCH需要用更为强烈的挽救方案或是造血干细胞移植。故在之后的LCH-S-2005方案中（仍在募集病人中），对复发或难治患者采用克拉曲滨联合大剂量阿糖胞苷的治疗。近年，针对 *BRAF* 基因（50%～70%儿童LCH具有 *BRAF* 基因突变）的靶向治疗也正在临床研究中，但到目前为止，靶向治疗尚未取得预期疗效。

近年来在临床研究的指导下，LCH的诊治已经有了很大的进步。根据LCH的临床分型进行分层治疗，疗效满意，不良反应及治疗相关并发症少，但对有危险脏器累及、复发或难治性患者，病死率可达20%。这部分患者的治疗，是未来临床研究要解决的主要难题。

参 考 文 献

[1] MINKOV M. Multisystem Langerhans cell histiocytosis in children: current treatment and future directions [J]. Paediatr Drugs, 2011, 13: 75-86.

[2] HAUPT R, MINKOV M, ASTIGARRAGA I, et al. Langerhans cellhistiocytosis (LCH): guidelines for diagnosis, clinical work-up, andtreatment for patients till the age of 18 years [J]. Pediatr Blood Cancer, 2013, 60: 175-184.

[3] GUYOT-GOUBIN A, DONADIEU J, BARKAOUI M, et al. Descriptiveepidemiology of childhood Langerhans cell histiocytosis in france, 2000-2004 [J]. Pediatr Blood Cancer, 2008, 51: 71-75.

[4] JAFFE R. The diagnostic histopathology of Langerhans cellhistiocytosis. In: Weitzman S, Egeler RM, editors. Histiocyticdisorders of children and adults [J]. Cambridge University Press, 2005: 14-39.

[5] VALLADEAU J, RAVEL O, DEZUTTER-DAMBUVANT C, et al. Langerin, anovel C-type lectin specific to Langerhans cells, is endocytic receptorthat induces the formation of Birbeck granules [J]. Immunity, 2000, 12: 71-81.

［6］VAISEBUH SR，BRYCESON YT，ALLEN CE，et al. Updates on histiocytic disorders［J］. Pediatr Blood Cancer，2014，61：1329-1335.

［7］WEITZMAN S，BRAIER J，DONADIEU J，et al. 2-Chlorodeoxyadenosine（2-CdA）as Salvage Therapy for Langerhans cell histiocytosis（LCH），Results of the LCH-S-98 Protocol of the Histiocyte Society［J］. Pediatr Blood Cancer，2009，53（7）：1271-1276.

［8］BEMARD F，THOMAS C，BERTRAND Y，et al. Multi-centre pilot study of 2-chlorode-oxyadenosine and cytosine arabinoside combined chemotherapy inrefractory Langerhans cell histiocytosis with haematologycaldysfunction［J］. Eur J Cancer，2005，41（17）：2682-2689.

［9］高怡瑾. 朗格汉斯细胞组织细胞增生症现代临床研究进展［J］. 中国小儿血液与肿瘤杂志，2014，19（5）：225-229.

病例20 霍奇金淋巴瘤伴发噬血细胞综合征

案例分析

【入院前情况】 患儿，男，12岁。因"反复发热3月余"于2012年8月15日首次入青岛某医院血液儿科。入院前3月无明显诱因出现发热，每日发热1～2次，热峰高达39℃以上，无畏寒、寒战，体温上升时头晕，无头痛，伴阵发性非痉挛性咳嗽，无痰及喘憋，无皮疹，无呕泻腹痛及皮肤黄染、无关节肿痛。本次就诊前3个月（2012年5月20日）入住当地医院，当时查体无肝脾淋巴结肿大，血常规：WBC $3.58×10^9$/L，ANC $1.95×10^9$/L，RBC $3.7×10^{12}$/L，PLT $137×10^9$/L，CRP 256mg/L；血涂片未见幼稚细胞；血生化：GPT 153IU/L，GOT 173IU/L，Alb 25.7g/L，Glu 6.64mmol/L，Na 127mmol/L；抗EB病毒抗体及DNA、Torch、巨细胞病毒IgG、肺炎支原体、肝炎抗体、肥达氏试验均阴性；自身抗体、类风湿因子阴性、抗O：355g/L；腹部B超：脾大，脾内多发低回声结节（最大者约0.8cm×0.7cm），性质待定；胸部CT示纵隔淋巴结肿大、脾大；腹部CT平扫示脂肪肝、双肾轻度积水；先后予哌拉西林他唑巴坦、头孢美唑、美罗培南、阿奇霉素、利巴韦林、更昔洛韦等抗感染及保肝治疗。抗感染治疗3天后体温下降至正常，咳嗽好转，复查肝功较前好转，CRP小于8mg/L；ESR 45mm/h。

间隔13天后患儿再次出现高热，热峰达39℃，表现同前，查体示脾脏肋下1.5cm；血常规：WBC $1.5×10^9$/L，ANC $0.73×10^9$/L，Hb 83g/L，PLT $137×10^9$/L；血凝常规：Fib 3.44g/L；淋巴细胞亚群：CD3-/CD16＋CD56＋13.2%（14.91±4.87%）；铁蛋白：大于2000ng/ml；血脂分析：TG 1.87mmol/L；骨髓细胞学检查：粒系增生良好，比值大致正常，部分细胞颗粒粗大，红系增生良好，比值形态大致正常，单核-巨噬细胞系增生活跃，细胞质丰富，吞噬红细胞可见，全片见巨核细胞986个，PLT多见；诊断为"噬血细胞综合征"。给予甲泼尼龙10mg/（kg·d）治疗2天后体温降至正常，继续给予HLH-2004方案治疗，其间行CT平扫示双肺未见明显异常，肝实质密度减低，考虑脂肪肝，腹部B超未见明显异常；T淋巴细胞亚群示自然杀伤细胞降低4.7%，活化T细胞升高8%；穿孔素基因突变：*Exon*2未发现突变，*Exon*3发现点突变：c900C＞T，不影响氨基酸改变。激素减量过程中第三次发热，体温可达40℃以上，予哌拉西林他唑巴坦、头孢西丁、美罗培南等抗感染，间断使用地塞米松、甲泼尼龙治疗，疗效欠佳。复查血常规：WBC 4.16×10⁹/L，ANC 2.28×10⁹/L，Hb 97g/L，PLT 140×10⁹/L；血脂分析无异常；铁蛋白：1362ng/ml；血凝常规：APTT 52s，Fib 5.891g/L；骨髓细胞学检查：粒系增生良好，比值形态大致正常，红系增生减低，比值形态大致正常，单核样组织细胞易见，细胞质丰富，可见吞噬红细胞、血小板的吞噬细胞，全片见巨核细胞28个，PLT多见。既往体健，无阳性家族史。入院时查体：库欣貌，皮肤无黄染、无皮疹，肝脾淋巴结未及肿大，手指末端色素沉着。

【分析】 患儿，男，起病急，病程迁延，以反复高热、血常规中两系受累、肝功能异常、骨髓存在吞噬现象为主。根据上述特征，我们初步考虑为：噬血细胞综合征。针对初步诊断，进行了相关检查。

【入院后情况】 入院后复查血常规：WBC 2.28×10⁹/L，ANC 1.71×10⁹/L，Hb 106g/L，PLT 170×10⁹/L，CRP 174.58mg/L；血生化：GPT 199.6U/L，GOT 47.7U/L，TG 1.96mmol/L，唾液酸1268.97mg/L。红细胞沉降率：95.9mm/h；铁蛋白：＞2000ng/ml；降钙素原：0.19ng/ml，脑脊液检查：常规、生化无异常，未找到细菌、抗酸杆菌、隐球菌及噬血细胞。免疫球蛋白：IgG 1060mg/dl（正常），IgA 29.4mg/dl（降低），IgM 33.4mg/dl（降低），免疫球蛋白κ轻链：626mg/dl（629～1350mg/dl），λ轻链：456mg/dl（正常）。自身抗体检查、Torch、呼吸道病原体检查均阴性；自然杀伤细胞比例下降4.55%。胸部CT示：双肺未见明显异常，肝实质密度减低，考虑脂肪肝；颅脑MRI：脑室系统略扩张，脑沟、脑池加深，全鼻窦炎；腹部B超：肝、脾大，脂肪肝（中度）。骨髓细胞学：骨髓增生明显活跃，粒系增生明显活跃，晚幼粒细胞以下各阶段比例均增高，红系增生减低，形态大致正常，网状细胞易见，偶见吞噬型网状细胞，全片共找到50个巨核细胞，血小板易见。血培养示未发育。尿培养：铜绿假单胞菌（菌落计数800cfu/ml）。给予抗感染及对症治疗，尿培养转阴，但仍有反复发热，诊为噬血细胞综合征，按HLH-2004方案再诱导治疗，VP16（200mg）2次/周＋地塞米松（15mg）＋环孢素治疗2周，同时抗感染、丙种球蛋白、保肝等对症支持治疗，患儿体温逐渐降至正常，血常规、铁蛋白、转氨酶正常，环孢菌素浓度217.8～500ng/ml。行腰穿＋三联鞘内注射2次，脑脊液检查未见明显异常。噬血相关基因筛查：UNC13D基因为杂合子，基因编码序列发生C.602A突变成G，该序列编码的第

201个氨基酸由组氨酸突变成精氨酸，突变为C2结构域。考虑原发性噬血细胞综合征，建议造血干细胞移植，家属拒绝。

【小结】　继续给予HLH-2004方案治疗，激素减量过程再次出现发热，表现同前，出现巩膜黄染，双下肢水肿，食欲缺乏，复查肝功能示胆红素、转氨酶上升，白蛋白下降，白蛋白26g/L，总胆红素54.4μmol/L，直接胆红素40.2μmol/L，GPT 403.2U/l，GOT 290.8U/l，血常规示三系逐渐减少，考虑原发病反复。因患儿症状反复，原发病进展，为难治性病例，给予VCP（长春地辛3mg、环磷酰胺0.4×2次）方案化疗，化疗后黄疸减轻，体温下降，转氨酶、胆红素下降，血常规示三系较前增多，CRP下降。后患儿反复入院VCP×2次、CHOP×2次治疗，症状稳定，但肝功轻度异常持续，行肝脏活检确诊为"霍奇金淋巴瘤"，继续治疗噬血细胞综合征及淋巴瘤化疗。

讨　论

HLH为一种多器官、多系统受累，并进行性加重伴免疫功能紊乱的巨噬细胞增生性疾病。临床特征：主要为发热、肝脾肿大、全血细胞减少、铁蛋白异常增高、骨髓可见吞噬现象等。随着分子生物学及细胞遗传学的技术手段发展，目前发现越来越多的HLH相关的基因缺陷。原发性噬血细胞综合征多发生于婴幼儿，多数由感染触发。继发性噬血细胞综合征，可发生于任何年龄，危险因素有：感染、自身免疫性疾病、恶性肿瘤、免疫抑制剂应用、器官移植等。肿瘤相关HLH可发生在恶性肿瘤治疗之前或治疗过程中，常见于淋巴瘤（如ALCL），亦可见于AL、多发性骨髓瘤、生殖细胞肿瘤、胸腺瘤等，部分病例报道示继发于血液恶性肿瘤的临床预后极差。

本例患儿为少年患者，病初表现符合典型的噬血细胞综合征，治疗后初期效果尚可，但药物减量过程出现病情反复，且多次筛查感染（病毒/细菌）相关指标、自身免疫性指标均为阴性，影像学检查未见明显的肿瘤病灶。病情反复主要表现为反复高热、肝脏转氨酶及胆红素升高、铁蛋白异常升高，需警惕隐匿性肿瘤。

专家点评

淋巴瘤是导致肿瘤相关HLH的重要病因之一，尤其NK和T淋巴瘤继发的

HLH是肿瘤相关HLH常见类型，多同时存在EB病毒感染。虽然B系淋巴瘤继发HLH不常见，但近年来霍奇金淋巴瘤相关HLH被报道。一般是指由淋巴瘤作为主要诱因导致的HLH或在淋巴瘤治疗过程中出现的HLH，根据发生时间的区别，分为"淋巴瘤诱导的HLH"和"化疗期合并的HLH"两大类。除符合HLH诊断外，需有明确的病理诊断为淋巴瘤。

1. HLH临床表现多样，缺乏特异性，其表现与恶性肿瘤，尤其是淋巴瘤疾病有很多交叉重叠之处（如发热、血细胞减少、肝脾肿大、铁蛋白升高、乳酸脱氢酶升高等），因此，判断HLH是否继发淋巴瘤存在一定的困难。临床上寻求特异性指标来明确HLH是否有继发因素，其中sCD25/血清铁蛋白比值显著升高作为诊断淋巴瘤相关HLH的手段之一。HLH中，约50%患者存在轻度至中度肝脏肿大，可有不同程度黄疸、肝功损伤，故本病例患儿出现肝脏转氨酶及胆红素升高，用淋巴细胞和组织细胞浸润组织器官及高细胞因子血症可解释，尤其是给予HLH治疗后，临床症状和实验室检查有所改善。后期治疗过程中患儿病情出现反复，虽影像学多次未见明显肿瘤病灶，但反复出现肝脏转氨酶及胆红素升高成为疑点，给予肝脏穿刺后诊断霍奇金淋巴瘤。

2. 治疗方面　对于淋巴瘤相关HLH的治疗应该先针对HLH还是先针对淋巴瘤，目前尚无循证学依据，需根据患者的不同状况决定。对于"淋巴瘤诱导的HLH"患者，目前的指南推荐在开始肿瘤特异性治疗之前采用HLH-04或DEP方案控制HLH。HLH一旦得到初步控制，应积极过渡到原发病治疗（即标准的淋巴瘤化疗），有条件的患者可以考虑进行造血干细胞移植（HSCT）。

参 考 文 献

［1］噬血细胞综合征中国专家联盟，中华医学会儿科学分会血液学组．噬血细胞综合征诊治中国专家共识［J］．中华医学杂志，2018（2）：91-95．

［2］中国抗癌协会淋巴瘤专业委员会．淋巴瘤相关噬血细胞综合征诊治中国专家共识［J］．中华医学杂志，2018．98（18）：1389-1393．

［3］HENTER J．HLH-2004：diagnostic and therapeutic guidelines for hemophagocytic lymphohistiocytosis［J］．Pediatric Blood Cancer，2007，48．

病例21 急性淋巴细胞白血病合并肺结核

案例分析

【入院前情况】 患者，女，3岁。因"确诊急性淋巴细胞白血病1月余，发热伴咳嗽2天"为主诉于2017年3月6日收入山西省某医院。患者于此次就诊前2个月因"面色苍白、乏力"行骨髓细胞学、免疫分型、融合基因及染色体等检查明确诊断为急性淋巴细胞白血病（B细胞型，低危组），给予VDLDex（长春地辛、柔红霉素、门冬酰胺酶、地塞米松）方案化疗，第15天及第33天复查骨髓细胞学缓解，MRD小于10^{-4}。诱导治疗第20天出现发热咳嗽，予以亚胺培南西司他丁联合万古霉素抗感染，第24天G试验回报：276.8pg/ml，结合胸部CT：支气管肺炎；右肺中叶炎性病变，注意真菌感染，确诊侵袭性肺部真菌病，予伏立康唑抗感染后体温正常，咳嗽好转，继续口服伏立康唑片序贯治疗。抗炎治疗1周后患儿再次出现发热伴咳嗽，体温最高39℃，以午后为著，偶有咳嗽，不剧烈，热型不规律，无腹泻、咯血、盗汗、体重下降等，精神、食欲可，口服抗感染药物治疗无效。查血常规：WBC 16.48×10^9/L，NEUT 1.96×10^{12}/L，Hb 86g/L，PLT 347×10^9/L，CRP 127.27mg/l。患儿无类似家族病史，否认传染病接触史。体格检查：T 37.3℃，P 124次/分，R 26次/分，BP 112/78mmHg，神清，精神欠佳，反应可，轻度贫血貌，全身皮肤未见明显出血点及皮疹，全身浅表淋巴结未触及肿大。双肺呼吸音粗，未闻及明显干、湿啰音，心律齐，腹软，无压痛、肝脾肋下未触及，肠鸣音正常。神经系统查体未见明显异常。

【分析】 儿童患者，此次入院主要原因为发热、咳嗽，具有下述特点：①有急性淋巴细胞白血病基础疾病史；②原发病缓解，不考虑原发病所致发热；③强方案化疗后，可合并各种耐药菌及机会致病菌感染。根据上述特征，我们的诊断方向为：①常见细菌感染；②少见机会致病菌感染，同时积极寻找感染灶，警惕隐匿感染；③其他非感染性疾病。需进行相关针对性检查，同时启动经验性治疗，予以亚胺培南西司他丁、万古霉素抗感染联合伏立康唑，继续口服抗菌药预防肺孢子菌肺炎。

【入院后情况】 入院后肝肾功能、心肌酶、电解质系：（－）；血培养：无细菌生长（外周血＋PICC管）；红细胞沉降率：48mm/h；降钙素原：5.05mg/l；肺炎支原体：（－）。痰培养：口咽部正常菌群生长，PPD试验：阴性。心脏彩超：左室稍大，左心收缩功能正常；心电图：窦性心律。胸部CT（2017年3月8日）显示右肺中叶结节，结合临床，建议复查。腹部彩超：（－）；复查G试验、GM试验：（－）；呼吸道病毒七项：（－）。

急性淋巴细胞白血病儿童在诱导化疗后出现不明原因发热偶伴有咳嗽，不剧烈，无其他不适主诉，伴有CRP及降钙素原明显升高，胸部CT可见结节病变，结合患儿既往广谱抗生素治疗病史，警惕耐药菌感染，肺炎诊断明确，但需积极寻找病原菌：①细菌感染：患儿感染指标明显升高，白细胞增多、中性粒细胞增多为主，考虑明确存在细菌感染，但给予多次血培养及痰培养均未见细菌生长，需考虑培养的阳性率及局限性。耐药菌感染首先考虑，给予换用阿米卡星抗感染治疗，同时动态监测患儿感染指标及各项培养，需警惕结核感染。虽然PPD阴性，但患儿长期使用含糖皮质激素的化疗药物，可能存在假阴性，需完善T-SPOT检查。②真菌感染：免疫力低下患儿容易继发真菌感染，患儿既往G试验阳性，结合患儿肺部影像学特点，给予抗真菌治疗后体温好转，符合侵袭性肺部真菌病特征，不能排除真菌复燃，随后复查G试验和GM试验，正常。腹部彩超等检查，无其他脏器真菌感染表现。除发热咳嗽外患儿无其他不适主诉，考虑仍为肺部原发感染，足疗程抗真菌治疗后仍无改善。伏立康唑耐药不除外，加用卡泊芬净联合治疗，可覆盖肺孢子菌肺炎。③病毒感染：病毒感染具有自限性，但患儿免疫低下，应警惕巨细胞、EB病毒等感染。此类病毒感染常伴有其他脏器功能损害，特别是肝功能损害，同时亦可感染肺部，但常为肺部间质性改变，临床不符，行呼吸道病毒七项检查阴性。

继续给予万古霉素、伏立康唑、卡泊芬净联合阿米卡星抗感染治疗，后复查血常规恢复正常、感染指标CRP及降钙素原较明显好转，但患儿仍有反复高热，偶有咳嗽，不剧烈。多次复查血培养、痰培养未见异常，T-SPOT：（－）。入院第11天夜间患儿咯血一次，少量，后未再咯血，急查胸腹部CT示与2017年3月8日旧片比较右肺中叶病灶范围增大，气管前腔静脉后肿大淋巴结右侧胸膜轻度增厚，余同前。腹部CT平扫未见明显异常，故考虑患儿肺结核仍不能排除，予以完善痰X-pert检查，第2日即电话报阳，利福平敏感。父母胸片：未见异常。

【小结】 综合各项检查结果增加诊断为肺结核，请山西省结核病医院会诊予以口服利福平、异烟肼、吡嗪酰胺三联药物抗结核治疗。其间予以完善腰穿脑脊液常规生化培养，同时行脑脊液X-pert阴性，排除结核性脑膜炎。抗结核治疗7天后患儿热峰下降，咳嗽消失，2周后患儿体温平稳，好转出院。出院后继续规律化疗，同时口服抗结核药物治疗。复查胸部CT肺部病变钙化，2019年1月改为利福平小剂量单药抗结核治疗，2019年3月患儿停药，2019年7月复查骨髓仍处于缓解状态，临床治愈。

讨　论

结核感染是白血病患者中少见的感染并发症，但其在血液系统恶性疾病患者中患病率远高于普通人群，由于白血病合并结核病早期临床症状不典型，如不能及时控制，病情发展迅速，临床医生对其缺乏足够的认识，易造成误诊和漏诊，病死率高。其中肺结核以非特异发烧和肺损伤为其最常见的临床表现，诊断对医生和微生物学家颇有挑战性，部分往往需要侵入性技术辅助检查。

据世界卫生组织报道，世界1/3人已经感染结核杆菌，即20亿人感染了结核。而我国是结核病流行地区，每年新发病900万人，死亡200万人，其中儿童占11%。有分析报道白血病合并结核病的患病率在1.2%～7.9%，平均患病率为3.9%，为正常人群活动性肺结核患病率（0.459%）的8.5倍，提示白血病患者较普通人群易感。而在儿童白血病合并结核的发病率因地区不同而差异极大，在结核病高发的非洲，白血病儿童结核患病率高达9.1%，为健康儿童的22.4倍，在非结核高发地区结核占白血病感染病因的1.5%。

白血病合并肺结核的临床表现及体征不典型，结核病检查方式多，但病原学检出率低。在缺乏微生物学确诊依据的情况下，应基于临床表现、肺部典型影像学改变，结合阳性结核菌素试验与结核病接触的流行病学来建议肺结核的临床诊断。本例患儿有长期反复发热、抗生素治疗无效、伴肺损伤的临床表现，同时病程中有一过性咯血，病初多次胸部CT无典型肺部影像学特点，后逐渐可见原发综合征肺部影像学特点，病史询问无结核病接触史（其父母无临床表现，胸片均未见异常），多次行PPD试验及痰培养、痰涂片均阴性。虽然痰培养中找到结核分枝杆菌是诊断肺结核的金标准，但在疾病早期临床表现多不典型，传统检查方法存在很大的局限性，误诊率、漏诊率高，引用新诊断方法可提高诊断的正确率。

目前常用的有以下方案。①T-SPOT：在活动性肺结核的中国普通人群中灵敏度、特异度分别为88%、89%，而在恶性血液病及造血干细胞移植患者中对于早期发现潜伏期结核感染患者是非常有利的。本例患儿检测结果为阴性，考虑与患儿免疫抑制有关。②利福平耐药实时荧光定量核酸扩增计数（X-pert MTB/RIF）：对怀疑结核的患者世界卫生组织（WHO）推荐可应用X-pert MTB/RIF作为快速诊断方法。其较传统的结核病实验室检查方法具有较高的特异性和敏感性，可作为结核病诊断的辅助手段。该患儿在行相关检查后短时间内报阳，极大地缩短了诊断时间，减少误诊，同时可以为耐药结核病及多耐药结核病的诊断提供依据。③IGRA：即γ干扰素释放试验分析技术，阳性结果代表检测对象存在特异性的T细胞，提示体内存在结核分枝杆菌，其阴性可排除结核感染，但应除外患者免疫功能缺陷。④荧光定量聚合酶链反应（PCR）检测TB-DNA：与培养法相比，灵敏度、特异度、符合率均较高，具有准确、简便、快速的特点，而且对疗效监测和预后评估比培养法更具优势。

从该患儿诊断过程中可以看出，在疾病早期，可能由于化疗及糖皮质激素的应用、中性粒细胞缺乏等因素影响，以致结核病诊断未能明确。提示注意观察治疗效应，重复进行血液学、影像学、体液培养等相关检查非常必要。

该患儿明确感染原因后即根据结核病诊疗指南给予利福平、异烟肼、吡嗪酰胺三联抗结核治疗。因患儿已经处于完全缓解状态，暂停化疗1个月后，继续给予规律化疗。化疗与抗结核治疗合理联合，并适当延长结核病治疗疗程后逐渐减量。抗结核治疗总疗程2年。停化疗后全面评估患儿一般情况可，无复发迹象。文献报道ALL合并结核感染经抗结核治疗后，多数患者2个月内活动性结核得到控制，且不影响ALL的疗效及预后。本患儿缓解时间及长期生存率与同期未感染结核的白血病患儿相比，无明显差异。提高对ALL合并结核感染的警惕性，患者发热超过2周，一般行抗感染治疗，无效者应继续寻找病原学证据。一旦明确诊断，应立即给予正规的抗结核治疗。

专家点评

近年来随着支持治疗手段的提高及化疗方案的成熟，有更多的儿童白血病患者通过化疗而获得长期生存。其中化疗相关感染治疗成功也至关重要。虽然白血病并发结核感染概率低，但对广谱抗生素及抗真菌治疗无效的患者应当高度警惕。

1. 发病机制　结核感染和疾病活动与机体T细胞亚群数目、功能相关，T细胞介导的延迟型变态反应是参与抗结核的主要免疫反应。白血病患者易合并结核可能的机制：①白血病患者CD4＋细胞减少，CD8＋细胞功能比值下降。②外周血中性粒细胞缺乏是其结核感染的独立危险因素。③部分研究报道急性髓系白血病患者的结核病患病率高于急性淋巴细胞白血病患者，亦可能与其单核细胞/巨噬细胞功能障碍有关，亦有部分研究认为两者结核病患病率相似。

2. 治疗现状　白血病合并结核病经过规范一线抗结核治疗后效果好。有报道示成人规范使用三联或四联一线抗结核方案治疗的135例中107例有效，有效率高达79.3%，抗结核治疗后症状消失时间平均20天，结核病稳定时间平均7.5个月，6例因结核病死亡，结核病归因死亡率为2.6%。但儿童无大样本报道。Annalisa等小样本报道均取得了较好疗效。关于抗结核治疗与白血病化疗是否相互影响结论不一，部分认为白血病患者因抗结核治疗推迟诱导化疗，对白血病疗效有影响，国内外报道倾向于抗结核治疗与化疗同期进行，本文中的这例患儿积极采取先进的诊断技术，结合临床及时诊断，积极治疗，同时在抗结核治疗的基础上没有间断化疗，是白血病抗结核治疗比较成功的案例。

3. 建议　对白血病合并结核感染提出以下建议：①提高警惕，对于发热大于2周，经积极抗感染、抗真菌治疗无效患者，应警惕结核感染的可能性，对可疑患者进行重复必要的检查，早期甄别随访影像学检查，早期确诊及治疗是改善预后的关键，同时可应用新型的结核病感染诊断试验进行结核感染的诊断。②兼顾抗结核治疗和白血病化疗。儿童结核病的治疗原则遵循"早期、适量、联合、规律、全程"，强调每日用药，不推荐间隙治疗。对于儿童ALL患者，由于强烈的联合化疗，尤其是化疗有骨髓抑制期间持续的中性粒细胞缺乏，可能严重影响免疫功能，在应用化疗药物期间结合实际情况停抗结核药物，抗结核疗程无统一推荐，但均建议对免疫低下人群适当延长巩固期。

参 考 文 献

［1］李军，蒋孟，羊裔明，等. 白血病合并活动性结核病44例临床研究——单中心报告［J］. 中华血液学杂志，2013，34（7）：572-577.

［2］李春梅，施旭东，邵吉宝，等. 支气管肺泡灌洗液FQ-PCR检测TB-DNA与TB培养在肺结核诊断中的价值［J］. 临床肺科杂志，2018，23（3）：396-398.

［3］刘彦轩，贾安奎，郭盛菊，等. 荧光定量PCR技术对前驱期小儿结核性脑膜炎的应用价值［J］. 中国防痨杂志，2012，34（5）：280-283.

［4］李虹艾，李帮涛，刘鹏，等. 国内白血病合并结核病临床病例分析［J］. 中国感染与化疗杂志，2019，19（3）：243-247.

［5］毛文英，刘惠莲. 白血病患儿并发活动性结核疾病的诊治状况及危险因素分析［J］. 实用

癌症杂志，2014，（8）：1024-1026.

［6］GUPTA A，SINGH M，SINGH H，et al．Infections in acute myeloid leukemia：an analysis of 382 febrile episodes［J］．Med Oncol，2010，27（4）：1037-1045.

［7］ARLOTTA A，CEFALO MG，MAURIZI P，et al．Critical pulmonary infection due to non-tuberculous mycobacterium in pediatric leukemia：report of a difficult diagnosis and review of pediatric series［J］．Journal of pediatric hematologyoncology，2014，36（1）：66-70.

病例22 急性髓系白血病伴髓外浸润

案例分析

【入院前情况】 患儿，男，5岁。因"腰痛、右膝关节痛1周"于2018年3月2日就诊于当地医院。病程中患儿无明显腹痛腹胀、恶心呕吐、鼻出血、牙龈渗血、血尿、黑便等不适主诉。行腰椎正侧位（2018年3月2日）：腰椎骨质未见急性外伤性改变。右膝关节正侧位：右侧髌骨边缘毛糙，内密度欠均匀。既往史：平素体健，否认麻疹、水痘、腮腺炎、百日咳、肝炎等其他传染性疾病史，预防接种史规则接种。否认化学物质、放射物质、有毒物质接触史，否认药物、食物过敏史，近期无家庭装修史，有输血史。个人史：出生在原籍，G_1P_1，足月顺产，生后无窒息史，出生时体重3.1kg，生后母乳喂养，生长发育同正常同龄儿。无疫水疫地接触史，无异食癖。体格检查：T 36.3℃，P 96次/分，R 23次/分，BP 98/45mmHg，H 116cm，W 18kg，ECOG 0分。发育正常，营养欠佳，神志清楚，无贫血貌，主动体位，查体配合。周身皮肤无皮疹、黄染、出血点，浅表淋巴结未触及肿大。头颅未见畸形，双瞳孔等大等圆，对光反射灵敏。口唇无发绀，咽部无充血，扁桃体无肿大。呼吸音粗，未闻及啰音。心律齐，各瓣膜听诊区未闻及杂音。腹软，肝脾肋下未触及。脊柱四肢关节无畸形，活动度可，双下肢无水肿。生理反射存在，病理反射未引出。

【分析】 5岁男孩，首发症状是腰痛、右膝关节痛，最初完善了主要部位的正侧位片，未找到异常的体征，入院后常规检查三大常规，查血常规：WBC $2.49×10^9$/L，RBC $3.86×10^{12}$/L，PLT $99×10^9$/L，Hb 114g/L，异型淋巴细胞2%。生化系列：LDH 2235U/L，CRP 19.7mg/L。凝血常规：纤维蛋白原0.94g/L。铁蛋白348ng/ml。学龄期儿童出现不明原因的腰痛、膝盖痛，血常规提示全血细胞减少，需要警惕血液系统疾病尤其白血病的可能。

【入院后情况】 入院后行骨髓穿刺检查，骨髓涂片：骨髓增生明显活跃，分类不明原始细胞占92.5%，*POX*阴性。免疫分型：表达TdT，CD64，CD56，CD4，CD15，CD33，HLA-DR，CD117，CD38，CD123，部分表达CD11b，cCD3，mCD3dim，CD13。白血病相关43种融合基因：MLL-AF9阳性，余阴性。诊断为AML可能，再次行骨髓穿刺。骨髓涂片：原始细胞36.5%，考虑为AML-M5。免疫分型（CD系列）：白血病细胞CD56阳性，表达：CD33、HLA-DR、CD15、CD64、CD123、CD4、CD36、CD9、CD11c、CD38；部分表达CD117，诊断为AML-M5。染色体：45，XY，add（1）（p12），−5，der（9），−10，＋mar，inc［cp2］/46，XY［11］。融合基因*MLL-AF9*阳性。

结合上述相关检查，明确诊断为：急性髓系白血病M5（MLL-AF9＋，CSN2）。2018年3月10日开始予以DAE方案化疗（阿糖胞苷、依托泊苷、柔红霉素）化疗。

化疗后1个月（2018年4月10日）行腰穿检查，脑脊液常规：红细胞计数大量，白细胞为0，标本颜色为无色，标本浊度为透明。脑脊液生化：葡萄糖3.47mmol/L，氯124.1mmol/L，微量总蛋白0.47g/L。脑脊液流式：共获取有核细胞3014个，其中19个细胞表达CD34、CD117、CD33，弱表达CD38、HLA-DR、CD45，不表达CD14、CD15，为异常髓系原始细胞。2018年4月18日MRD：共检测有核细胞530 000个，CD34＋，CD117＋，HLA-DR＋，CD38＋，CD13＋，CD33＋，髓系原始细胞占有核细胞0.36%，其中CD34＋CD117dimCD38dimHLA-DRdim异常髓系原始细胞占有核细胞0.16%，单核细胞占有核细胞3.03%。*TP53*基因未见异常。*MLL*基因未见异常。血液系统疾病基因突变筛查（−）。染色体：45，XY，add（1）（p12），−5，der（9），−10，＋mar，inc［cp2］/46，XY［11］。

【小结】 结合上述资料诊断为急性髓系白血病M5（MLL-AF9＋，CSN2，CR），2018年4月9日行再诱导治疗HDA（高三尖2mg d1、3、5、7，1mg d2、4、6，Ara-C 76mg d1～4，DNR 40mg d1，30mg d2，20mg d3）。化疗期间患儿间断诉右腿疼痛，予以布洛芬等对症处理，症状无明显改善。化疗结束第2天患儿出现呕吐、明显腹痛，查体示左侧肝区及脐周疼痛。行腹部超声检查：于腹膜后脊柱旁可见一低回声团大小约8.7cm×5.8cm×4.4cm，与脊柱关系紧密，形态欠规整，内部回声欠均。上腹CT：右侧腰3-骶椎右旁可见不规则软组织密度影，密度均匀，大小约6.0cm×3.6cm×9.0cm，与右侧腰大肌分界不清，并腰3/4、4/5椎间孔及椎管内延续软组织密度影。诊断：腰椎右旁软组织肿块影性质待定，神经源性肿瘤及浸润性病变待除外。

该患儿AML-M5，检查所见肿块考虑髓外浸润可能，但是该肿块的浸润位置及特征不能除外神经母细胞瘤。需完善相关检查后再明确。

肝功能：GPT 995.3U/L，GOT 433.7U/L，TBil 15.1μmol/L，DBil 3.5μmol/L。血氨大致正常。血NES（－）。MRI（2018年4月18日）：腰3-骶1椎体上缘水平右侧跨椎间孔生长肿物，累及腰4椎体右半部及右侧附件、临近肌肉，考虑神经源性肿瘤性病变可能性大，血液、淋巴源性病变待除外。2018年5月10日PET-CT：①右后胸膜结节样增厚、右侧腰大肌低密度肿块，代谢异常增高，符合恶性病变征象。②体部多发增大淋巴结，代谢异常增高，考虑为肿瘤浸润/转移。③体部多发局部灶性骨代谢异常增高，考虑恶性肿瘤浸润/转移可能性大。2018年5月14日行右侧腰大肌旁活检：结果造血系统恶性肿瘤，符合髓系肉瘤，呈组织细胞表型。免疫组化：MPO、CD117、CD56、CD34、CD163、CD20、CD3、Myogenin、Myo-D1、Desmin、Syn、TDT、CD10均（－），CD68、LCA、Lysozyme、CD43均（＋），CD99（弱＋），Ki-67（30%＋）。

诊断明确：①急性髓系白血病M5（MLL-AF9＋，CSN2）；②髓系肉瘤。

患儿诊断急性白血病合并髓外浸润，骨髓达到完全缓解，但髓外浸润肿块无明显缩小，有进行性加重趋势，治疗困难，预后差。过程中患儿右肾区隆起，大小约5cm×5cm，无红肿，无压痛，活动度欠佳。先后给予长春地辛、CTX、地塞米松、阿霉素、阿糖胞苷、地西他滨等治疗无效。患儿逐渐出现恶病质、凝血功能异常、尿潴留等，且外周血白细胞进行性增多，外周血涂片可见幼稚单核细胞，骨髓复发。

讨 论

患儿诊断急性髓系白血病，髓系肉瘤。但因髓系肉瘤发病部位隐匿，特征与神经源性肿瘤相似，通过病理，得以明确诊断。髓系肉瘤可发生于髓系白血病发病前，作为白血病的先兆表现，称为原发性髓系肉瘤；也可与髓系白血病同时发生；还可单独以肿块形式复发或与骨髓复发同时出现，后两种表现形式称为白血病性髓系肉瘤。此患儿按照经典髓系白血病治疗方案进行治疗，第一个疗程后骨髓得到缓解。然而，髓系肉瘤并没有控制，治疗困难，常规化疗效果欠佳。

专家点评

粒细胞肉瘤（granulocytic sarcoma，GS）是髓系白血病髓外浸润形成，早期的临床报道称之为"绿色瘤"。它可发生于髓系白血病发病前，作为白血病的先兆表现，称为原发性GS。也可与髓系白血病同时发生，还可以单独以肿块形式复发或与骨髓复发同时出现，后两种表现形式称为白血病性GS。原发性GS虽无血常规和骨髓象的异常，但如果不治疗几乎都会进展为AML。原发性GS进展到AML的中位时间为5（2～44）个月。GS可以发生于髓外任何部位，好发于淋巴结、乳腺、皮肤、肌肉、眶周、骨等部位。以AML为最多，髓系肉瘤发生率高达30%，儿童发病率可达16.5%。

GS较为少见且临床表现为非特异性，因此给诊断造成困难；尤其当GS先于AML发生时，其诊断非常困难。GS以局部肿块或肿块引起的压迫症状为表现时，与淋巴瘤的临床表现类似，容易误诊为淋巴瘤。Yamauchi和Yasuda分析了72例GS，发现其初诊时的误诊率高达47%，以误诊为非霍奇金淋巴瘤最为常见。

GS常发生在下列3种临床背景：①孤立性粒细胞肉瘤，表现为局部孤立性肿块，血常规和骨髓象无明显改变，可作为非白血病患者发生AML的前兆。极少数病例不转化为白血病，此时易被误诊为淋巴瘤。②作为白血病的伴随症状，可与进行性白血病同时存在，部分可作为先前白血病［包括慢性髓细胞白血病（CML）和各型AML］缓解后髓外复发的表现。③与向白血病转化的骨髓增生异常疾病有关或与即将发生原始细胞危象的CML有关。近年随着免疫组化、细胞遗传学、原位杂交技术及组织病理学的发展，为正确诊断GS提供了更为丰富的手段。免疫组织化学检查是常规且有效的手段，至少表达一种以上的粒系相关抗原（MPO、CD68、CD15、CD43及CD117），而不表达T和B淋巴细胞分化抗原。

GS发病率低，迄今尚无多中心前瞻性的临床研究，所以尚未形成治疗共识。目前多采用手术切除、局部放疗、联合化疗和造血干细胞移植等治疗措施。手术切除仅用于病理活检以明确诊断。放疗虽有一定疗效，但无法延长无病生存期和改善预后，这提示GS只是全身疾病的局部表现。因此，即使患者已经进行了放疗或手术切除，仍需采用全身化疗。无论是原发性GS还是白血病性GS，手术和放疗并未提高化疗的疗效。几乎所有的报道都显示，与其他治疗方法相比，allo-HSCT可以明显延长GS患者的生存期，是最有效的治疗手段。尽管如此，allo-HSCT的疗效仍不理想，5年总体生存率和DFS率分别为47%和36%，复发仍是主要的死亡原因。建议该类患者经高强度的巩固化疗后，尽早进行allo-HSCT治疗。

通过这个病例，让我们进一步学习了髓系肉瘤的诊断、治疗、预后，需要不断改进治疗方案，寻找新的治疗途径。

参 考 文 献

［1］陈姣，陆爱东，张乐萍. 儿童髓系肉瘤诊断治疗进展［J］. 临床儿科杂志, 2018, 36（12）.

［2］刘玉杰，胡孟子. 以脊髓压迫为首发症状的髓系肉瘤5例临床分析［J］. 中华解剖与临床
　　杂志，2019，24（3）.

［3］SLOMOWITZ SJ，SHAMI PJ. Management of extramedullary leukemia as a presentation of
　　acute myeloid leukemia［J］. Journal of the National Comprehensive Cancer Network.

病例23 急性髓系白血病伴粒细胞肉瘤

案例分析

【入院前情况】 患儿，男，2岁，彝族。主因"面部肿物5个月"于2019年5月就诊。患儿5个月无明显诱因出现右侧面部肿物，初为右眼下，面积约2cm×1cm，质地偏硬，无明显触痛，局部皮温升高。就诊当地医院未明确诊断，口服中药治疗（具体不详），疗效欠佳。后面部肿物逐渐增大扩散至右半侧面部、表面充血伴出血，逐渐出现右侧牙齿松动、右眼压迫性闭合、双侧鼻腔堵塞致影响呼吸。1个月前就诊天津某医院，查血常规：WBC $39.15×10^9$/L，RBC $3.79×10^{12}$/L，PLT $134×10^9$/L，Hb 121g/L。骨穿形态：增生明显活跃，髓系原始细胞80%，符合急性髓系白血病（AML）骨髓象。转诊至我院急诊，诊断急性髓系白血病伴粒细胞肉瘤，给予HAD方案（HHT 1mg d1 ～ 7，Ara-c 50mg d1 ～ 7，DNR 20mg d3）化疗，患儿面部肿物较前显著缩小，为进一步治疗收住院。

病程中患儿无明显腹胀、口腔血疱、鼻出血、皮肤出血点等不适，食欲一般，二便尚可。既往史：平素体健，否认麻疹、水痘、腮腺炎、百日咳、肝炎等传染性疾病史，预防接种规律。否认化学物质、放射物质、有毒物质接触史，否认药物、食物过敏史，近期无家庭装修史，有输血史。个人史：出生在原籍，G_1P_1，足月顺产，生后无窒息史，出生体重3.0kg，生后母乳喂养，6月龄添加辅食，1岁半断奶，生长发育同正常同龄儿。无疫水疫地接触史，无异食癖。

体格检查：T 36.3℃，P 120次/分，R 25次/分，BP 88/50mmHg，H 78cm，W 9.9kg，ECOG 0分，发育正常，营养中等，神志清醒，中度贫血貌，主动体位，查体欠合作。周身皮肤无黄染，出血点，未见咖啡牛奶斑，右手桡骨侧见一黑色胎记，浅表淋巴结未触及。头颅未见畸形，右侧面部见巨大肿物，面积约5cm×5cm，边界欠清，表面见出血坏死，部分结痂，右眼眼裂缩小，左眼眼睑无水肿，眼球无突出，结膜苍白，巩膜无黄染，角膜未见异常，双瞳孔等大等圆，对光反射灵敏。耳郭无畸形，外耳道无异常分泌物，乳突无压痛。鼻腔通气良好，各鼻旁窦区均无压痛。口唇无发绀，伸舌居中，咽部无充血，扁桃体无肿大，牙列齐，牙龈无红肿。颈静脉无怒张，颈软，甲状腺无肿大，气管居中。胸廓对称无畸形，双侧呼吸动度一致，语颤正常，胸骨无压痛，双肺叩诊呈清音，肺肝界于右锁骨中线第V肋间，双肺呼吸音清晰，未闻及干、湿啰音。心前区无隆起，无细震颤，心界不大，心率120次/分，律齐，各瓣膜听诊区未闻及杂音。腹部平坦，未见肠形、蠕动波及腹壁静脉曲张，腹软，无压痛及反跳痛，肝脾肋下未触及，移动性浊音阴性，肠鸣音正常存在。肛门及外生殖器未见明显异常。脊柱四肢未见异常，四肢活动自如，双下肢无水肿。生理反射存在，病理反射未引出。

【分析】　患儿为2岁男孩，主要以右眼眶部肿块进行性增大为主要临床表现，血常规示白细胞增多，分类见幼稚细胞，骨穿形态学为急性髓系白血病。根据以上检查结果及临床特征，诊断基本明确为急性髓系白血病，粒细胞肉瘤。但为明确MICM分型诊断、危险度分层及一疗程化疗后病情，需完善免疫分型、染色体、融合基因等相关检查。

【入院后情况】　根据骨髓形态学、病史，诊断为AML，粒细胞肉瘤。融合基因（AML1-ETO）阳性，定量1.51%。染色体核型：46，XY［20］。流式细胞检测微小残留白血病（MRD）为阴性。基因突变检测SETBP1 46.8%，MED12 99%，CUX1 45.6%。

【小结】　诊断：①急性髓系白血病（伴AML1-ETO，SETBP1突变）；②粒细胞肉瘤。患儿为2岁男孩，此次就诊以面部肿块为主要临床表现，血常规示白细胞增多，可见幼稚细胞，骨髓原始粒细胞比例大于20%，融合基因AML1-ETO阳性，SETBP1突变阳性，根据2016年急性髓系白血病世界卫生组织分型，明确诊断为急性髓系白血病（伴AML1-ETO，SETBP1突变）、粒细胞肉瘤。

治疗：患儿应用HAD方案化疗后颜面肿块缩小，复查骨髓完全缓解（CR），判断患儿化疗有效，可继续化疗以减轻髓外浸润。由于患儿就诊相对晚，髓外浸润包块巨大，髓系肉瘤单纯化疗疗效欠佳，建议在联合化疗基础上采取更积极治疗，如放疗、造血干细胞移植等。但因经济原因，患儿仅接受了4疗程联合化疗。患儿治疗一览表见表23-1。

表23-1　患儿治疗一览表

评估时间	白细胞计数/（×10⁹）	骨髓原始细胞比例/%	流式髓系原始细胞比例/%	AML1-ETO融合基因定量/%	化疗方案	效果评价
初诊评估（2019年5月5日）	39.15	80	未见报告	未做	HAD（HHT 1mg d1-7，Ara-c 50mg d1～7，DNR20mg d3）	
首次诱导后评估（2019年6月1日）	5.59	2	0	1.5	IA（IDA 4.6mg d1～3，Ara-C 0.46g q12h d1～3）	CR
再次诱导后评估（2019年7月3日）	7.8	0	0	0.08	HA（HHT 0.45mg d1～7，Ara-c 0.45g q12h d1～3）	CR
巩固1后评估（2019年9月11日）	10.95	0	0.36	4.627	HA（HHT 0.47mg d1～7，Ara-c 0.47g q12h d1～3），达沙替尼因不耐受口服1次	分子生物学复发趋势
巩固2评估（2019年10月11日）	7.06	0	0.82	7.397	建议予包含克拉曲滨的强化疗再诱导化疗，获得CR2后桥接造血干细胞移植治疗，家属拒绝，放弃治疗	分子生物学复发

$×10^9$

患者经过化疗后，颜面肿块由原来的2/3头颅大小，明显缩小，缩小至核桃大小，但未能完全消失，短时间内骨髓MRD由阴性转为阳性，融合基因AML1-ETO定量逐渐升高，提示分子生物学复发，建议换方案再诱导化疗，获得CR2后尽快行造血干细胞移植治疗，家属因经济原因放弃治疗（图23-1）。

讨　　论

患儿1岁余发病，以右下眼睑肿物起病，初始大小2cm×1cm，无红肿，无疼痛，进行性增大，因患儿当地医疗条件差，交通不便，未能及时诊治，至肿块巨大，到天津就诊，经骨髓形态、免疫分型、染色体、融合基因等检查，结合病史，明确诊断为：①急性髓系白血病M2b（伴AML1-ETO，SETBP1突变）；②粒细胞肉瘤。患儿诊断明确，此外粒细胞肉瘤预后欠佳，多需进行造血干细胞移植，但因患儿就诊较晚致使形成巨大肿块，为临床治疗带来更大挑战。

患儿HAD方案化疗后肿块缩小，骨髓达完全缓解，提示肿瘤细胞对化疗敏

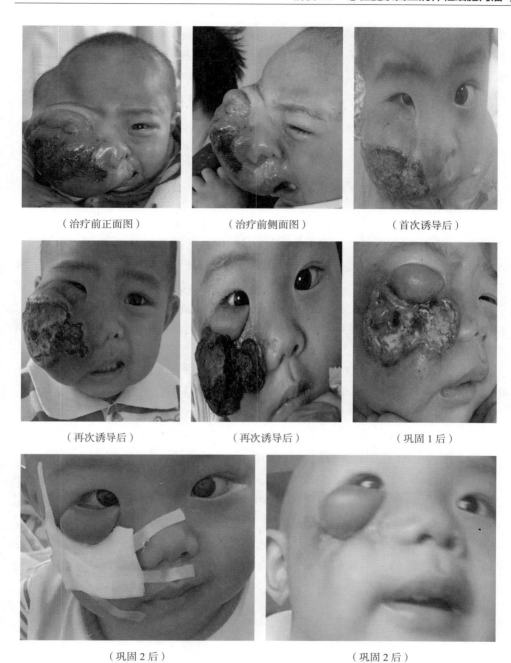

（治疗前正面图）　　　　　（治疗前侧面图）　　　　　（首次诱导后）

（再次诱导后）　　　　　（再次诱导后）　　　　　（巩固1后）

（巩固2后）　　　　　　　　　　（巩固2后）

图23-1　患儿治疗过程

感，但由于化疗药物组织穿透性较弱及肿物体积巨大等原因，髓外浸润可能成为残留病灶，可能影响预后。患儿治疗过程显示，患儿短期发生分子生物学复发，提示单纯化疗难以治愈。对此类患儿需要采取包括造血干细胞移植在内的更积极的治疗手段，放疗也可作为髓外浸润的辅助治疗手段。

专家点评

粒细胞肉瘤（granulocytic sarcoma，GS）又称髓系肉瘤（myeloid sarcoma，MS）或绿色瘤，是一种少见的髓细胞系恶性肿瘤，是由未成熟髓细胞在骨髓以外增生和浸润构成的一个或多个肿瘤性包块。GS可累及全身各器官，常见部位有中枢神经系统、骨、皮肤、乳腺、眼眶、消化道、胰腺、肾上腺、肺部、腹膜等。各年龄组均可发病，儿童和青少年多见，儿童10岁以下为著，男女比为1.2∶1。可以孤立性病变，也可伴有急性髓系白血病、慢性髓细胞性白血病、MPN/MDS，其中以急性髓系白血病为最多。急性髓系白血病伴发髓系肉瘤比例高达30%，儿童发病率可达16.5%。

GS较为少见且临床表现多非特异性，诊断困难；尤其当GS先于AML发生时，其诊断非常困难，通常容易误诊为淋巴瘤，或是未分化肉瘤。近年随着免疫组化、细胞遗传学、原位杂交技术及组织病理学的发展，为正确诊断GS提供了更为丰富的手段。GS的组织学形态可以多种多样，部分病例肿瘤细胞可见大小不一的未成熟嗜酸性粒细胞，可提示GS的诊断。

GS发病率低，易误诊，对治疗反应差且复发率高，预后差，生存期通常小于2年。所以，迄今尚无多中心前瞻性研究，未形成统一治疗方案。目前多采用手术切除、局部放疗、联合化疗及造血干细胞移植等治疗措施。allo-HSCT治疗合并GS的髓系白血病的疗效并不能令人满意，但它仍是目前改善该类患者生存的最佳方法。该病例给我们带来沉痛的教训，也提示临床早诊断、早治疗的重要性。

参 考 文 献

［1］刘辉，杨菁茹. 眼眶髓系肉瘤2例临床病理特征分析并文献复习［J］. 临床病理杂志，2012，10（9）：1165-1169.

［2］JOHNSTON DL，ALONZO TA，GERBING RB，et al. Superior outcome of pediatric acute myeloid leukemia patients with orbital and CNS myeloid sarcoma：a report from the Children's Oncology Group［J］. Pediatr Blood Cancer，2012，58：519-524.

［3］ASHWAQ MOHAMMED J，ALMALKI1 FAISAL，ALI ALOTAIBI1. Unilateral Proptosis As An Initial Sign Of Acute Myeloid Leukemia In A Child：A Case Report［J］. International Medical Case Reports Journal，2019，12：319-323.

病例24　靶向药物联合化疗治疗*E2A/HLF*阳性急性淋巴细胞白血病

案例分析

【入院前情况】　患儿，男，5岁。因"皮肤出血点3天"于2020年2月19日就诊于当地医院，查体：神清，反应可，周身皮肤可见散在出血点及瘀斑，心肺听诊无异常，肝脏肋下5cm，质中，脾脏肋下5cm，质中。既往史、个人史、家族史无特殊。血常规结果不详。髂骨骨穿检查，原幼样不明细胞占63.6%。流式免疫分型：考虑急性淋巴细胞白血病（CommonB-ALL可能）。43种融合基因筛查：*E2A/HLF*阳性。染色体核型：46，XY，der（1）t（1；2）（q42；q21），−2，t（17；19）（q22；p13）＋mar［13］/46；XY［7］。FISH：*PDGFRB*，*CRLF*，*EVT6/RUNX1*等均阴性。*IKZF1*基因外显子1-8未检测到大片段缺失。当地按CCLG-ALL 2008方案给予VDLD方案诱导化疗1疗程，化疗第19天复查骨髓形态提示原幼淋占5.2%，流式MRD：异常免疫表型的白血病细胞占有核细胞的1.5%。诱导化疗结束后转入我院进一步诊治。入院查体无明显阳性体征。行骨穿检查，骨髓穿刺涂片：原幼淋巴细胞占1%。流式免疫分型：异常细胞群占有核细胞的1.9%，为异常B淋巴母细胞表型（CommonB-ALL）。43种融合基因筛查：*E2A/HLF*弱阳性。染色体核型正常。

【分析】　这是一例诊断明确的ALL患儿，诱导缓解治疗后，骨髓形态学为完全缓解状态。化疗第19天骨髓流式MRD＞1%，提示早期治疗反应不佳，依据CCCG-ALL 2015方案，暂评为中危组，予IR/HR组CAM方案化疗。化疗过程顺利，出院。于2020年4月30日再次入院，化疗前复查骨髓形态：原幼淋巴细胞占39.5%。融合基因*E2A/HLF*阳性；流式MRD：异常B淋巴母细胞占有核细胞的30.09%。染色体呈复杂核型，详见表24-1。诊断：急性淋巴细胞白血病（Common B，*E2A/HLF*阳性，复发）。暂予VLCAM方案化疗。

患儿治疗后2个月即出现复发，考虑为超早期复发，提示预后较差。我们之前的研究发现，大剂量甲泼尼龙为基础的联合化疗方案（VDLM＋EA）对于复发及存在高危因素的ALL患者完全缓解率可达94%。因此，在完成7天的VLCAM方案治疗后，我们序贯给予大剂量甲泼尼龙（MP）720mg/m²，d8～14，d15～23逐渐减停。d15骨髓形态示幼稚细胞仍达44.5%，融合基因*E2A/HLF*阳性；流式MRD：异常B淋巴母细胞占有核细胞的6.19%。染色体核型正常。

该患儿对常规化疗反应不佳。有报道*E2A/HLF*阳性ALL患者使用达沙替尼联合化疗获得长期存活，因此在d16给本例患儿加用达沙替尼60mg/m²，qd。

【入院后情况】 2周后，再次复查骨髓细胞形态：原幼淋巴细胞占34%。融合基因*E2A/HLF*阳性；流式MRD：异常B淋巴母细胞占有核细胞的35.82%。染色体核型异常，详见表24-1。提示仍未缓解。

表24-1 患儿治疗过程中监测骨髓相关检查结果一览表

日期	骨髓原幼淋巴细胞	流式MRD	融合基因*E2A/HLF*	染色体核型分析
初诊（2020年2月20日）	63.6%	26.00%	阳性	46，XY，der（1）t（1；2）(q42；q21)，-2，t（17；19）(q22；p13) ＋mar［13］/46；XY［7］
化疗d19（2020年3月13日）	5.2%	1.50%	—	—
转入我院（2020年4月2日）	1.0%	1.90%	弱阳性	46，XY［20］
复发（2020年4月30日）	39.5%	30.09%	阳性	46，XY，t（17；19）(q22；p13)［13］/46，idem，der（1）t（1；2）(q42；q11.2)，-2，add（4）(q31)，mar［7］/46，xy［5］
VLCAM＋MP d15（2020年5月14日）	44.5%	6.19%	阳性	46，XY［20］
加用达沙替尼d12（2020年5月26日）	34.0%	35.82%	阳性	46，XY，t（17；19）(q22；p13)［17］/46，XY［3］
VDLMEA＋达沙替尼＋维奈托克d14（2020年6月12日）	0	0.06%	弱阳性	46，XY［2］

续　表

日期	骨髓原幼淋巴细胞	流式MRD	融合基因 E2A/HLF	染色体核型分析
VDLMEA＋达沙替尼＋维奈托克d30（2020年6月28日）	0	＜0.01%	阴性	46，XY［20］

【小结】　患儿复发之后再化疗效果差，难以达到缓解。有体外研究证实，E2A/HLF阳性ALL对BCL-2抑制剂维奈托克敏感，因此我们将维奈托克纳入治疗方案。后续给予大剂量甲泼尼龙联合方案（VDLM＋EA）联合达沙替尼、维奈托克治疗，具体为：长春新碱1.5mg/m^2，d1、8、15、22；柔红霉素30mg/m^2，d1、8、15；培门冬酶2000IU/m^2，d6；甲泼尼龙720mg/m^2，d1～7，480mg/m^2，d8～15，480mg/m^2，d17、19、21、23、25、27、29；阿糖胞苷300mg/m^2，d22、25、29；依托泊苷3mg/kg，d36、43。达沙替尼60mg/（m^2·d），维奈托克50mg，d1，100mg，d2，d3及之后200mg/d。d15复查骨髓细胞形态：粒系比例减低、红系比例增高、巨核增生骨髓象。复查融合基因E2A/HLF弱阳性；流式MRD：异常B淋巴母细胞占有核细胞的0.06%。染色体核型正常。d30复查骨髓细胞形态：粒系比例减低、红系比例正常。复查融合基因E2A/HLF阴性；流式MRD：CD19＋B淋巴细胞比例极低，异常B淋巴母细胞占有核细胞＜0.01%。染色体核型正常。治疗过程中监测肝肾功能、心肌酶、心肌损伤标志物、电解质、凝血功能等，均无明显异常。后患儿顺利进行脐血造血干细胞移植。

讨　论

急性淋巴细胞白血病（ALL）是儿童最常见的血液系统恶性肿瘤，可伴随染色体易位及融合基因产生。E2A/HLF是由t（17；19）（q22；p13）易位产生的一种融合基因，又称为TCF3/HLF，较为罕见，但易发生多药耐药，预后极差。

曾有肿瘤药敏实验认为E2A/HLF阳性患者对传统化疗不敏感，但对糖皮质激素、蒽环类药物敏感。本例患儿诱导缓解治疗后达到形态学完全缓解，与之相符。但很快出现复发，因此我们为其制订治疗方案时考虑加入糖皮质激素；结合我们之前大剂量甲泼尼龙联合化疗方案的研究结果，在复发初期，给予大剂量甲泼尼龙以期达到缓解。然而d15骨髓形态示幼稚细胞仍达44.5%，提示该患儿对糖皮质激素的敏感性欠佳。也有文献报道 *E2A/HLF* 阳性ALL患者使用达沙替尼联合化疗获得长期存活，因此在d16给本例患儿加用达沙替尼。令人遗憾的是，联合达沙替尼并未达到预期的疗效，d27复查骨髓提示仍未缓解。该患者诊断并化疗后2个月即出现复发，为超早期复发，且后续的化疗效果差，两次复查骨髓均提示未缓解，我们分析可能与多药耐药有关。

E2A/HLF 的致癌活性主要通过上调B细胞淋巴瘤因子2（BCL-2）的表达，抑制B细胞型造血祖细胞凋亡，导致急性B淋巴细胞白血病的发生。BCL-2家族的抗凋亡蛋白可通过抑制促凋亡蛋白的激活，从而抑制线粒体凋亡途径的启动，最终促进细胞存活。体外研究证实，*E2A/HLF* 阳性ALL对BCL-2抑制剂维奈托克敏感。维奈托克为新型BCL-2抑制剂，通过特异性与BCL-2结合，置换BIM等促凋亡蛋白并导致线粒体外膜通透性增加，半胱天冬酶活化等机制，辅助修复肿瘤细胞的凋亡过程，随之细胞凋亡恢复。综上，我们将维奈托克纳入方案。最终通过大剂量甲泼尼龙联合方案（VDLM＋EA）联合达沙替尼、维奈托克使患儿达到分子遗传学缓解，从而获得了造血干细胞移植的宝贵机会。

专 家 点 评

目前儿童急性淋巴细胞白血病（ALL）经一线药物化疗后无病生存率达80%以上，但有些亚组的复发率仍然很高，随着分子遗传学的发展，目前已知预后不良的融合基因有 *MLL*、*E2A/PBX*1、*E2A/HLF* 等。其中 *E2A/HLF* 发生率极低，不足1%，但早期复发率高，且常规的化疗效果不佳，难以再次达到缓解。因此，需要寻找最佳的治疗方案。

维奈托克作为新型BCL-2抑制剂，近年来在成人恶性血液系统疾病的应用效果显著。维奈托克最先被批准用于复发、难治性慢性淋巴细胞白血病（CLL）的治疗，在一个纳入116例CLL大样本的首次临床试验中，发现维奈托克的严重不良反应是肿瘤溶解综合征（tumor lysis syndrome，TLS），其他毒性还包括腹泻、恶心（分别为52%和47%的患者）和上呼吸道感染（48%的患者）。最常见的3级或4级不良事件是中性粒细胞减少（41%），最常见的严重不良事件是中性粒细胞减少伴发热（6%）。随着研究的不断深入，在成人急性髓系白血病（AML）也显示出良好的治疗效果。维奈托克不仅可以显著降低AML患者BCL-2的表达，还可以促进TNF-α、IFN-γ的释放，从而启动免疫应答，杀伤肿瘤细胞，并且未观察到明显的TLS的发生。研究发现 *E2A/HLF* 阳性的ALL以及亚二倍体ALL均对维奈托克具有特异敏感性。维奈托克与酪氨酸激酶抑制剂（TKI）有协同作用，TKI可以增加BCL-2对维奈托克的敏感性，且二者毒性无叠加。维奈托克联合TKI或化疗药物在成人AML、CLL、复发难治T-ALL等显示出更好的疗效。

考虑到本例患儿多药耐药，为挽救性治疗，采用维奈托克联合达沙替尼和化疗的方案。尽管维奈托克已在成人血液系统恶性肿瘤的治疗中取得了令人振奋的治疗效果，然而由于儿童群体的特殊性，目前尚无在儿童恶性疾病大规模临床试验的数据。维奈托克的用法、用量我们参考了Place AE等发起的维奈托克治疗儿童复发/难治恶性肿瘤Ⅰ期临床研究，是全球性的首次儿童患者临床试验。该试验设计中，将维奈托克用于*TCF3-HLF*阳性ALL患者一线诱导治疗方案。该患儿在应用维奈托克联合治疗第14天复查骨髓形态学达到完全缓解，流式MRD明显减少；第30天评估达分子遗传学缓解，验证了达沙替尼与维奈托克联用有协同诱导肿瘤细胞凋亡的作用。我们在对患儿的治疗过程中，监测肝肾功能、心肌酶、电解质均无明显异常，未出现肿瘤溶解综合征的表现。

*E2A/HLF*阳性的急性淋巴细胞白血病患儿早期复发率高，再缓解率低。在*E2A/HLF*阳性ALL中，我们首次使用维奈托克联合达沙替尼及化疗取得令人满意的疗效，且患儿耐受性好，无严重不良反应发生。关于维奈托克在儿童血液系统肿瘤性疾病中的应用，需要进行更多的研究。

参 考 文 献

［1］邹尧，张丽，陈晓娟，等. 大剂量甲强龙联合方案治疗复发或高危儿童急性淋巴细胞白血病的临床研究［J］. 白血病·淋巴瘤，2007，16（3）：195-198.

［2］INUKAI T，HIROSE K，INABA T，et al. Hypercalcemia in childhood acute lymphoblastic leukemia：frequent implication of parathyroid hormone-related peptide and E2A-HLF from translocation 17；19［J］. Leukemia，2007，21（2）：288-296.

［3］FISCHER U，FORSTER M，RINALDI A，et al. Genomics and drug profiling of fatal TCF3-HLF-positive acute lymphoblastic leukemia identifies recurrent mutation patterns and therapeutic options［J］. Nat Genet，2015，47：1020.

［4］PLACE AE，GOLDSMITH K，BOURQUIN JP，et al. Accelerating drug development in pediatric cancer：a novel Phase I study design of venetoclax in relapsed/refractory malignancies［J］. Future Oncol，2018，14（21）：2115-2129.

病例25 急性淋巴细胞白血病化疗期间伴发颅内静脉窦血栓

案例分析

【入院前情况】 患儿，男，9岁。因"颈部肿物2个月"于2016年2月18日入院。入院查体：无贫血貌，周身皮肤无黄染、皮疹及出血点，双侧颈部可触及直径3～4cm大小肿物，边界清楚，活动度可，无触痛。牙龈不肿，咽部无充血，扁桃体Ⅱ度肿大，无脓苔，肝肋下2cm，脾肋下2cm，质中，边锐。血常规：WBC $66.18×10^9$/L，RBC $4.9×10^{12}$/L，Hb 142g/L，PLT $129×10^9$/L，幼稚细胞65%（表25-1）。

【分析】 患儿男性，病程短，以淋巴结肿大为主要表现，检查发现白细胞增多，查体可见浅表淋巴结肿大，这是临床表现比较典型的淋巴瘤/白血病病例。

【入院后情况】 入院后完善相关检查，据骨髓细胞形态学、免疫分型、染色体核型等检查明确诊断为：急性淋巴细胞白血病（ALL，T细胞型，中危组）。患儿诊断明确，按CCCG-ALL-2015方案予VDLD方案治疗，2016年2月22日予行PICC置管术，过程顺利，d5天（2月23日）外周血分类幼稚细胞＞$1×10^9$/L，泼尼松不敏感。2月24日行腰穿治疗1次，过程顺利，给予培门冬酶2600U，当日下午患儿出现头晕、头痛，前额部为主，持续性发作，不伴视物旋转及黑矇，无眼球震颤，伴有呕吐2次，呕吐物为胃内容物，无咖啡色物，剑突下轻压痛。神经系统查体无阳性体征，BP 126/65mmHg。请眼科会诊查看眼底有无视盘水肿，并查头颅CT、鼻旁窦CT、胸部CT，监测凝血指标，口服硝苯地平片降压后患儿头痛好转，仍有头晕。眼科会诊眼底未见异常。血细胞分析：WBC $6.34×10^9$/L，NEUT $4.9×10^9$/L，RBC $4.83×10^{12}$/L，Hb 141g/L，PLT $184×10^9$/L，脑脊液葡萄糖（Glu）4.42mmol/L，氯（Cl）123.5mmol/L，微量蛋白0.3g/L。脑脊液常规（CSF-RT）：脑脊液无色、透明，白细胞计数为0。2月25日头颅、胸部CT检查：大枕大池，口咽后壁软组织增厚，眼眶、胸部CT平扫未见确切异常，颈部间隙、两侧腮腺内及颈部皮下、纵隔内、两侧锁骨上窝、腋下多发淋巴结，部分肿大，左侧筛窦黏膜略增厚。患儿呕吐较剧烈，2月26日立位腹平片示下腹部分肠管扩张积气，结肠内大量肠内容物，予加强止吐，通便，抑酸，补液，患儿仍诉头晕。

患儿化疗及腰穿后出现头晕、头痛、血压偏高，伴有恶心、呕吐，不伴有空间位置关系的定向和平衡障碍，无明显眼球震颤，无神经系统阳性体征，CT未见明显异常，眼科检查未见明显异常，考虑上述症状可能与腰椎穿刺相关。予加强对症及支持治疗。

化疗d11，患儿仍诉头晕，伴呕吐，行颈部核磁示右侧椎动脉信号较对侧变细，神经内科考虑颈椎病？屈光不正？给予氟桂利嗪治疗，患儿病情好转，头晕、呕吐症状较前减轻。继续原方案化疗。化疗过程中出现出凝血异常，d12（3月2日）及d17（3月7日）给予纤维蛋白原输注纠正低纤维蛋白原血症。d17患儿出现腹痛，立位腹平片显示右中腹部多发气液平，考虑不全肠梗阻。嘱禁食，予以通便药物、肛管排气及腹部按摩，患儿症状好转，复查立位腹部平片显示腹腔肠管积气，无梗阻征象，给予流质饮食。d19行腰穿＋鞘注，行脑脊液常规、生化检查未见异常。d20（3月10日）患儿晨起无诱因出现抽搐，表现为意识丧失、双眼凝视、口吐白沫、口周发绀、四肢强直震颤、小便失禁，持续约3分钟，意识恢复，抽搐停止，1个小时后再次出现局部抽搐发作，表现为面部肌肉痉挛，左侧上肢震颤，言语不利，意识尚清晰，持续约1分钟，症状缓解。

婴幼儿突发抽搐症状，最常见于高热惊厥。年长儿要首先考虑是否有颅内感染的征象。既往有颅脑外伤病史者更容易出现痫性发作。对于血液病患者，高血压、电解质紊乱、颅内出血/血栓均为临床较常见的抽搐诱因。必要检查包括：血常规、血糖、血钙、肝肾功能，凝血功能，以除外全身代谢性疾病所致的痫性发作。对于可疑中枢神经系统感染患者还应做腰穿检查，可疑颅内血管畸形需行脑血管造影检查。治疗上要给予镇静、控制惊厥、降颅压基础上监测患儿生命体征。本例患儿在应用培门冬酰胺酶过程中出现抽搐，鉴于培门冬酰胺酶常见不良反应有出凝血异常等，需监测凝血功能，注意出血或血栓的发生并及时对症治疗。患儿血常规：Hb 95g/L，WBC $1.14×10^9/L$，PLT $71×10^9/L$；凝血功能：PT 13.1s，INR 1.14，APTT 48.6s，TT 20.5s，Fib 0.85g/L，AT-Ⅲ 76.1%，FDP 8.4μg/ml，D-二聚体 3.11g/L（表25-2）；电解质、血糖、血钙均正常。头颅CT：①大脑镰后部增宽伴混杂密度影，考虑静脉窦血栓伴部分大脑上静脉血栓形成；②右顶叶低密度影，考虑静脉性脑梗死（图25-1）。

表25-1 化疗前与化疗后血常规变化情况

血常规	化疗前	化疗时间								
		d1	d5	d10	d15	d20	d25	d30	d35	d40
WBC（×10⁹/L）	66.18	33.04	15.56	3.85	2.57	1.12	1.49	3.21	1.58	2.59
Hb（g/L）	142	139	129	137	114	103	85	76	78	70
PLT（×10⁹/L）	129	121	138	193	182	72	84	159	159	240

表25-2 出凝血功能检查显示

日期	PT/s	INR	APTT/s	TT/s	Fib/（g/L）	AT-Ⅲ/%	FDP/（μg/ml）	D-二聚体/（g/L）
2月18日	12.3	1.06	28.4	17.4	2.37	91.8	1.6	0.44
2月26日	12.3	1.06	25.6	16.7	1.95	105.5	1.6	0.41
2月29日	12.8	1.1	34.7	18.6	1.11	85.3	1.4	0.30
3月2日	13.7	1.18	42.4	21.9	0.77	60.3	0.8	0.27
3月4日	13.3	1.15	34.6	20	1.27	76.3	1.6	0.52
3月7日	12.9	1.12	34.7	19.5	0.99	82.4	4	1.79
3月9日	13.8	1.20	47.5	18.4	1.21	80.1	7.9	2.52
3月10日	13.1	1.14	48.6	20.5	0.85	76.1	8.4	3.11
3月11日	13.2	1.15	41.4	18.3	1.5	63.1	7.3	3.21
3月12日	12.9	1.12	45.4	14.1	2.17	69.9	5.4	2.24
3月13日	12.1	1.05	41.4	20.5	2.17	70.6	4.2	2.14
3月14日	11.8	1.02	36.7	18.4	2.14	93.6	3.2	1.67
3月16日	11.7	1.01	32.4	20	2.2	100.3	2.7	1.36
3月19日	11.1	0.95	29.5	21.6	1.81	96.9	2.4	1.23
3月21日	11.3	0.97	26.5	17	2.76	116.4	3.9	1.13
3月25日	12.9	1.12	42.9	14.1	2.76	92.7	3.5	1.03
3月28日	11.5	0.99	37.3	17.9	2.52	102.6	3.2	0.78

【小结】 患儿应用VDLD化疗过程中出现抽搐，电解质及血糖正常，出凝血异常，为纤维蛋白原减低及D-二聚体增高，头CT示"颅内静脉窦血栓"，诊断明

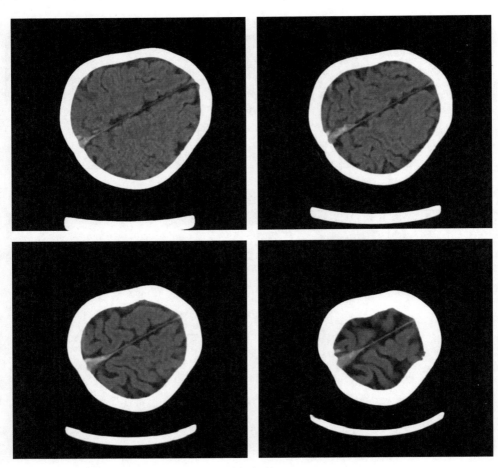

（发病时）

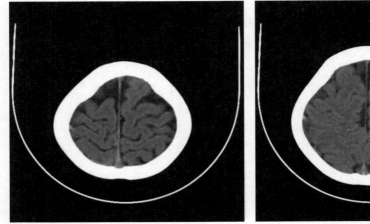
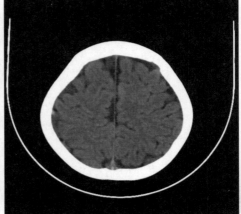

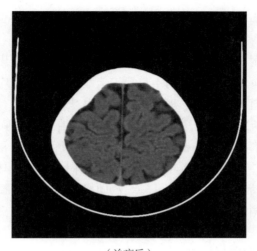

（治疗后）

图 25-1　头颅 CT

确。给予吸氧、镇静，甘露醇降颅压控制抽搐，诊断明确后给予那屈肝素钙注射液 0.4ml sc q12h×28 天抗凝、新鲜冰冻血浆补充凝血因子治疗。后患儿病情稳定，未再有抽搐发作。继续巩固治疗，化疗过程顺利，后续应用培门冬未再有血栓形成，患儿一般状况良好。

讨　论

本例患儿原发病诊断明确，为 T-ALL，激素预治疗反应不佳，定为高危组。VDLD 诱导方案化疗过程中反复头晕、头痛，呕吐频繁，胃肠道反应明显，后出现抽搐。给予降颅压、咪达唑仑镇静对症，控制惊厥后行影像学检查明确诊断为颅内静脉窦血栓。

在化疗过程中我们常常会与药物不良反应打交道，常见的化疗不良反应有食欲缺乏、恶心、呕吐等胃肠道反应、脱发、肝功能异常、骨髓抑制等。有些化疗药物除了常见的不良反应外还会有特殊的不良反应，比如长春新碱导致的末梢神经炎，蒽环类药物的心脏毒性，异环磷酰胺引起的出血性膀胱炎，激素导致的肥胖、高血压、高血糖、感染、股骨头坏死等。门冬酰胺酶是治疗 ALL 经常用到的药物，培门冬与普通门冬酰胺酶不良反应类似，临床常见包括过敏反应、急性胰腺炎、出凝血异常、药物性糖尿病、肝功能损害等，少见的还有高血氨综合征，可逆性后部脑白质病以及颅内静脉窦血栓等。此患儿为一例少见的颅内静脉窦血栓形成病例。

患儿对化疗的耐受性比较差，在一开始化疗就开始频繁出现各种不适。腰穿术后开始的头痛、头晕，胃肠道的不良反应有恶心、呕吐，应用长春新碱及止吐药物之后出现的肠道不全梗阻。患儿的初始症状头痛、头晕及恶心在除外其他原因后考虑腰椎穿刺所致。腰椎穿刺后头痛一般发生在腰椎穿刺后48小时以内。主要表现为前额及枕部的疼痛或者是弥漫性的疼痛，疼痛性质常为钝痛或者波动性痛，常常会伴有恶心，可伴有颈项强直、视物模糊、畏光、耳鸣、眩晕及视力下降。以上症状平均持续4天，有时可持续数周或数月。诊断腰穿后头晕、头痛一定要除外器质性疾病。因头痛症状多见于神经系统中颅内病变及眼耳鼻喉的颅外病变。

患儿于化疗后出现抽搐，考虑患儿应用激素及门冬制剂可引起高血压，高血糖；患儿胃肠道反应重、饮食欠佳，可引起电解质紊乱；应用培门冬酰胺酶，可出现出凝血异常，出血或血栓也是应该考虑的抽搐原因。在镇静、控制惊厥、降颅压基础上监测患儿生命体征，同时进行电解质、血糖、血常规及出凝血检查，并完善颅内影像学检查，控制症状同时寻找病因。该病人行头颅CT示：①大脑镰后部增宽伴混杂密度影，考虑静脉窦血栓伴部分大脑上静脉血栓形成；②右顶叶低密度影，考虑静脉性脑梗死。结合患儿的症状及影像学检查，最终明确诊断为颅内静脉窦血栓。

目前认为本病治疗包括对症治疗及抗凝治疗，必要时针对血栓行溶栓/机械取栓，开颅减压治疗，以及对因治疗。本例患者在给予吸氧、镇静及降颅压对症治疗后，予那屈肝素钙注射液0.4ml sc q12h抗凝治疗，给予纤维蛋白原及新鲜冰冻血浆补充凝血因子纠正出凝血异常治疗。经积极治疗，患儿未再出现抽搐，病情稳定。3月23日复查头颅CT为：①右顶叶低密度影，考虑缺血性改变；②大脑镰后部增宽伴混杂密度影；③大枕大池。给予继续巩固治疗，化疗过程顺利，在经过几个疗程化疗后顺利完成了造血干细胞移植治疗。

专家点评

急性淋巴细胞白血病是儿童期常见的血液系统恶性肿瘤，约占儿童恶性肿瘤的1/3，近年来随着支持治疗手段的提高及化疗方案的成熟，有更多的儿童急性淋巴细胞白血病患者通过化疗而获得长期生存，生存率可达80%～90%。但是化疗过程中并发症及合并症的发生仍是影响患儿生存质量的重要因素。常见的化疗毒副作用包括胃肠道反应、脱发、骨髓抑制、心脏毒性（如蒽环类药物DNR，生物碱类的HHT等）。

门冬酰胺酶（L-ASP）是治疗儿童ALL的重要药物，某些肿瘤细胞如白血病细胞缺乏门冬酰胺合成能力，需要外源门冬酰胺供给其蛋白质合成，门冬酰胺酶特异性的水解门冬酰胺，生成L-天冬氨酸和氨，耗竭患者体内门冬酰胺从而特异地阻断了肿瘤细胞的蛋白质合成，达到选择性的抗肿瘤作用。培门冬酶（Peg-asp）是一种新型的门冬酰胺酶，作为一种聚乙二醇化学偶联修饰后的新门冬酰胺酶制剂，既保持了左旋门冬酰胺酶的抗肿瘤活性，又降低了外源性细菌蛋白质的免疫原性，半衰期长，致敏性小，临床使用时给药次数少，可以让患儿有更好的依从性，在临床中得到了越来越多的应用。培门冬酶/门冬酰胺酶分解体内的门冬酰胺使蛋白质合成减少，蛋白质来源的凝血因子合成减少，导致凝血功能障碍，凝血功能的障碍可导致部分病人出现严重的出血、血栓的并发症。Dana-Farber癌症研究所Qureshi等大样本统计，2.4%～5.0%的儿童急性淋巴细胞白血病发生与培门冬相关的静脉血栓栓塞有关，颅内静脉窦血栓患者占1.1%～1.3%。发病时间集中在应用培门冬诱导缓解期，中央静脉置管和大剂量激素的应用增加了血栓的发生风险。

颅内静脉窦血栓（cerebral venous sinus thrombosis，CVST）是肿瘤化疗后比较少见的临床急症，是一种少见的卒中类型，常累及年轻个体，在一般人群中发病率近百万分之五，占所有卒中的0.5%～1.0%。已报道的常见颅内静脉窦血栓病因包括系统性红斑狼疮、肾病综合征、白血病或淋巴瘤接受门冬酰胺酶治疗以及创伤等。临床表现常有因静脉回流受阻出现的颅内高压、癫痫、神经功能缺损等表现，严重可引起意识障碍，脑疝，并导致死亡，病死率为11%～17%，22%～50%的患儿会留有神经系统残疾。颅内静脉窦血栓诊断主要根据临床症状及影像确诊。临床症状与血栓位置有关，大多数都会出现头痛。脑深部静脉系统的血栓形成症状较重，可出现丘脑或基底节区梗死。大多脑深部静脉系统血栓患者可表现为迅速进展的神经功能恶化。临床常用的影像学检查方法有头颅CT和MRI。CTV、MRV这些静脉成像技术也经常被使用，另外D-二聚体可作为CVST辅助诊断的重要指标之一。急性期的CVST在CT平扫上，主要征象是皮质静脉或静脉窦的高密度征。急性血栓形成的皮质静脉和静脉窦表现为其内均质性高密度影。MRI对血栓形成后各阶段的评估更加敏感。高度怀疑本病若CT或MRI平扫为（－），应该进行静脉成像检查。

颅内静脉窦血栓的治疗包括对症治疗，抗凝治疗，必要时针对血栓溶栓/机械取栓，开颅减压治疗，以及对因治疗。由于颅内静脉窦血栓形成的患者癫痫的发生率可高达34%～44.3%，癫痫可以加重大脑缺氧损害，可出现猝死。因此，早期抗癫痫治疗非常必要。痫性发作不伴有脑实质损害的患者接受抗癫痫治疗可能是获益的，不推荐无痫性发作患者抗癫痫治疗。颅内静脉窦血栓常导致颅内高压、脑积水。通过适当使用脱水剂降低颅内压，减轻脑水肿。对于严重的颅高压患者，开颅减压引流亦可以选择。应注意脑脊液过度引流可能加重血液高凝状态。急性期抗凝治疗可以选择肝素或者低分子肝素。肝素的使用并不会增加新发颅内出血或者不良预后。大多数患者的神经功能可通过抗凝治疗恢复，单纯抗凝治疗情况下，CVST的部分或完全再通率为47%～100%。如果抗凝治疗后病情仍恶化，或在采取其他治疗措施后颅内高压仍控制不佳，则可使用溶栓治疗或者机械取栓。

综上所述，急性淋巴细胞白血病患儿应用门冬酰胺酶制剂期间应注意监测出凝血，当出现无明显诱因的头晕、头痛、抽搐，或者神经精神改变者，不能用各种脑炎、脑膜炎解释者，应考虑到出凝血存在的可能，尽快行头颅CT或头颅MRI检查以明确诊断。早期确诊并予以正确的抗凝治疗对改善预后至关重要。希望本病例能够提高临床医生对CVST的认识。

参 考 文 献

[1] 中国临床肿瘤学会，中华医学会血液学分会，中华儿科血液学分会. 培门冬酶治疗急性淋巴细胞白血病和恶性淋巴瘤的专家共识 [J]. 临床肿瘤学杂志，2013，18（3）：256-263.

[2] 王澎，吉训明，冀园琦，等. 儿童颅内静脉窦血栓形成抗凝治疗的队列研究 [J]. 中华小儿外科杂志，2016，37（3）：163-171.

[3] 任红瑞，郭栋. D-二聚体对颅内静脉窦血栓诊断价值的Meta分析 [J]. 中国实用神经疾病杂志，2018，21（5）：465-469.

[4] 马银华，史强. 脑静脉（窦）血栓形成的MRI和MRV诊断价值 [J]. 中国CT和MRI杂志，2014，11（1）：36-38.

[5] 郝雪涛，刘天峰，伊慧明，等. 儿童急性淋巴细胞白血病并发颅内静脉窦血栓3例 [J]. 国际儿科学杂志，2019，046（5）：385-386.

[6] SAPOSNIK G, BARINAGARREMENTERIA F, BROWN RD Jr. Diagnosis and management of cerebral venous thrombosis: a statement for the American Heart association/American Stroke Association [J]. Stroke，2011，42（4）：1158-1192.

病例26 伴嗜酸粒细胞增多和*PDGFRB*重排阳性的髓系肿瘤

案例分析

【入院前情况】 患儿，男，1岁7月龄。因"发现嗜酸粒细胞计数增多13个月"于2015年5月就诊于中国医学科学院血液病医院。患儿生后6个月行预防接种后出现反复发热、呕吐，于当地医院就诊发现白细胞、嗜酸粒细胞计数增多，后门诊随访白细胞及嗜酸性粒细胞呈进行性增多。患儿1岁以内反复出现腹泻，行胃肠镜检查结合病理活检，考虑"嗜酸性粒细胞增多症"，予抗感染和对症支持治疗无明显好转。1岁3月龄出现鼻出血、肝脾肿大，躯干部红色斑疹，下肢散在针尖样出血点，先后予抗感染、止血以及输注血小板等对症支持治疗，疗效不佳转来我院。家族个人史：患儿系第2胎第2产，足月顺产，无缺氧窒息史，母孕期曾有甲状腺功能减退，否认妊娠期间高血压、糖尿病病史。患儿有一姐姐（同父异母），现13岁，体健；有一哥哥（同母异父），现12岁，体健。否认父母近亲结婚，家族无嗜酸性粒细胞增多患者，无遗传性疾病史。体格检查：患儿精神反应差，嗜睡，营养中等，中度贫血貌，皮肤黏膜苍白，颈部、腋下、腹股沟可触及数枚绿豆大小肿大淋巴结，质韧，活动度可，无触痛。心肺部检查未见异常，肝脏肋下约5cm，脾肋下约8cm，质韧边钝，神经系统查体无异常，未见畸形。

【分析】 患儿为男性幼儿，年龄小，发病早，生后6个月发病，病程长，病史超过1年，病情重，一般情况差。临床表现主要为反复感染、皮疹、肝脾肿大，白细胞、嗜酸性粒细胞计数明显增多，予抗感染以及对症支持治疗，疗效不显著。

【入院后情况】 院外辗转多家医院，行多项化验检查，主要辅助检查如下：血常规：WBC $127×10^9$/L，RBC $2.84×10^{12}$/L，Hb 83g/L，PLT $51×10^9$/L，嗜酸粒细胞 $20.32×10^9$/L。寄生虫、真菌以及感染相关病原学等检查（-）。免疫学相关抗体筛查（－）。彩超：肝大（肋下5cm），巨脾（肋下8.8cm，厚4cm），双侧腋下、颈部、腹股沟淋巴结轻度肿大，腹腔内淋巴结轻度肿大。皮肤活检示炎症性病变。肝脏穿刺示肝内较多嗜伊红白细胞浸润，肝窦内炎症。胃肠镜检查及病理活检：除外炎症性肠病、嗜酸性粒细胞性胃肠炎。先后行3次骨髓穿刺，骨髓象示骨髓增生明显活跃，粒系比例增高，嗜酸性粒细胞易见，红系比例减低，巨核细胞减少。免疫分型：骨髓嗜酸粒细胞比例明显增高，约占骨髓有核细胞23%，其他表型未见明显异常。骨髓特殊酶组织学染色检查阴性。幼年型粒单核细胞白血病相关基因突变分析无明显异常。染色体核型46,XY,t(1;5)(q21;q33)[20]（图26-1）。荧光原位杂交（FISH）检测BCR/ABL融合基因阴性，FISH7/7q缺失阴性，FIP1L1/PDGFRA融合基因阴性。

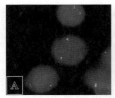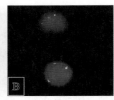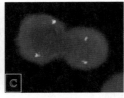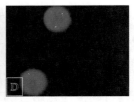

A：治疗前正常对照；B：治疗前阳性结果；C：治疗后正常对照；D：治疗后阴性结果；采用VYSIS双色分离PDGFRB探针，3'PDGFRB（5q32）基因标记为红色，5'PDGFRB（5q32）基因标记为绿色，正常细胞显示为红绿融合信号，PDGFRB基因重排阳性细胞显示为一红一绿一融合。

图26-1　伊马替尼治疗前后伴嗜酸粒细胞增多和PDGFRB基因重排的髓系肿瘤患儿荧光原位杂交结果

【小结】　患儿发现嗜酸性粒细胞增多13个月余，伴肝脾淋巴结肿大。临床引起嗜酸性粒细胞增多的病因主要分为四大类：家族性嗜酸性粒细胞增多症、继发性嗜酸性粒细胞增多症、原发性嗜酸性粒细胞增多症以及特发性嗜酸性粒细胞增多症。分析该例患儿：家族性（遗传性）嗜酸性粒细胞增多症：发病机制不明，呈家族聚集，该患儿家属否认家族有嗜酸性粒细胞增高病史，不支持。

继发性（反应性）嗜酸性粒细胞增多症：嗜酸性粒细胞增多症多数患者为继发性，即继发于其他疾病引起的嗜酸性粒细胞增多。嗜酸性粒细胞本身不是克隆性的，通常是对辅助性T细胞产生的促嗜酸性粒细胞生长因子（IL-3、IL-5、GM-CSF）反应的结果，治疗主要是针对原发病。最常见的引起嗜酸性粒细胞增多的疾病有：①过敏性疾病：如支气管哮喘、过敏性鼻炎、药物过敏等，但患儿无反复发作的喘息，无打喷嚏、流鼻涕、鼻痒等症状，免疫球蛋白IgE不高，家属否认患儿存在食物、药物过敏。②感染：如寄生虫、真菌感染，患儿年龄小，免疫力低，存在发热、腹泻，需警惕寄生虫、真菌感染，但患儿临床常见寄生虫以及其他病原学检查均阴性。③胃肠道疾病：嗜酸细胞性胃肠炎、肠道炎症性疾病等也可引起嗜酸性粒细胞增多，患儿院外行胃肠镜检查以及病理活检排除该类疾病。④风湿免疫性疾病：如系统性红斑狼疮、类风湿关节炎等，患儿发热、皮疹、血常规异常需警惕该类疾病，但患儿无关节肿痛、颊部红斑、口腔黏膜溃疡、光过敏等症状，且免疫学相关抗体筛查阴性。⑤皮肤病：如银屑病、剥脱性皮炎等，患儿皮疹皮肤红斑上无银白色鳞屑，无关节病变，院外皮肤活检也不支持。

原发性（克隆性）嗜酸性粒细胞增多症：嗜酸粒细胞起源于血液肿瘤克隆。临床常见疾病：①慢性嗜酸性粒细胞白血病（CEL）：是一种少见的嗜酸性前体细胞自主性、克隆性增生，导致外周血、骨髓及周围组织嗜酸性粒细胞持续增多的骨髓增殖性肿瘤。外周血嗜酸性粒细胞持续增多 $\geq 1.5 \times 10^9$/L，骨髓原始粒细胞 $\geq 5\%$ 且 $< 20\%$，且无 Ph 染色体或 *BCR-ABL* 融合基因、*PDGFRA* 等特殊基因，该例患儿嗜酸性粒细胞明显增多，Ph 染色体或 *BCR-ABL* 融合基因阴性，*PDGFRA* 阴性，但院外 3 次骨髓涂片骨髓原始粒细胞比例均小于 2%，且尚需除外其他特殊融合基因。②Ph＋慢性髓细胞性白血病（Ph＋CML）：起源于骨髓多能干细胞的恶性增殖性疾病，可致嗜酸性粒细胞增多。白细胞增多、脾肿大、Ph 染色体或 BCR-ABL 融合基因阳性可确诊，患儿 Ph 染色体或 *BCR-ABL* 融合基因均为阴性。③幼年型粒－单核细胞性白血病（JMML）：是一种罕见的儿童慢性髓系白血病，兼有骨髓增生异常综合征（MDS）和骨髓增殖性肿瘤（MPN）的特征。外周血单核细胞计数 $> 1 \times 10^9$/L，骨髓原始细胞 $< 20\%$，外周血胎儿血红蛋白水平高于同年龄正常值，常伴 *PTPN11*、*NRAS*、*KRAS*、*CBL*、*NF1* 突变。该患儿幼年型粒单核细胞白血病相关基因突变分析无异常，外周血胎儿血红蛋白水平正常。④急性髓系白血病（AML-M4EO）：可伴嗜酸性粒细胞增多，骨髓原始细胞 $\geq 20\%$，患儿原始细胞比例低，排除该病。

特发性嗜酸性粒细胞增多症：排除家族性、继发性以及原发性嗜酸性粒细胞增多，仍不能明确病因的，归于特发性嗜酸性粒细胞增多症。

上述临床常见引起嗜酸性粒细胞增多的疾病该患儿均不符合，是否诊断为特发性嗜酸性粒细胞增多症。再次仔细回顾患儿院外化验检查结果，发现患儿染色体核型46，XY，t（1；5）（q21；q33）[20]，存在1号染色体q21和5号染色体q33易位的细胞遗传学异常。2008年WHO造血与淋巴组织肿瘤分型标准新增了一类罕见肿瘤类型"伴嗜酸粒细胞增多和*PDGFRA*、*PDGFRB*或*FGFR1*异常的髓系和淋系肿瘤"。该类疾病伴有不同程度的嗜酸粒细胞增多，同时伴*PDGFRA*、*PDGFRB*或*FGFR1*重排。其中*PDGFRB*基因定位于染色体5q31-33，即该例患儿发生染色体易位区域。因此推测该患儿存在*PDGFRB*融合基因阳性，行荧光原位杂交（FISH）检测进一步验证。

FISH检测结果：*PDGFRB*重排阳性，阳性细胞百分率67%。

至此，患儿明确诊断为"伴嗜酸粒细胞增多和*PDGFRB*重排阳性的髓系肿瘤"。予口服伊马替尼100mg，1次/天，羟基脲0.5g，2次/天治疗。治疗1周后，患儿白细胞、嗜酸粒细胞降至正常，改口服伊马替尼100mg，1次/天，单药治疗。单药治疗1个月后，患儿肝脾回缩至正常。治疗2个月后，复查骨髓象：红、巨两系增生，粒系比例减低，淋巴细胞比例增高。染色体核型分析46，XY，der（1）[2]/46，XY[18]。FISH检测*PDGFRB*基因重排阴性，达血液学、细胞遗传学和分子生物学缓解。治疗3个月后，改口服伊马替尼100mg，隔天1次，维持治疗半年，因家属不愿患儿长期口服药物治疗，患儿于2015年底行异基因造血干细胞移植治疗，随访至今无复发。

讨　论

嗜酸性粒细胞增多症指外周血嗜酸性粒细胞（EOS）绝对值大于$0.5×10^9$/L，分为轻、中、重3度。轻度：EOS#（$0.5～1.5$）$×10^9$/L；中度：EOS#（$1.5～5.0$）$×10^9$/L；重度：EOS#大于$5.0×10^9$/L。该患儿嗜酸性粒细胞绝对值$20.32×10^9$/L，为重度嗜酸性粒细胞增多且存在器官浸润。嗜酸性粒细胞增多症是一组异质性疾病。排除家族性（遗传性）嗜酸性粒细胞增多症后，其主要被分为继发性（反应性）、原发性（克隆性）和特发性嗜酸性粒细胞增多症。而特发性嗜酸性粒细胞增多症根据有无器官受累又分为高嗜酸性粒细胞综合征和嗜酸性粒细胞增多症。

嗜酸性粒细胞增多症的诊疗思路：通过仔细询问病史、查体，以及相关实验室检查，明确导致嗜酸粒细胞增多症的可能原因，并评价可能的嗜酸粒细胞相关终末器官受损或功能异常。

1.轻度如无临床症状可随访观察。

2.有全身症状或持续性嗜酸粒细胞增多（嗜酸粒细胞绝对计数≥$1.5×10^9$/L）伴或不伴有可疑器官受损，首先应确定或排除可能的继发原因，如过敏、感染、胃肠道疾病、结缔组织病、呼吸系统疾病等，治疗主要是针对原发病的治疗。

3.无明确继发原因且嗜酸粒细胞增多（嗜酸粒细胞绝对计数≥$1.5×10^9$/L）患者，应考虑血液系统恶性肿瘤伴克隆性嗜酸粒细胞增多。①伴有*PDGFRA*、*PDGFRB*或*FGFR1*重排或*PCM1-JAK2*和嗜酸性粒细胞增多的髓/淋系肿瘤，这组疾病包括4个亚型。②慢性嗜酸性粒细胞白血病、不另作分类（CEL-NOS）以及WHO分类下其他血液系统肿瘤。CEL-NOS予羟基脲、干扰素治疗，其他血液系统肿瘤患者应采用针对血液系统肿瘤的治疗。

4.特发性嗜酸性粒细胞增多症　除外以上情况以及淋巴细胞变异型嗜酸粒细胞增多症，后者主要是由免疫表型异常的T细胞亚群分泌促嗜酸细胞生长因子致病，诊断主要依据外周血T淋巴细胞免疫表型分析，辅以T细胞受体（TCR）基因重排检测，治疗主要为糖皮质激素。嗜酸粒细胞增多症治疗的目的是降低嗜酸粒细胞计数和减少嗜酸粒细胞介导的器官功能受损。

伴嗜酸性粒细胞增多和*PDGFRB*基因重排的髓系或淋系肿瘤其诊断标准为：①一种髓系或淋系肿瘤，常伴有显著的嗜酸粒细胞增多，有时伴中性粒细胞或单核细胞增多；②染色体为t（5；12）（q31-33；p12）或累及5q31-33的其他染色体易位，或伴*ETV6-PDGFRB*融合基因或*PDGFRB*基因重排阳性；③应除外Ph样B-ALL相关的患者。

WHO推荐伴嗜酸粒细胞增多和*PDGFRB*基因重排的髓系肿瘤成人患者伊马替尼起始治疗量为400mg/d，但完全缓解后维持治疗量以及维持治疗时间尚无统一定论。由于该病儿童发病极其罕见，目前对于儿童患者的最佳治疗方案尚无共识。本病例中，参考儿童*BCR-ABL*阳性ALL，伊马替尼治疗量为260～340mg/m^2，考虑患儿精神反应差，伊马替尼的起始治疗量为200mg/m^2，治疗1周后，患儿白细胞、嗜酸粒细胞降至正常，治疗2个月患儿获得CHR、CCR及CMR。长期服用伊马替尼的主要不良反应包括恶心、呕吐、疲乏、下肢水肿、骨髓毒性、肌痛等。该患儿用药期间，服药第1周有轻微恶心、呕吐；第2周和第3周血小板低，予输注血小板1个单位支持治疗。随访至今，患儿血常规正常，无分子生物学复发，无生长发育迟缓。

专家点评

伴嗜酸粒细胞增多和*PDGFRB*基因重排的髓系肿瘤属于2008年世界卫生组织（WHO）造血与淋巴系统肿瘤分类中新增的"伴嗜酸粒细胞增多和*PDGFRA*、*PDGFRB*或*FGFR1*重排的髓系或淋系肿瘤"这一罕见肿瘤类型。2016年修订的WHO分类在此基础上又新增了一类亚型"伴*PCM1-JAK2*的髓系和淋系肿瘤"。该类疾病起源于突变的多潜能造血干细胞，伴有不同程度的嗜酸粒细胞克隆性增多，同时伴*PDGFRA*、*PDGFRB*、*FGFR1*重排或*PCM1-JAK2*。其诊断依赖于细胞形态学、细胞遗传学、分子生物学等综合分析。随着细胞与分子遗传学技术的发展，许多原来被诊断为高嗜酸性粒细胞增多综合征（HES）和慢性嗜酸粒细胞白血病（CEL）病例在分子水平上被证实为该类疾病。

PDGFRA基因定位于4q12，携带PDGFRA基因重排的患者多为男性，通常表现为慢性MPN。目前发现7种PDGFRA伙伴基因，FIP1L1-PDGFRA融合基因最常见。治疗首选伊马替尼，部分患者服药过程中可出现伊马替尼耐药，为PDGFRA的ATP结合域出现T674I突变，HSCT可能获得无病生存。FGFR1重排阳性又被称为"8p11骨髓增殖综合征"，已报道14种融合基因，疾病呈侵袭性，TKI疗效差，需强化化疗以及HSCT。JAK2基因位于9p24，PCM1-JAK2最常见。JAK抑制剂芦可替尼对JAK基因重排患者可能有效或用于移植前减瘤。

PDGFRB基因定位于染色体5q31-33，PDGFRB基因重排所涉及伙伴基因目前已发现有30余种，最常见的是t（5；12）（q31-33；pl3），形成ETV6-PDGFRB融合基因（以往称TEL-PDGFRB）。t（1；5）染色体易位少见，目前已报道t（1；5）染色体易位的PDGFRB融合基因形式包括t（1；5）（q21；q33）易位形成TPM3-PDGFRB融合基因、t（1；5）（q23；q33）易位形成PDE4DIP-PDGFRB融合基因。

PDGFRB属于Ⅲ型酪氨酸激酶受体家族成员之一，其结构包含胞外区5个免疫球蛋白样结构域、1个跨膜结构域、1个近膜结构域和2个胞内区酪氨酸激酶结构域（TK1和TK2）和1个C端结构域。PDGFRB基因重排可导致受体酪氨酸激酶分子及信号传导通路的持续性激活，在嗜酸粒细胞增殖、分化过程发挥着重要作用。

PDGFRB基因重排患者理论上对酪氨酸激酶抑制剂敏感，伊马替尼已被证实可使患者获得深度持久的血液学、遗传学以及分子生物学缓解。既往化疗患者2年总生存率仅55%，而口服伊马替尼治疗的伴PDGFRB重排的髓系肿瘤患者其6年无进展生存率（PFS）为88%，10年总生存率为90%，伊马替尼明显改善了该病预后。但伊马替尼治疗后获得CMR的患者停药后均会出现分子生物学复发，再次予伊马替尼诱导治疗仍能达到有效缓解，伴PDGFRB重排的髓系肿瘤目前未观察到获得性耐药，但有原发性耐药报道。

伴嗜酸性粒细胞增多和PDGFRB基因重排的髓系肿瘤是一类罕见的特殊类型的血液肿瘤，对酪氨酸激酶抑制剂如伊马替尼治疗非常敏感，可使患者获得迅速持久的CHR、CCR、CMR，故早期识别PDGFRB基因重排对于这类肿瘤非常重要。伊马替尼停药后出现分子生物学复发说明伊马替尼可有效抑制，但不能消除异常克隆。因此伊马替尼治疗获得完全缓解后行造血干细胞移植可能是一种潜在的治愈手段。无论采用何种治疗策略，长期间断性监测*PDGFRB*融合基因和选择适当方法检测微小残留病灶，有利于防止该病复发。

参 考 文 献

［1］CHEAH CY，BURBURY K，APPERLEY JF，et al. Patients withmyeloid malignancies bearing PDGFRB fusion genes achieve durable long-term remissions with imatinib［J］. Blood，2014，123（23）：3574-3577.

［2］WILLIAM SHOMALI，JASON GOTLIB. World Health Organization-defined eosinophilic disorders：2019 update on diagnosis，risk stratification，and management［J］. Am J Hematol，2019，94：1149-1167.

［3］AMY D，KLION. How I treat hypereosinophilic syndromes［J］. Blood，2015，126（9）：1069-1077.

［4］BYRGAZOV K，KASTNER R，GORNA M，et al. NDEL1-PDGFRB fusion gene in a myeloid malignancy with eosinophilia associated with resistance to tyrosine kinase inhibitors［J］. Leukemia，2017，31（1）：237-240. DOI：10. 1038/leu. 2016，250.

病例27 原发性免疫缺陷病合并急性髓系白血病伴骨髓增生异常相关改变

案例分析

【入院前情况】 患儿，女，10岁。主因"间断皮肤包块伴发热半年"于2018年5月收入中国医学科学院血液病医院。入院前半年患儿无明显诱因右臀部出现红色绿豆大包块，质硬伴疼痛，不突出皮面，表面无渗出，于当地医院就诊，予头孢类抗生素治疗，皮疹进行性增大，伴发热，体温最高38.5℃，左侧腘窝出现新包块，面积约5cm×4cm大小，性质同前。行MRI检查：双侧股骨、胫骨髓腔内多发异常信号，血液病相关性疾病待排除，左小腿近端后部、腰骶部及双侧臀部皮下脂肪内多发异常信号，结缔组织病待排除。血常规：WBC $15.6×10^9/L$，NEUT% 85.8%，Hb 101g/L，PLT $232×10^9/L$。两次骨穿示粒系呈反应性改变，组织细胞增多，少数分化较差。入院前5个月患儿双下肢出现散在新发皮疹，皮肤活检示角化过度伴角栓形成，表皮轻度乳头状增生，真皮浅层血管扩张，血管周围极少量炎细胞浸润；抗中性粒细胞胞质抗体阴性；诊断考虑"皮肤多发脓肿、急性骨髓炎、结缔组织病待诊、贫血、急性上呼吸道感染"，予糖皮质激素、替考拉宁等治疗后好转出院。出院1周后患儿出现腹痛，于当地县医院诊断"阑尾炎"，予手术治疗，术后在手术刀口周围出现红色包块，性质同前，后进展至整个腰腹部，考虑为刀口感染，予切开换药3次均未见感染灶，予抗炎治疗后好转。入院前4个月患儿再次出现左小腿肿胀，伴发热，疼痛，当地医院考虑"左小腿骨髓炎"，予"左胫骨病变活检＋小腿软组织感染VAC负压吸引术"，术后细菌培养未见细菌，抗炎治疗后好转。布鲁氏菌阴性；血培养阴性；骨髓液培养阴性；肝包虫IgG抗体阴性；肺吸虫IgG抗体阴性。左侧胫骨病理活检示左胫骨病变符合骨髓炎，镜下骨髓中较多微巨核细胞，建议除外骨髓增生异常综合征。复查骨穿：感染样骨髓象、骨髓原始细胞占5%。流式免疫分型：异常表型髓系原始细胞占有核细胞1.97%，未见明显幼稚B细胞。疑诊为血液病，为行进一步诊治收入院。既往史：平素体健，预防接种规律。否认食物、药物过敏史。个人史、家族史无特殊。查体：轻度贫血貌，双下肢皮肤可见散在褐色陈旧性皮疹，双侧大腿后侧可见皮肤活检后瘢痕，左侧小腿内侧可见长约15cm手术后瘢痕，右颌下可触及一枚黄豆大小淋巴结，边界清楚，活动度可，无触痛。牙龈无红肿，胸骨无压痛，腹部平坦，右下腹麦氏点可见阑尾炎术后瘢痕，肝脾肋下未触及。

【分析】　患儿为10岁女童，临床表现主要为反复发热，皮肤软组织包块、骨痛，予抗感染以及糖皮质激素治疗，短期缓解，病情反复，院外病原学检查初步排除感染，尚需警惕自身免疫性疾病以及血液系统疾病。如①幼年特发性关节炎：儿童常见结缔组织病，临床表现主要为发热、皮疹、关节肿痛。患儿反复发热、骨痛，需警惕该病，但患儿无明显关节受累表现，无关节肿痛、晨僵等不适，免疫相关抗体筛查均阴性，不支持该病。②系统性红斑狼疮（SLE）：可累及全身多系统的慢性弥漫性结缔组织病，好发于女性，症状可随缓解、复发而呈轻重交替表现。该患儿为10岁女孩，有发热、皮肤包块、骨痛、贫血等症状，但患儿没有光过敏、蝶形红斑、口腔溃疡、关节炎、肾脏等多系统累及的表现，抗核抗体、抗ds-DNA抗体均阴性，不符合SLE诊断标准。③儿童皮肌炎：主要累及皮肤和肌肉的自身免疫性疾病，患儿反复出现皮肤软组织包块、骨痛、乏力，需警惕该病，但患儿无肌无力症状，无眼睑紫红色斑、Gottron丘疹等典型皮损，血清肌酶正常，不支持该病。患儿贫血、骨痛，院外骨穿可见异常表型髓系原始细胞，警惕血液系统疾病如骨髓增生异常综合征（MDS）等疾病，入院完善骨穿、骨髓活检，送检免疫组化、免疫分型、染色体荧光原位杂交、血液系统疾病基因筛查等相关化验检查，进一步明确诊断。

【入院后情况】　血常规：WBC 4.8×10^9/L, NEUT 2.27×10^9/L, Hb 96g/L, PLT 149×10^9/L。免疫相关抗体筛查均阴性。复查骨穿，骨髓细胞形态学：增生活跃，可见4%原始粒细胞，粒系、巨核系病态造血骨髓象。免疫组织化学染色（CD41）：正常巨核细胞（胞体＞40μm）1257个，双核巨核细胞（胞体＞40μm）80个，多核巨核细胞（胞体＞40μm）63个，大单元核小巨核细胞（胞体25～40μm）1492个，单元核小巨核细胞（胞体12～25μm）2948个，双元核小巨核细胞（胞体12～40μm）19个，多元核小巨核细胞（胞体12～40μm）1个，淋巴样小巨核细胞（胞体＜12μm）91个，全片巨核5951个。细胞化学染色：计数中、晚幼粒细胞，髓系原始细胞占有核细胞7%。免疫分型MDS/MPN：髓系原始细胞3.6%，CD117、CD45表达增强，CD38表达减弱，表达CD7，表型异常；粒系CD13/CD16分化抗原表达异常。白血病融合基因筛查：阴性。染色体荧光原位杂交8号染色体三体：阳性信号百分率80.4%，阈值＜3.61%。骨髓活检：送检骨髓伴出血，部分区域示骨髓增生大致正常，髓系原始细胞轻度增多伴部分巨核细胞形态异常，考虑MDS。

【小结】　儿童MDS是起源于造血干、祖细胞的一组恶性髓系克隆性疾病，临床表现为不同程度的外周血细胞减少，造血细胞成熟障碍并形态异常，易进展为急性髓系白血病。该患儿轻度贫血、反复感染半年余；骨穿结果提示存在粒系、巨核系病态造血；原始细胞异常增多；染色体荧光原位杂交8号染色体三体阳性，符合儿童MDS诊断标准。

该患儿骨髓原始细胞＜5%，外周血未见原始细胞，符合儿童难治性血细胞减少（refractory cytopenia of childhood，RCC）分类，综合诊断为骨髓增生异常综合征（MDS，＋8）。儿童MDS目前尚无标准治疗方案，异基因造血干细胞移植（allo-HSCT）是唯一可能根治MDS的方法，该患儿由于家庭经济原因暂拒绝行造血干细胞移植。对于无7号染色体单体或异常复杂核型，且非输血依赖性RCC患儿，可予免疫抑制治疗。该患儿治疗上给予口服环孢素口服液，每次0.7ml，q12h治疗，门诊随诊。

患儿院外口服环孢素，监测环孢素药物浓度调整剂量。1年后查血常规：WBC 3.52×10^9/L，NEUT# 1.27×10^9/L，RBC 2.31×10^{12}/L，Hb 77g/L，PLT 80×10^9/L。复查骨穿，骨髓细胞形态学：此部位有核细胞极少，可见约37%原始细胞骨髓象。骨髓活检：急性髓系白血病伴巨核细胞性形态异常。免疫组织化学染色（CD41）：大单元核小巨核细胞（胞体25～40μm）9个，单元核小巨核细胞（胞体12～25μm）43个，淋巴样小巨核细胞（胞体＜12μm）5个，全片巨核57个。骨髓组织细胞化学染色三项含瑞染＋像：特异性酯酶阴性，MPO染色阴性，幼稚细胞PAS阳性率100%，幼稚细胞PAS备注：细颗粒弥散状。细胞化学染色提示有核细胞极少，所计数细胞为髓系原始细胞。免疫分型－急性白血病：符合AML表型。白血病融合基因分型-WT1定量检测：目的基因WT1/内参基因ABL 145.53%。染色体检查：核型描述46，XX，＋8，[1]。诊断为急性髓系白血病（AML-MRC、＋8，WT1阳性）。

该患儿MDS诊断1年后，血常规三系减少，复查骨穿骨髓原始细胞增多＞30%，提示疾病进展为急性髓系白血病，除外治疗相关以及伴重现性细胞遗传学异常急性髓系白血病（acute myeloid leukemia，AML）。根据2016年世界卫生组织（WHO）造血与淋巴系统肿瘤分类诊断急性髓系白血病伴骨髓增生异常相关改变（acute myeloid leukemia with myelodysplasia-related changes，AML-MRC）。该病预后差，缓解率低，目前尚无标准化疗方案。去甲基化药物应用可改善AML-

MRC患者预后，该患儿无化疗禁忌，予地西他滨联合预激方案HAG方案化疗。

化疗期间患儿头顶部出现包块，并快速增大，头皮、下颌疼痛明显，眼周肿胀，伴高热，HAG化疗第3天停用，予亚胺培南联合达托霉素抗感染治疗，外科行头皮脓肿切开引流，油纱换药。头皮肿物脓液培养为金黄色葡萄球菌。患儿仍反复高热，炎症指标明显升高，后出现血压下降，考虑感染性休克，予心电监护、血氧饱和度监测，吸氧支持，生理盐水、血浆、红细胞扩充血容量，多巴胺升压，免疫球蛋白等支持治疗。患儿血压平稳，体温逐渐降至正常，颜面肿胀消退，头皮无波动感，切口愈合良好，炎症指标降至正常。2周后停抗生素，患儿再次出现发热，先后予舒普深、美平、达托霉素抗感染治疗，患儿头皮切开愈合处再次出现红肿，局部有波动感、触痛，炎症指标上升，考虑金黄色葡萄球菌感染未完全控制。患儿反复头皮感染，警惕局部形成窦道，外科再次行头部包块局部清创引流，患儿体温平稳，头皮疼痛缓解，无触痛，无波动感，血常规相关检查值上升，病情好转。

患儿化疗耐受性差，化疗期间出现头部皮肤软组织感染，足疗程抗感染治疗病情反复。回顾该例患儿整个发病过程，病程中反复感染：急性骨髓炎，急性阑尾炎，切口感染，皮肤软组织感染。结合患儿年龄小，需警惕原发性免疫缺陷病，行免疫缺陷相关基因筛查。

患儿免疫缺陷病基因报告：*LRBA*基因有2个杂合突变，均来源于父亲，*RAC2*基因有1个杂合突变，为自发突变。

患儿存在*RAC*2基因自发突变，考虑原发性免疫缺陷病。原发性免疫缺陷病（primary immunodeficiency disease，PID）是一组以单基因遗传变异为主的罕见疾病，因基因突变使得免疫细胞和免疫分子发生缺陷引起的免疫反应缺如或降低，导致机体抗感染免疫功能低下的一组临床综合征。*RAC2*基因突变会影响中性粒细胞功能，导致反复感染。PID易患自身免疫性疾病和恶性肿瘤，该患儿可能PID在先，后患MDS，再进一步进展为AML。

患儿为AML-MRC，单纯化疗预后差，造血干细胞移植是唯一可能治愈的手段。完善HLA配型检查，行母亲单倍体造血干细胞移植治疗。现患儿移植后1年4个月，复查骨髓完全缓解，流式*MRD*阴性，染色体正常，*WT1*阴性。皮肤未再出现包块，院外无反复感染。

讨　论

该例患儿起病主要表现为反复感染、皮肤软组织包块、贫血、骨痛，骨穿提示原始细胞增多，两系病态造血，诊断骨髓增生异常综合征（MDS）明确。儿童MDS中国专家共识公布了儿童MDS的5条诊断标准：①外周血细胞减少，外周血细胞一系或一系以上不同程度持续下降3个月以上，包括NEUT＜$1.5×10^9$/L；PLT＜$100×10^9$/L；或Hb＜110g/L且原因不明。②造血细胞发育和形态异常，骨髓涂片和活检显示至少两系骨髓细胞发育和形态异常。③细胞遗传学异常，造血细胞出现各种细胞遗传学的克隆性染色体核型异常。④原始细胞增多，外周血和骨髓原始细胞异常增多。⑤鉴别诊断，可除外其他可导致血细胞减少和发育异常的造血或非造血系统疾病。

儿童MDS可分为原发性和继发性，有明确诱因的为继发性MDS，可继发于某些病毒感染、放化疗、先天性骨髓造血衰竭综合征、唐氏综合征、阵发性睡眠性血红蛋白尿等，继发性MDS患儿多小于2岁。原发性MDS需除外上述继发性因素。

按外周血和骨髓原始细胞所占百分比将儿童MDS主要分为儿童难治性血细胞减少（RCC）、难治性贫血伴原始细胞增多（RAEB）和RAEB向白血病转化（RAEB-t），详见表27-1。该患儿骨髓原始细胞＜5%，符合RCC分型。

表27-1　分型标准与病例分布

儿童MDS分型	外周血原始细胞/%	骨髓原始细胞/%	病例分布/%
RCC	＜2	＜5	29.1
RAEB	2～19	5～19	27.9
RAEB-t	20～29	20～29	24.6

儿童难治性血细胞减少症（RCC）是最常见的儿童MDS类型，诊断中位年龄为7～8岁，表现为无效造血引起的血小板减少和/或贫血和/或中性粒细胞减少。多数RCC为正常核型，也可见复杂核型，如＋8、＋21。异基因造血干细胞移植（HSCT）是许多MDS儿童的首选治疗方法，免疫抑制治疗可能是低骨髓原始细胞和缺乏染色体单体7或复杂核型的RCC患者的一种治疗选择。这些患者中

有部分会因为无应答或复发而需要HSCT。

MDS易演变为急性髓系白血病，该患儿MDS病史1年后进展为AML-MRC，急性髓系白血病伴骨髓增生异常相关改变（AML-MRC）是2008年WHO正式命名的一个急性髓系白血病亚型。其诊断标准为：外周血或骨髓原始细胞≥20%，同时满足以下3条中任何1条：①伴MDS或骨髓增殖性肿瘤病史；②AML伴MDS相关细胞遗传学改变；③AML伴至少二系50%以上细胞形态发育异常，除外非相关疾病细胞毒性治疗或放射治疗史及伴重现性细胞遗传学AML。

患儿病程中出现反复多部位感染，基因检测提示存在原发性免疫缺陷病（PID），PID临床表现复杂，分型多，肿瘤易感性高，有文献报道PID自发病至确诊时间可长达9年，对反复感染的患儿需警惕PID。

感染为血液系统疾病患者常见并发症，患儿在化疗过程中出现反复皮肤及软组织感染（skin and soft tissue infection，SSTI），皮肤软组织感染分为复杂性和非复杂性。复杂性有深部软组织感染、外科或刺伤感染、巨大脓肿、蜂窝织炎、溃疡感染、烧伤等，其他为非复杂性。SSTI约占医院感染的5%，常见病原菌依次为金黄色葡萄球菌、铜绿假单胞菌、大肠埃希菌、肠球菌属等。金黄色葡萄球菌软组织感染可致脓毒败血症、肺-胸膜病变、化脓性骨髓炎或关节炎、腹腔感染、中毒性心肌炎、肝脓肿、颅内感染、颈动脉栓塞。并发症是影响治疗导致死亡的主要原因。cSSTI的治疗包括手术清创＋广谱抗生素，强调有效彻底脓肿引流。建议治疗疗程7～14天，具体时间根据个人疗效决定。

专家点评

该患儿辗转多家医院，病程中反复感染，病情复杂，存在原发性免疫缺陷病、骨髓增生异常综合征、急性髓系白血病转化。

1. 儿童骨髓增生异常综合征（MDS）　是一组异质性克隆性疾病，年发病率为百万分之一到百万分之四，占儿童血液系统恶性肿瘤的5%以下。儿童MDS在流行病学、临床表现及其严重程度、遗传学特征、诊断分型和治疗原则等方面，均与成人MDS之间存在明显差异，儿童MDS与成人MDS的主要区别见表27-2。儿童MDS通常与先天性骨髓造血衰竭综合征IBMFS或胚系综合征相关。儿童骨髓增生异常综合征通常发生在IBMFS的背景下，这代表了儿童骨髓发育不良的一个特点。最近发现GATA2、ETV6、SRP72和SAMD9/SAMD9-L突变引起的胚系综合征易患MDS或急性髓系白血病。

表27-2　儿童MDS与成人MDS主要区别

临床特征	儿童MDS	成人MDS
外周血细胞减少	≥2系细胞	可仅限于一系（如红系）
骨髓细胞病态造血	≥2系（髓系/巨核系为主）	可仅限于红系
骨髓纤维化	少见	多见
骨髓细胞增生	多见降低	多见增生
特殊染色体核型	7号染色体单体（7-）	5号染色体短臂缺失（5q-）
特殊疾病类型	RCC	RARS
药物治疗方法	临床报道有限	临床报道较多

MDS发展为AML的确切机制尚不清楚，可能涉及以下几个方面。MDS表观遗传学改变包括异常甲基化，高危MDS和MDS转化的AML甲基化CpG位点数量高，CpG位点的甲基化可能提高转化细胞的存活。骨髓微环境也可通过增加血管生成、促骨髓纤维化以及促炎环境来促进MDS向AML发展。细胞凋亡与增殖的失衡也可促使MDS进展为AML，MDS转化为AML时抗凋亡和促增殖信号如bcl-2表达增高。MDS进展为AML另一个主要的分子理论是所谓的"两次打击"学说，即改变细胞分化的基因（如TET2或RUNX1）的连续遗传改变，然后影响细胞增殖和存活的基因（如FLT3，NPM1，IDH1）第二次"打击"，最终导致疾病从先前的MDS转化为白血病。

2. 急性髓系白血病伴骨髓增生异常相关改变（AML-MRC）　与非MRC-AML相比，AML-MRC总的来说预后较差，缓解率较低，介于30%～50%，总生存期较短。对于能够接受强化化疗的AML-MRC患者，客观缓解率效率（ORR）为69%，完全缓解率（CRR）为40%～51%。这与低强度方案相比，单剂低甲基化药物的ORR和CRR分别为69%和19%～32%，联合低甲基化药物的ORR和CRR分别为81%和38%～67%，低剂量阿糖胞苷治疗的ORR和CRR分别为69%和12%～36%。有研究报道AML-MRC不良预后与-5/del（5q）、-7/del（7q）有关，部分研究表明AML-MRC伴单体核型的OS率、DFS率更差，CRR更低。

3. 原发性免疫缺陷病（PID）　是指因遗传因素致免疫活性细胞和免疫活性分子发生缺陷引起的免疫反应缺如或降低，导致机体抗感染免疫功能低下的一组临床综合征，其共同特点为反复、严重、持续的感染，但病因不同，又有其各自的特点。2015年国际免疫学大会PID最新分类分为9大类，涉及300多种基因突变导致的290余种PID：①T淋巴细胞、B淋巴细胞联合免疫缺陷；②其他已明确表型的免疫缺陷综合征；③抗体免疫缺陷病；④免疫失调性疾病；⑤先天性吞噬细胞数目、功能缺陷；⑥天然免疫缺陷；⑦自身炎症性疾病；⑧补体缺陷；⑨自身抗体相关的拟表型PID。PID典型临床表现为反复感染，容易合并自身免疫性疾病及肿瘤性疾病。临床上对于反复感染的患儿需警惕该病，PID临床表型复杂，确诊有赖于免疫学筛查和基因分析，争取早期诊断、早期干预、改善预后、提高患儿生活质量。

参 考 文 献

［1］中华医学会儿科学分会血液学组. 儿童骨髓增生异常综合征诊断与治疗中国专家共识（2015年版）［J］. 中华儿科杂志，2015，53（11）：804-809.

［2］谢晓恬. 儿童骨髓增生异常综合征诊治进展［J］. 世界临床药物，2017，38（6）：361-364.

［3］LOCATELLI F，STRAHM B. How I treat myelodysplastic syndromes of childhood［J］. Blood，2018，131（13）：1406-1414.

［4］KOENIG K L，SAHASRABUDHE K D，SIGMUND A M，et al. AML with Myelodysplasia-Related Changes：Development，Challenges，and Treatment Advances［J］. Genes（Basel），2020，11（8）：845.

［5］GALAVERNA F，RUGGERI A，LOCATELLI F，et al. Myelodysplastic syndromes in children［J］. Curr Opin Oncol，2018，30（6）：402-408.

病例28 造血干细胞移植成功治愈幼年型粒-单核细胞白血病合并家族性成骨不全

案 例 分 析

【入院前情况】 患儿，男，3岁。因"乏力、关节痛2个月，发热、咳嗽1个月"于2019年10月10日首次入院。患儿于2019年8月开始无明显诱因出现乏力、食欲缺乏、腹胀、关节痛、周身皮肤出血点，间断出现周身红色皮疹伴轻度瘙痒。2019年9月开始出现间断发热，体温最高39.2℃，伴咳嗽、少痰，先后就诊于多家当地医院，查血常规：WBC 41.09×10⁹/L，ANC 16.56×10⁹/L，MON 12.37×10⁹/L，Hb 103g/L，PLT 21×10⁹/L；骨髓形态：增生明显活跃，粒系增生活跃，可见原始幼稚单核细胞，比例约5%。未能明确诊断，予对症抗感染治疗2天，患儿为明确诊治遂来我院。入院查体：T 37℃，P 136次/分，R 29次/分，BP 90/61mmHg，H 88cm，W 11.8kg，神志清楚，中度贫血貌，结膜苍白，巩膜灰蓝色，周身皮肤散在针尖样出血点及红色湿疹样皮疹，偶见皮肤色素沉着，未见明显咖啡牛奶斑，双侧颌下、颈后、枕后及腹股沟处可扪及浅表淋巴结肿大，最大约0.5cm×0.5cm大小、质韧无触痛、边界清晰、活动度可。咽充血明显，双侧扁桃体Ⅲ度肿大，表面可见脓点；心肺听诊无异常发现；胸骨压痛（－）；腹部膨隆，肝肋下4cm，脾肋下5cm，质中无触痛；双下肢无明显水肿。个人史：G₃P₁，因臀位行足月剖宫产，6月龄后易患"湿疹"，体格发育偏落后，2岁时曾骨折一次。家族史：祖母、父亲、姑母均有反复骨折病史，祖母已去世，父亲因严重骨折瘫痪在床。

【分析】 患儿，男性，3岁，病程3月余，以乏力、食欲缺乏、腹胀、间断发热、皮疹、骨痛为主要临床表现，伴有显著肝脾及淋巴结肿大，自幼易患"湿疹"。血常规示白细胞增多、血红蛋白减少、血小板减少，外周血分类单核细胞比例显著增高、持续大于1×10⁹/L，可见幼稚单核细胞；骨髓形态及活检均提示增生极度活跃，粒系可见病态造血，髓系原始细胞比例增高，单核细胞比例增高，原始幼稚单核细胞比例小于20%；流式免疫分型提示粒系、红系分化抗原表达异常，单核细胞比例增高，考虑MDS/MPN类疾病；粒单系祖细胞集落培养CFU-GM显著增高；*BCR-ABL*融合基因阴性或无*JAK2-V617*表达，且伴有*NF1*、*PTPN11*（体细胞）、*SETBP1*等特异性突变。

【入院后情况】　入院后检查，血常规：WBC 66.69×10^9/L，ANC 31.32×10^9/L，RBC 2.99×10^{12}/L，Hb 84g/L，PLT 18×10^9/L，Ret% 7.46%；血生化：HbF 0.453↑。髂骨骨髓形态：增生极度活跃，粒系比例40.5%，可见核质发育不平衡、胞浆颗粒减少及内外浆，红系比例35.5%，单核细胞比例增高，可见幼稚单核细胞7%，外周血单核细胞比例增高，可见幼稚单核细胞13%，意见考虑幼年型粒-单核细胞白血病（juvenile myelomonocytic leukemia，JMML）骨髓象。骨髓活检病理：髓系原始细胞比例轻度增高伴单核细胞比例增高，考虑JMML。流式免疫分型：髓系原始细胞比例增高，约3.59%，CD34表达增强，CD117、CD38表达减弱，伴弱表达CD7、CD11b，表型异常，粒系CD13/CD16、CD13/CD11b分化抗原表达异常，单核细胞比例增高，红系CD36、CD71表达减弱，考虑MDS/MPN类疾病。巨核酶标：正常巨核细胞83个，双核巨核细胞3个，大单元核小巨核细胞6个，单元核小巨核细胞8个，双元核小巨核细胞3个，全片巨核103个；*JAK2/V617*（-），*BCR/ABL*（-）；染色体：46，XY［20］。造血祖细胞集落培养：粒单系祖细胞集落培养CFU-GM（无GM-CSF体系）$1/10^5$↑BMMNC。血液系统疾病基因突变筛查：*NF1* Exon39 c.5722dup突变频率13.3%，*NF1* Exon14 c.1585C＞T突变频率12.3%，*PTPN11* Exon3 c.181G＞T突变频率44.3%，*SETBP1* Exon4 c.814A＞G突变频率47.7%，*FGFR3* Exon5 c.490C＞G突变频率49.6%。B超：肝肋下3.7cm，脾肋下3.4cm×3.7cm。意见：肝大、脾中度大。脾脏三维B超：脾中度大（218.1cm³）。胸腹CT：两肺感染性病变，两侧胸腔积液，肝脾增大。全身骨骼摄片：头颅、脊柱、股骨骨质疏松，颈椎、胸椎部分椎体变扁。结合病史及体格检查明确诊断为"JMML（高危组，伴*NF1*、*PTPN11*、*SETBP1*突变）"，给予治疗肺感染的同时，先后予去甲基化药物地西他滨治疗共4个疗程，患儿脾脏逐渐回缩（三维B超135.2cm³），血小板脱离输注，病情一度有所缓解。但此后患儿病情再次恶化，出现白细胞计数进行性增多、脾脏增大、腹胀加剧，进而合并呼吸窘迫。

【小结】　患儿JMML诊断明确。结合患儿初诊时年龄、血小板数、HbF水平及基因亚型，评估为高危组，给予去甲基化药物如地西他滨化疗后尽早桥接造血干细胞移植为唯一治愈手段。同时我们也注意到，患儿巩膜呈特殊的灰蓝色，2岁时即有骨折病史，体格发育较同年龄幼儿落后且牙釉质发育不全，全身骨骼摄片提示多发重度骨质疏松、部分脊椎椎体压缩变扁，其祖母、父亲、姑母均有反复骨折的病史，高度怀疑患儿合并有骨发育相关的遗传疾病。我们对患儿、患儿父亲、患儿母亲、患儿祖父进行了血样的全外显子测序及验证，发现患儿及其父亲的COL1A1基因存在相同的杂合突变（c.757C＞T，p.R253X），而患儿母亲及其祖父均无此致病性突变，结合患儿临床表现及家族史，成骨不全症诊断明确。

成骨不全症又名"脆骨病"，俗名"瓷娃娃"，是一种罕见的单基因遗传性骨病，以骨量低下、骨骼脆性增加以及反复骨折为主要临床特征，由重要的骨基质蛋白Ⅰ型胶原编码基因及其代谢相关基因突变所致，最常见为COL1A1，COL1A2，IFITM5。主要为常染色体显性遗传，少数为常染色体隐性遗传，罕见X伴性遗传。本患儿有特殊的灰蓝巩膜，伴有身高发育落后、多发骨质疏松、牙釉质发育不全等表现，有明确反复骨折的家族史及特异性COL1A1基因突变，成骨不全症诊断明确。该病目前并无有效的治疗办法，均以对症治疗为主，移除突变基因或植入正常等位基因为根本治疗手段。国外已有骨髓来源间充质干细胞移植治疗成功的报道。因此，异基因间充质干细胞移植或骨髓移植有望成为有效的治疗办法。

本患儿同时罹患JMML、成骨不全症两种罕见且难治性疾病，造血干细胞移植为现阶段唯一可能治愈选择。

充分完善移植前相关准备，患儿接受了单倍体（母供子）联合异基因脐血的造血干细胞移植，回输干细胞后患儿即出现了持续高热伴周身皮肤潮红，考虑炎性因子风暴不能除外，予抗感染及对症抗炎治疗后体温逐渐控制。移植后＋14天出现再次高热，伴周身皮疹、肝功能异常、腹泻并迅速进展为血便，STR 100%（母亲供者型），粒细胞有植入趋势，移植后＋16天粒细胞植入，考虑重度植入综合征迁延为Ⅳ度急性移植物抗宿主病（aGVHD），且甲泼尼龙治疗无效，先后予巴利昔单抗、芦可替尼、间充质细胞等联合抗排异治疗，移植后＋24天血小板植入，移植后＋39天完全控制aGVHD。针对成骨不全症，移植期间予持续补充钙剂、维生素D，移植后＋30天开始按疗程间断补充二磷酸盐或唑来膦酸。

患儿在粒细胞植入前48小时内出现了发热、皮疹、体重增加，伴有CRP水平增高，粒细胞植入后迅速进展为肝功能异常、腹泻、血便，考虑植入综合征迁延为Ⅳ度aGVHD。植入综合征是造血干细胞移植后中性粒细胞恢复初期发生的一种临床综合征，临床表现包括非感染性发热、皮疹、体重增加、腹泻、弥漫性肺实质浸润，可伴有肝肾功能异常或中枢神经系统障碍，临床表现与急性移植物抗宿主病相似。治疗上首选为糖皮质激素，部分患者可自限恢复。急性移植物抗宿主病的临床表现则包括经典的斑丘疹、腹部绞痛与腹泻、血清胆红素增高，一线治疗主要为糖皮质激素，激素耐药者预后较差，应该采用二线治疗，目前尚没有统一标准的二线治疗方案，常见药物包括抗白介素2受体抗体、芦可替尼、抗TNF抗体、吗替麦考酚酯、西罗莫司、ATG、间充质细胞、甲氨蝶呤等。中重度aGVHD常常影响移植后非复发死亡率，本患儿即并发了Ⅳ度且累及胃肠道的aGVHD，经过积极的联合抗排异治疗，最终获得控制。

移植后＋45天对患儿进行了白血病残留病的复查，骨髓形态及流式免疫分型均提示完全缓解、未见明显异常，$NF1$突变转阴，$PTPN11$突变定量降至0.02%，脾脏三维B超提示脾脏回缩至基本正常大小（85.2cm³），综合评价为CR。为预防疾病复发，移植后2个月开始序贯给予小剂量去甲基化药物化疗，移植后＋4个月、＋6个月、＋10个月分别复查骨髓均为CR状态，$NF1$、$PTPN11$持续阴性，脾脏大小回缩至41.5cm³。为治疗成骨不全症，移植后定期给予二磷酸盐或唑来膦酸治疗。随访至移植后1年，患儿无明显慢性移植物抗宿主病，本病缓解良好，生活质量高，身高增加至92cm，体重增长至13kg。

讨 论

幼年型粒－单核细胞白血病（JMML）是婴儿和儿童阶段罕见的侵袭性骨髓增殖性／骨髓增生异常性疾病，表现为外周血、骨髓和内脏中异常粒单核细胞浸润增加。JMML是一种罕见癌症，0～14岁儿童中每年的发病率约为1.2/100万，中位发病年龄为2岁（0.1～11.4），男性多于女性 [（2～3）∶1]。绝大部分JMML患者存在$RAS/MAPK$信号通路基因的体细胞突变和／或胚系突变，超过90%的JMML患者有$NF1$、$PTPN11$、$KRAS$、$NRAS$或CBL基因突变。常见临床表现包括皮肤黏膜苍白、发热、出血、感染、咳嗽、肝脾肿大、淋巴结肿大、皮疹等，髓系祖细胞的GM-CSF超敏反应是本病的一个标志性特征。JMML疾病初期或者在经验不足的单位常常难以确诊，目前JMML的诊断标准如下：

Ⅰ.临床和血液学特征（需同时符合）

1. 外周血单核细胞计数＞1×10⁹/L。

2. 外周血和骨髓原始细胞比例＜20%。

3. 脾大。

Ⅱ.癌基因（满足1项）

1. $PTPN11$、$KRAS$、$NRAS$的体细胞突变。

2. 临床诊断$NF1$或存在$NF1$胚系突变。

3．*CBL* 胚系突变和 *CBL* 杂合性丢失。

Ⅲ.如果不满足标准Ⅱ，需满足以下所有标准

1．不存在 Ph 染色体（*BCR/ABL* 融合基因）。

2．不存在 *GATA*-2 胚系突变。

3．至少以下标准中的两条。

（1）在集落刺激试验中自发生长或对 GM-CSF 超敏感。

（2）年龄对应的血红蛋白 F 增加。

（3）外周血涂片可见髓系祖细胞。

（4）白细胞计数＞ 10×10^9/L。

（5）单体 7 或其他染色体异常。

本例患儿以乏力、食欲减退、腹胀、发热、咳嗽、皮疹、肝脾肿大为主要临床表现，血常规表现为高白细胞、贫血及血小板减少，外周血及骨髓分类可见原始幼稚单核细胞（比例小于20%）且单核细胞绝对值持续增高，髓系祖细胞对 GM-CSF 超敏，同时存在 *PTPN11*、*NF1* 体细胞突变。因此，JMML 的诊断非常明确。

同时我们细心地发现患儿存在身高发育落后、持续骨痛、牙釉质发育不全、灰蓝色巩膜等特殊体征以及反复骨折的家族史，提醒我们此患儿可能合并有另一种罕见的遗传性疾病。充分知情同意后，我们将患儿及其父亲、母亲、祖父的血样进行了遗传代谢性疾病的基因筛查，发现患儿存在特征性的 *COL1A1* 基因突变，经验证后证实此突变来源于其父亲。综合以上，患儿确诊合并有另一种罕见性疾病"成骨不全"（osteogenesis imperfecta，OI），即俗称"瓷娃娃"。

成骨不全又名脆骨病，是最常见的单基因遗传性骨病，以骨量低下、骨骼脆性增加和反复骨折为主要特征，由重要的骨基质蛋白Ⅰ型胶原（type Ⅰ collagen）编码基因及其代谢相关基因突变所致。新生儿患病率约为1/（15 000 ～ 20 000），青少年型和家族性骨质疏松症患者中，有相当一部分是未确诊的 OI。OI 常常幼年起病，轻微创伤后反复发生骨折，病情严重者可能在宫内或出生时即骨折，导致脊柱侧凸、胸廓塌陷、四肢弯曲等畸形，甚至可因肺部感染、胸廓畸形引发心、肺衰竭而死亡。患者还可伴有蓝巩膜、牙本质发育不全、听力下降、关节韧带松弛和心脏瓣膜病变等骨骼外表现，因此，OI 危害很大，具有较高的致残率。OI 的发病机制是由Ⅰ型胶原蛋白编码基因或其代谢相关调控基因突变，导致Ⅰ型胶原蛋白数量减少或质量异常，引起骨皮质变薄、骨小梁纤细或形态异常，使骨密度显著降低、骨微结构损害、骨强度下降，反复发生骨折和进行性骨骼畸形。其遗传模式主要呈常染色体显性遗传，少数呈常染色体隐性遗传，罕有 X 染色体伴性

遗传。OI可有多种致病基因突变所致，目前已报道基因至少有21种。Ⅰ型胶原蛋白的编码基因*COL1A1*或*COL1A2*突变是导致OI的最主要原因，所致OI呈常染色体显性遗传。

同时合并这两种罕见性疾病的报道此前未有，治疗方案更无任何前人经验可借鉴。大部分JMML均为侵袭性恶性疾病，异基因造血干细胞移植（hematopoietic cell transplantation，HCT）是JMML的唯一治愈性方法，如果不进行造血干细胞移植，多数患儿病情会迅速进展，中位生存期仅为10～12个月。本患儿确诊时即存在HbF水平高、年龄大于2岁、血小板水平低、伴有*PTPN11*体细胞突变等预后不良因素，且临床病程进展迅速凶险，异基因造血干细胞移植是唯一可能的治愈手段。而对于成骨不全症，目前尚无针对OI致病基因的有效治疗办法，现有治疗仅为对症治疗，包括生活方式干预、药物治疗、手术治疗及康复治疗。移除突变基因或植入正常等位基因为根本治疗方法，因此，异基因间充质干细胞移植或骨髓移植有望成为有效的治疗方法，且国外已有骨髓来源间充质干细胞移植治疗的成功报道。在查阅了大量文献、经过多学科专家会诊后，我们制订了单倍体骨髓＋外周血干细胞联合异基因脐血干细胞的移植方案，患儿分别在移植后＋16天、＋24天成功获得了粒细胞植入及血小板植入，尽管患儿在移植后早期经历了严重的移植物抗宿主病，但最终获得了持久的疾病缓解和优越的生存质量。

专家点评

幼年型粒单核细胞白血病（JMML）是一种儿童早期克隆性造血异常，其特征是单核细胞和粒细胞过度增殖。1924年首次进行了病例报道，1962年Jean Bernard等首次对此类疾病特征进行了临床描述，1996年Robert Castleberry指导下的一个国际工作组提出了"幼年型粒单核细胞白血病"这一术语，并确定了诊断标准，WHO分类将该类疾病归于骨髓增生异常综合征/骨髓增殖性疾病（MDS/MPN）。

JMML占所有儿童血液系统恶性肿瘤的2%～3%，诊断中位年龄为2岁的婴幼儿，男性多见。面色苍白、发热、感染、皮肤出血点和咳嗽是最常见的症状，通常存在明显的脾肿大和肝大并引发腹部不适，白血病浸润常常导致扁桃体肿大、干咳、呼吸急促或肺间质浸润，此外白血病皮肤浸润亦很常见，多数表现为暴发性湿疹或伴有中央界限清晰的硬化结节病灶。白细胞增多、血小板减少、贫血是 JMML 患者的常见症状，中位白细胞计数为 $33×10^9$/L，外周血涂片可以见到未成熟的单核细胞、中晚幼粒细胞、有核红细胞或者一些原始细胞（比例不超过20%），单核细胞绝对计数超过 $1×10^9$/L。骨髓中的单核细胞增多症通常没有外周血明显，骨髓中原始细胞比例增高但未达急性白血病诊断标准。

大约25%的 JMML 患者存在单体7的染色体异常，大约90%的患者在参与 RAS 信号传导途径的基因中具有体细胞或胚系突变，如 PTPN11、CBL、NF1、KRAS 或 NRAS。既往研究中发现，年龄大于2岁、血小板计数低于 $33×10^9$/L、HbF 水平高于正常上限值10%是 JMML 患儿的预后不良因素。此外，表观遗传学异常同样与预后相关，DNA 高甲基化者往往预后不良。基于上述预后因素的综合评价往往影响患者的最终治疗选择，现阶段中高危组的 JMML 仍然首选异基因造血干细胞移植治疗。

早期经验中大部分 JMML 患儿接受以全身放疗（TBI）为主的预处理方案，但后期大部分研究发现，与基于白消安的预处理方案比较，TBI 后的幼儿发生更多有害的远期并发症。EWOG-MDS 选择了由白消安、环磷酰胺、马法兰组成的预处理方案，48例接受同胞相合供者移植的患者5年 EFS 为55%（95%CI 41%～70%），52例接受 10/10 或 9/10 相合无关供者移植的患者5年 EFS 为49%（95%CI 5%～63%）。日本学者回顾了 2000—2011 年接受移植治疗的129例 JMML 患儿，5年总生存及累积复发率分别为64%、34%，而以白消安、马法兰、氟达拉滨为预处理方案的59例患儿则获得了更高的总生存率（73%）及更低的累积复发率（26%）。复发仍是目前 JMML 患者移植失败的主要原因，多个研究组的结论显示发生慢性 GVHD 者显著降低累积复发率，可获得更高的无病生存及总生存。由于异常的 DNA 甲基化是 JMML 预后不良的强预后因素，移植前、移植后分别给予去甲基化药物的表观遗传学疗法有望提高目前 JMML 的移植疗效。我国李春富教授团队采用单倍体联合异基因脐血的"双保险"新移植体系，大幅度地提高了移植生存率，降低了移植后复发率。

成骨不全的主要临床表现是自幼起病的轻微外力下反复骨折，进行性骨骼畸形，不同程度活动受限。骨骼外表现可以有蓝巩膜、牙本质发育不全、听力下降、韧带松弛、心脏瓣膜病变等。骨骼 X 线影像学特征主要包括：全身多部位骨质疏松；颅板薄，囟门和颅缝宽；椎体变形，多椎体压缩性骨折，脊柱侧凸或后凸畸形；胸廓扭曲、变形，甚至塌陷；四肢长骨纤细、皮质菲薄，骨髓腔相对较大，多发长骨骨折等。根据临床表型，Sillence 等将 OI 分成 I～IV 型： I 型病情最轻，最常见； II 型最重，通常围生期致死； III 型是存活者中最严重的，常常身材矮小，呈进行性骨骼畸形； IV 型严重程度介于 I 型与 III 型之间。可根据骨折和骨骼畸形严重程度、发病时间、是否有蓝巩膜等临床特征判断分型。

OI的发病机制是由Ⅰ型胶原蛋白编码基因或其代谢相关调控基因突变，导致Ⅰ型胶原蛋白数量减少或质量异常，引起骨皮质变薄、骨小梁纤细或形态异常，使骨密度显著降低、骨微结构损害、骨强度下降，反复发生骨折和进行性骨骼畸形。遗传模式主要呈常染色体显性遗传，少数呈常染色体隐性遗传，罕有X染色体伴性遗传。OI可由多种致病基因突变所致，目前已报道的致病基因至少有21种，Ⅰ型胶原的编码基因 COL1A1 或 COL1A2 突变是导致OI的最主要原因，所致OI呈常染色体显性遗传。

OI的临床诊断主要依据疾病的临床表现和影像学特点，包括自幼发病、反复脆性骨折史；蓝巩膜；听力下降；阳性骨折家族史；骨骼X线影像特征。此外，注意排除多种遗传性及代谢性骨骼疾病，如软骨发育不全、低血磷性佝偻病、维生素D依赖性佝偻病、肿瘤相关骨病和关节活动过度综合征等。OI的基因诊断包括：① COL1A1 和 COL1A2 基因突变检测；② COL1A1 和 COL1A2 基因未发现致病突变时，根据中国人群OI致病基因突变谱，可对较常见的 WNT1、SERPINF1、FKBP10 基因进行PCR-Sanger测序分析。

OI的现有治疗仅为对症治疗，旨在增加患者的骨密度、降低骨折率、改善骨畸形、提高生活质量。其中包括：

1. 生活方式干预。

2. 药物治疗　①适量的钙剂与维生素D；②双磷酸盐类是目前广泛使用对OI较有效的药物，甲状旁腺素类似物、RANKL单克隆抗体等药物也可能有一定疗效。

3. 手术治疗。

4. 康复治疗。

5. 分子治疗　包括自体骨髓干细胞基因改良后回输、反义寡核苷酸抑制技术等，国外已有骨髓来源间充质干细胞移植治疗的成功报道。

本例患儿同时罹患了两种罕见且难治性疾病，治疗难度极大，我们在经过阅读大量文献、多学科专家会诊、借鉴既往经验的基础上，为患儿制订了移植方案，并最终获得了良好结局。

参 考 文 献

[1] CHARLOTTE M. NIEMEYER, CHRISTIAN FLOTHO. Juvenile myelomonocytic leukemia: who's the driver at the wheel [J]? Blood, 2019, 133（10）: 1060-1070.

［2］SCHO NUNG M，STIEGLITZ E，MURAMATSU H，et al. DNA methylation subgroups in juvenile myelomonocytic leukemia：an International collaborative analysis and development of a common diagnostic platform［J］. Blood，2018，132（suppl 1）：3093.

［3］DVORAK CC，SATWANI P，STIEGLITZ E，et al. Disease burden and conditioning regimens in ASCT1221，a randomized phase Ⅱ trial in children with juvenile myelomonocytic leukemia：A Children's Oncology Group study［J］. Pediatr Blood Cancer，2018，65（7）：e27034.

［4］LOCATELLI F，NIEMEYER CM. How I treat juvenile myelomonocytic leukemia［J］. Blood，2015，125（7）：1083-1090.

［5］YABE M，OHTSUKA Y，WATANABE K，et al. Japanese Pediatric Myelodysplastic Syndrome Study Group. Transplantation for juvenile myelomonocytic leukemia：a retrospective study of 30 children treated with a regimen of busulfan，fludarabine，and melphalan［J］. Int J Hematol，2015，101（2）：184-190.

［6］FORLINO A，MARINI JC. Osteogenesis imperfecta［J］. Lancet，2016，387：1657-1671.

［7］MARINI JC，FORLINO A，BACHINGER HP，et al. Osteogenesis imperfecta［J］. Nat Rev Dis Primers，2017，3：17052.

病例29 先天性纯红再生障碍性贫血继发骨髓增生异常综合征

案例分析

【入院前情况】 患儿，女，14岁。主因"面色苍白14年，加重2个月"入院。患儿出生后即发现面色苍白，出生后2月龄于当地医院查血常规示贫血：WBC $12.4×10^9/L$ ↑，RBC $1.64×10^{12}/L$ ↓，Hb 41g/L ↓，PLT $464×10^9/L$ ↑，予输注红细胞对症治疗。随后就诊于我院门诊，查血常规（2004年12月16日）：WBC $7.39×10^9/L$，NEUT $1.48×10^9/L$ ↓，RBC $2.78×10^{12}/L$ ↓，Hb 84g/L ↓，PLT $403×10^9/L$ ↑，Ret% 0.34% ↓，MCV91.7fl，MCH 30.2pg，MCHC 329g/L；血清铁 57.1μmol/l ↑，铁蛋白＞500μg/l ↑。髂骨骨髓：增生明显活跃，粒系比例58.5%，红系比例7%，巨核细胞926个，结论：粒、巨两系增生，粒系左移，红系减少，以早期阶段为主。组织化学染色：中性粒细胞碱性磷酸酶染色阳性率82%，PAS阴性。诊断先天性纯红细胞再生障碍贫血。予泼尼松10mg qd口服治疗9年，血红蛋白可维持在90～100g/L，粒细胞、血小板计数正常。5年前因血红蛋白逐渐下降，于我院门诊加用环孢素联合泼尼松治疗，血红蛋白波动于100g/L左右，粒细胞、血小板计数正常。2年前患儿再次出现血红蛋白下降，逐渐调整药物为环孢素、泼尼松，血红蛋白波动于60～80g/L，粒细胞、血小板计数正常。2个月前患儿面色苍白、乏力加重，血红蛋白波动于58～69g/L。近期血常规：WBC $3.49×10^9/L$ ↓，NEUT $1.55×10^9/L$ ↓，Hb 59g/L ↓，MCV 109f1 ↑，PLT $213×10^9/L$，网织红细胞绝对值 $0.0253×10^{12}/L$。家属要求行造血干细胞移植治疗入院。

【分析】 病程中患儿无腹痛、腹泻，无黄疸、尿色改变，无皮疹、关节肿痛、反复口腔溃疡、出血点等表现。发病以来，睡眠、饮食同前，二便正常，近期体重无明显改变。患者既往否认麻疹、水痘、腮腺炎、百日咳、肝炎等传染性疾病史。否认化学物质、放射物质、有毒物质接触史，否认药物、食物过敏史。

母亲妊娠时家中门窗曾刷涂料；有悬浮红细胞输血史，无输血不良反应。本患儿系 G_1P_1，足月剖宫产，出生时体重3.7kg，生长发育大致正常。有1妹妹，现4岁，血常规正常，出生时留存有脐血。父母体健。否认家族遗传病史。入院查体：生命体征平稳，重度贫血貌，全身皮肤未见皮疹、黄染或新鲜出血点，未见咖啡牛奶斑，浅表淋巴结未触及，咽无充血，扁桃体无肿大，双肺呼吸音清晰，未闻及干湿啰音。心率90次/分，律齐，各瓣膜未闻及杂音。腹平软，全腹无压痛及反跳痛，肝脾肋下未触及，双下肢无水肿，未见肢体发育畸形。患儿生后出现重度非小细胞性贫血，网织红细胞降低，无感染等诱因，无黄疸、脾大等，铁蛋白不低，除外营养性贫血、溶血等，需注意先天性骨髓造血衰竭综合征（inherited bone marrow failure syndromes，IBMFS）可能。患儿骨髓形态检查：粒系、巨核系正常，红系增生明显降低，三系无病态造血，先天性纯红细胞再生障碍性贫血又称戴-布贫血（diamond-blankfan anemia，DBA）可能性大。但应需注意与范科尼贫血、斯格瓦曼综合征等先天性骨髓造血衰竭性疾病鉴别。进一步应完善eADA、彗星实验，MMC实验及相关基因突变检测等检查。患儿既往激素、环孢素治疗有效，但近期药物效果不佳，不能维持血常规，出现粒细胞减少等，应注意病情变化可能，尤其注意有无继发MDS可能。注意骨髓形态学、染色体等检查结果。

【入院后情况】 入院后完善检查。骨髓形态：增生活跃＋，粒系44%，中幼粒细胞明显核浆发育不平衡，可见双核粒细胞，部分细胞胞浆颗粒粗大，嗜酸性粒细胞易见。红系21%，以中晚幼红为主，可见巨幼样变、核分裂象、双核红、核间桥等病态造血，成熟红细胞大小不一。结论：三系增生，粒红两系可见病态造血骨髓象。组织化学染色：中性粒细胞碱性磷酸酶（N-ALP）阳性率94%，N-ALP阳性指数210↑，有核红PAS阳性率0，有核红PAS阳性指数0，铁染色（Fe）：细胞外铁（＋＋），铁粒幼红细胞阳性率100%↑。免疫组织化学染色（CD41）：正常巨核细胞（胞体＞40um）43个，双核巨核细胞（胞体＞40μm）4个，全片巨核47个。免疫分型-MDS/MPN：成熟淋巴细胞群23.2%，髓系原始细胞群0.9%，幼稚及成熟粒细胞群55.1%，成熟单核细胞群1.1%，幼稚红细胞群7.7%，B祖细胞群9.2%，嗜酸细胞群2%，B祖细胞易见；各系表型未见明显异常。染色体检查：46，XX［20］。造血祖细胞培养：红系祖细胞集落培养CFU-E 50/105BMMNC↓，粒-单系祖细胞集落培养CFU-GM 14/105BMMNC，红系爆氏集落培养BFU-E 25/105BMMNC，混合祖细胞集落培养CFU-Mix 0/105BMMNC。EB、CMV、微小病毒B19均阴性。抗核抗体及ENA抗体系列均阴性。叶酸、维生素 B_{12} 正常。血红蛋白电泳正常。红细胞腺苷脱氨酶（eADA）相对酶活力：

956%，提示异常增高；HbF 0.078↑。彗星及MMC实验阴性，先天性骨髓造血衰竭相关基因未见致病突变。

【小结】　患儿1岁以内出现的中重度非小细胞性贫血、网织红细胞降低，骨髓红系增生明显减低而粒系巨核系大致正常，eADA、HbF明显升高，彗星及MMC实验阴性，先天性骨髓造血衰竭相关基因未见范科尼贫血（Fanconi anemia，FA）、斯格瓦曼综合征（Shwachman-Diamond syndrome，SDS）等其他IBMFS致病突变，符合先天性纯红细胞再生障碍性贫血诊断。患儿病史14年，先后应用泼尼松、泼尼松联合环孢素可维持血常规，近期无明显诱因出现血红蛋白下降明显，合并粒细胞减低。患儿复查骨穿提示粒系、红系两系病态造血，原始细胞比例不高，考虑疾病进展为骨髓增生异常综合征-儿童难治性血细胞减少（MDS-RCC）。综合诊断：①骨髓增生异常综合征-儿童难治性血细胞减少（MDS-RCC）；②先天性纯红细胞再生障碍性贫血治疗后。

患儿IBMFS基础上继发MDS-RCC，药物治疗效果不佳，呈输血依赖，符合造血干细胞移植适应证。患儿与其父亲HLA 6/10相合，予单倍体移植前预处理（BU＋FLU＋IDA＋CY＋ATG）后，输注父亲来源骨髓造血干细胞（男供女，父供女，血型O＋供O＋）。＋13天粒细胞植入，＋14天血小板植入。＋20天，出现Ⅰ度皮肤移植物抗宿主病，给予吗替麦考酚酯、甲泼尼龙联合CsA后皮疹消退。＋31天复查骨穿，骨髓形态：三系增生，红系比例增高骨髓象。染色体荧光原位杂交CEPX/Y：阳性信号百分率XX0.8% XY99.2%。染色体检查：46，XY［20］。＋32天停吗替麦考酚酯MMF。移植后6个月复查血细胞分析：WBC 2.64×10^9/L↓，NEUT 1.13×10^9/L↓，RBC 4.03×10^{12}/L，Hb 128g/L，PLT 128×10^9/L，网织红细胞比例0.98%。

讨　　论

该患儿病史较长，生后即出现贫血，药物治疗14年后，血红蛋白不能维持，并出现粒细胞减低，需首先注意其原发疾病诊断是否正确。回顾患儿病史特点：①1岁内起病的重度贫血，白细胞血小板大致正常；②非小细胞性贫血；③网织红细胞减低；④骨髓红系增生明显减低，粒系巨核细胞大致正常。实验室检查：eADA、HbF异常升高，符合DBA诊断标准。

鉴别诊断：①其他IBMFS，如范科尼贫血、斯格瓦曼综合征等：患儿以贫血为主，既往粒系、血小板基本正常，无咖啡牛奶斑，彗星及MMC实验阴性，FA

相关基因突变阴性，不支持FA诊断；患儿无明显胰腺外分泌功能异常，SBDS基因无突变，可除外SDS诊断。②其他婴幼儿贫血性疾病，如溶血性疾病、营养性贫血、珠蛋白生成障碍性贫血等。患儿无黄染、脾大，网织红细胞减低，骨髓红系增生减低，除外溶血性疾病；患儿铁蛋白、叶酸、维生素B_{12}正常，可除外营养性贫血；患儿及父母祖籍北方，血红蛋白电泳正常，无珠蛋白生成障碍性贫血相关基因突变，可除外地中海贫血。

患儿有DBA疾病基础，药物治疗多年后，效果欠佳，呈输血依赖，粒细胞减低，应注意如下原因：①疾病进展：如进展为再生障碍性贫血、骨髓增生异常综合征、急性髓系白血病等。②合并病毒感染：如合并CMV或微小病毒B19感染等。③合并营养性贫血。④合并自生免疫性疾病等。该患儿辅助检查未见特殊病原感染、营养缺乏、免疫异常等证据，骨髓形态提示粒系、红系两系病态造血，符合MDS-RCC诊断。造血干细胞移植是目前唯一可以治愈该类疾病的治疗手段。

专家点评

本患儿病程主要特点为生后发病的贫血，在药物治疗相对稳定10余年后出现血液学进展。面对这类慢性血细胞减少过程中出现进展的情况，主要诊疗思路为：①系统性回顾病史及实验室检查，确定第一诊断是否正确。②在基础疾病诊断正确前提下，排查是否存在特殊病原体感染、免疫系统异常、药物等继发因素。③当基础疾病诊断明确，无继发因素相关证据，应考虑原发疾病进展可能。

具体到该患儿，新生儿期出现的病理性单纯贫血，无溶血证据，骨髓以单纯红系造血衰竭为主要表现，同时结合eADA异常升高，HbF异常升高等特点，符合DBA诊断。DBA应主要与其他先天性骨髓造血衰竭综合征（IBMFS）相鉴别。这类疾病是一组以造血衰竭、先天畸形、肿瘤易感性为共同特征的先天性遗传性疾病。其中粒系、红系、巨核系均有造血衰竭的疾病有：范科尼贫血、先天性角化不良（dyskeratosis congenita，DC）、斯格瓦曼综合征。主要累及一系血细胞的疾病有：先天性纯红细胞再生障碍性贫血（DBA）、重度先天性中性粒细胞缺乏症（severe congenital neutropenia，SCN）、先天性无巨核细胞血小板减少症（congenital amegakaryocytic thrombocytopenia，CAMT）等。累及多系血细胞减少IBMFS，如FA，可以一系血细胞减少起病，因而应在观察血常规变化的同时注意实验室检测等其他方面的鉴别要点，见表29-1。

表29-1　主要IBMFS鉴别要点

疾病	临床特点	特殊实验室检查	主要致病基因
FA	血细胞减少、躯体畸形、多见如咖啡牛奶斑、肿瘤家族史多见	彗星、MMC实验阳性	*BRCA2*，*FANCA*，*FANCB*，*FANCC*，*FANCD2*，*FANCE*，*FANCF*，*FANCG*，*FANCI*，*FANCL*，*FANCM*，*FANCN*，*RAD51C*，*SLX4*等
DC	血细胞减少、角化不良、黏膜白斑、色素异常、脏器纤维化（肺纤维化多见）	部分患者端粒缩短	*CTC1*，*DKC1*，*NHP2*，*NOP10*，*RTEL1*，*TERT*，*TINF2*，*WRAP53*等
SDS	血细胞减少、胰腺外分泌功能不良	胰酶减低	*SBDS*双等位基因突变
DBA	非小细胞性贫血，多为1岁以内起病	eADA异常升高、HbF异常升高	*RPS19*，*RPL11*，*RPL26*，*RPL31*，*RPL35A*，*RPL5*，*RPS10*，*RPS14*，*RPS17*，*RPS24*，*RPS26*，*RPS29*，*RPS7*，*GATA1*等
SCN	反复细菌感染，重度粒细胞缺乏，多数1岁以内起病		*CSF3R*，*CXCR4*，*ELANE*，*G6PC3*，*GATA2*，*GFI1*，*HAX1*，*USB1*，*VPS13B*，*VPS45*，*WAS*等

　　该患儿无其他IBMFS证据，虽然基因检测未见DBA经典致病突变，但由于DBA存在30%～40%无突变患者，因而该患儿DBA诊断明确。

　　确定患儿DBA基础疾病情况下，经病毒、自身免疫抗体等方面检查，未见明确继发因素，则应考虑原发病进展。DBA作为IBMFS的一种，其肿瘤易感性虽低于FA、DC，但明显高于正常人。北美DBA队列研究显示，除各类实体肿瘤外，MDS是主要血液系统并发症。本患儿骨髓两系病态造血，符合MDS-RCC诊断。儿童MDS发病率低于成人，其病机制与分子生物学特征也与成人存在差异。部分儿童MDS可继发于IBMFS。因此，当遇到以MDS临床表现为首发症状的患儿，应注意排查IBMFS可能，以便根据原发病选择合适的治疗策略。

　　造血干细胞移植是IBMFS造血衰竭的唯一治愈手段。但不同于白血病及获得性再生障碍性贫血，IBMFS的移植治疗应注意以下几点。

　　首先，IBMFS的造血干细胞移植应选择合适时机，并非所有IBMFS都需要移植治疗，尤其DBA，部分患者可通过服用激素维持血常规甚至缓解。输血依赖或疾病进展出现MDS甚至AML细胞学或遗传学表现是移植的主要指征。

　　其次，IBMFS的亲缘供者应注意排查致病突变携带者。多数IBMFS存在致病基因突变，但由于这类疾病的遗传异质性和临床异质性，部分致病突变携带者可无血液系统异常。因此在IBMFS选择亲缘供者时，应注意完善基因检测，除外致病突变携带者。

再次，IBMFS预处理方案应根据基础疾病进行剂量调整。FA、DC患者细胞对放疗敏感，继发肿瘤危险性大，应避免全身照射，移植预处理方案需根据疾病状态（再生障碍性贫血表现、MDS或白血病转化）减低剂量，或化疗后移植。

此外，移植前应注意IBMFS病人其他系统功能的评估。例如DC患者多合并肺纤维化等，对移植耐受性减低。移植前输血依赖的患者如存在铁过载，可出现肝脏、心脏功能异常，酌情去铁后移植。最后，由于IBMFS存在肿瘤易感性，造血干细胞移植仅能治愈其骨髓造血衰竭情况。移植成功后，应注意随访患儿其他系统肿瘤发生情况，酌情早期干预。

参 考 文 献

［1］VLACHOS A，ROSENBERG PS，ATSIDAFTOS E，et al. Incidence of neoplasia in Diamond Blackfan anemia：a report from the Diamond Blackfan Anemia Registry［J］. Blood，2012，119（16）：3815-3819.

［2］SAKAGUCHI H，NAKANISHI K，KOJIMA S. Inherited bone marrow failure syndromes in 2012［J］. International journal of hematology，2013，97（1）：20-29.

［3］VLACHOS A，BLANC L，LIPTON JM. Diamond Blackfan anemia：a model for the translational approach to understanding human disease［J］. Expert review of hematology，2014，7（3）：359-372.

［4］FAGIOLI F，QUARELLO P，ZECCA M，et al. Haematopoietic stem cell transplantation for Diamond Blackfan anaemia：a report from the Italian Association of Paediatric Haematology and Oncology Registry［J］. British journal of haematology，2014，165（5）：673-681.

［5］ALTER BP. Inherited bone marrow failure syndromes：considerations pre-and posttransplant［J］. Blood，2017，130（21）：2257-2264.

［6］PEFFAULT DE LATOUR R，PETERS C，Gibson B，et al. Recommendations on hematopoietic stem cell transplantation for inherited bone marrow failure syndromes［J］. Bone Marrow Transplant，2015，50（9）：1168-1172.

［7］SAVAGE SA，DUFOUR C. Classical inherited bone marrow failure syndromes with high risk for myelodysplastic syndrome and acute myelogenous leukemia［J］. Seminars in hematology，2017，54（2）：105-114.

病例30 先天性无巨核细胞性血小板减少症

案例分析

【入院前情况】 患儿，女，10月龄。因"发现血小板减少2周"首次入院。入院前2周患儿无明显诱因出现咳嗽，伴有流涕，无发热，就诊于当地医院检查，血常规：WBC 6.25×10^9/L，Hb 128g/L，PLT 16×10^9/L。9天前就诊西安市某医院，查血常规：WBC 6.63×10^9/L，NEUT 1.1×10^9/L，Hb 116g/L，PLT 27×10^9/L。骨髓形态（髂骨，应用地塞米松后）：增生活跃，G＝35.5%，E＝17.5%，巨核细胞2个，血小板罕见。为进一步诊治入院。给予地塞米松3mg qd应用5天后，复查血常规：WBC 10.01×10^9/L，Hb 115g/L，PLT 26×10^9/L。为进一步诊治收入我院。入院查体：T 36.7 ℃，P 102次/分，R 25次/分，BP 84/47mmHg，神志清楚，无贫血貌，周身皮肤无黄染、皮疹、出血点，浅表淋巴结未触及肿大。心肺听诊无异常发现。胸骨压痛（－）。肝肋下1cm，质地软，无触痛，脾肋下未及。既往史、个人史、家族史无特殊。

【分析】 患儿，女，发病年龄小，以血小板减少为主，病程中无发热，无明显出血，无皮疹，内科查体大致正常，糖皮质激素治疗无效。

【入院后情况】 患儿入院后完善骨髓穿刺、染色体、巨核细胞酶标、MDS免疫分型等相关检查，骨髓形态：增生活跃，G＝36%，E＝13%，淋巴细胞相对增多，全片可见巨核细胞1个，为成熟无血小板生成巨核细胞，血小板少见。免疫分型：粒、红系比例减低，各系表型未见明显异常。免疫组化：NAP阳性率100%，阳性指数241，细胞外铁染色（＋＋）。巨核细胞酶标：正常巨核细胞2个，多核巨核细胞1个。染色体核型46，XX［20］。MDS相关FISH检测、基因检测均阴性。先天性骨髓造血衰竭基因筛查：MPL基因3号外显子检测到c.305G＞A杂合变异，MPL基因4号外显子检测到c.417dupC杂合变异。心脏彩超、肝脾肾B超未见明显异常。根据检查结果，初步考虑患儿为先天性骨髓造血衰竭疾病，后续有造血干细胞移植可能，建议其行HLA配型，家属未同意，完善检查后出院。

患儿首次入院检查提示骨髓粒、红两系造血无明显异常，巨核细胞数量显著减少，未见MDS等克隆性疾病证据，先天性骨髓造血衰竭基因筛查提示MPL基因杂合突变，结合患儿病史及临床表现，考虑先天性无巨核细胞血小板减少症可能，此类疾病药物治疗效果差。文献报道该病为常染色体隐性遗传，但患儿为杂合变异，且无家族史，需进一步进行家系验证寻找遗传学证据。

患儿院外口服环孢素治疗，并根据血药浓度调整剂量，其间当地医院给予甲泼尼龙联合环孢素口服2个月，病情无明显改善。院外1年来监测血常规逐渐进展，呈全血细胞减少，中性粒细胞最低$0.3×10^9$/L，血红蛋白最低49g/L，血小板最低$2×10^9$/L，出血倾向明显，需依赖红细胞、血小板输注。患儿病情进展，于2岁时再次入我科住院。

患儿院外口服环孢素、糖皮质激素等药物治疗，效果不佳。病初仅表现为血小板减少，1年间逐渐出现全血细胞减少，并有明显出血表现，出现输血依赖，病情明显进展。结合家系验证结果，患儿携带两处MPL基因杂合变异，分别来源于父亲及母亲，考虑这种复合杂合变异可能影响蛋白功能导致发病，病程发展过程也符合先天性无巨核细胞性血小板减少症（congenital amegakaryocytic thrombocytopenia，CAMT），可明确诊断CAMT。造血干细胞移植为该病的唯一治愈手段，家属有移植意愿，再次入我科拟行移植治疗。

住院后明确诊断为先天性无巨核细胞血小板减少症，有移植指征，寻得6/6全相合脐血。完善移植前相关准备，行预处理［Flu 40mg/（m^2·5d）＋Cy 60mg/（kg·2d）＋TBI 4Gy］，并予CsA＋MMF预防GVHD。患儿顺利回输6/6全相合脐血，CD34＋细胞数$7×10^5$/kg。移植后＋7出现发热，血培养提示缓症链球菌感染，予达托霉素联合美罗培南治疗后感染控制。移植后＋12中性粒细胞植入，＋20血小板植入。顺利出舱。

【小结】 患儿诊断明确，因无同胞兄弟姐妹，父母均携带MPL基因杂合变异，遂无合适亲缘供者。在脐带血库为患儿寻得6/6全相合脐带血，按IBMFS移植方案行预处理及GVHD预防。预处理及回输过程较顺利，在移植后1周出现血流感染，因患儿处于免疫抑制状态，粒细胞尚未植入，及时根据病原结果给予强化抗感染治疗。后粒细胞、血小板顺利植入。继续口服环孢素、吗替麦考酚酯、甲泼尼龙预防GVHD，外周血常规逐渐恢复。移植后＋40天复查骨髓形态：增生活跃，G＝58%，E＝31.5%，L＝4%，全片共见巨核细胞42个，分类25个，其中成熟有血小板生成巨核细胞12个，成熟无血小板形成巨核细胞10个，裸核3

个。血小板散在可见。STR 99.99%供者型。血常规：WBC 13.82×10⁹/L，NEUT 11.03×10⁹/L，Hb 112g/L，PLT 273×10⁹/L，Ret 8.99%。甲泼尼龙及吗替麦考酚酯减停过程中出现急性GVHD（皮肤），调整环孢素口服后皮疹好转。抗GVHD药物逐渐减停。移植后13个月复查骨髓形态为三系增生骨髓象，血常规：WBC 6.65×10⁹/L，NEUT 2.93×10⁹/L，Hb 122g/L，PLT 337×10⁹/L，Ret 1.65%。目前为移植后两年5个月，患儿一般情况良好，无特殊不适。

患儿骨髓逐渐恢复正常造血，供体植入良好，为供者完全嵌合状态。因为供体为全相合脐血，并且规范给予了抗排异及预防真菌、病毒治疗，患儿移植后未发生严重并发症，仅在早期发生了皮肤排异，并通过口服抗GVHD药物后症状好转。目前为脐带血干细胞移植后两年余，患儿外周血常规完全正常，生活质量高，评估治疗效果良好。

讨　论

本例患儿治疗关键在于原发病的诊断。患儿以血小板减少起病，确定为血小板减少症。儿童血小板减少的病因根据发病机制主要分成两大类，即血小板破坏增加和生成减少。患儿的体格检查以及辅助检查中均未找到破坏增加的证据，而多次行骨髓检查提示巨核细胞明显减少，应考虑血小板生成减少。血小板生成减少的原因包括：骨髓浸润、抑制或衰竭，或者巨核细胞发育和分化缺陷。患儿没有明确的感染及营养缺乏的表现，骨髓等部位检查未找到白血病/淋巴瘤等恶性血液系统疾病证据，应考虑巨核细胞发育缺陷。患儿虽然在9月龄第一次发现血小板减少，但因起病初期没有明显出血表现，推测发病年龄很可能更早，在出生后9个月发病，更需要考虑先天性血小板减少症。

先天性血小板减少症与获得性血小板减少症相比虽然少见，但在单纯性血小板减少的儿童中是需要考虑的重要病因。它可能是某些罕见遗传病的首发表现，这些综合征除了造血功能的异常，还可能有免疫缺陷、肾脏畸形、恶性肿瘤易感性等其他表现。其中比较常见的有：威-奥综合征（Wiskott-Aldrich syndrome，WAS），一种先天性X连锁隐性遗传病，主要表现为中至重度血小板减少伴血小板体积偏小、重度湿疹和免疫缺陷；先天性骨髓造血衰竭综合征（inherited bone marrow failure syndromes，IBMFS），包括范科尼贫血、先天性角化不良、斯格瓦曼综合征和先天性无巨核细胞性血小板减少症（CAMT）。这类疾病在患儿早期可表现为单纯性血小板减少，血小板大小正常，随着病情进展可表现为全血细胞减少；血小板减少伴桡骨缺如综合征，骨髓检查表现为巨核细胞缺失或明显减少，粒/红两系可正常发育成熟，伴有桡骨缺如，以及其他四肢骨骼缺陷；遗传性巨大血小板综合征（Bernard-Soulier syndrome，BSS），一种常染色体隐性遗传病，表现为血小板减少、血小板"巨大"、血小板功能障碍以及出血；肌球蛋白重链9相关疾病（myosin heavy chain 9-related disorder，MYH9-RD），由 MYH9 基因突变导致，表现为巨血小板减少症和感觉神经性耳聋、白内障、肾炎等其他异常；灰色血小板综合征，一种常染色体隐性遗传病，特点是血小板减少、出血倾向及血小板α颗粒明显减少或缺失；以及其他先天性血小板减少症。

根据上述病史资料分析，归纳患儿临床特点为：患儿缺乏疾病相关家族史，父母均无血小板减少等血液系统异常表现，且无湿疹、免疫缺陷、肿瘤、肾脏疾病、骨骼异常等其他系统表现，可以排除上述综合征。而随着病情进展，该患儿出现全血细胞减少，许多先天性血小板减少症都可以进展为骨髓造血衰竭，可能以一系或两系血细胞减少为初期表型。因此，最终诊断仍需借助遗传学检查。多数先天性血小板减少症是由可以导致血小板生成调节障碍的巨核细胞系遗传缺陷引起的，我们也为这名患儿进行了先天性骨髓造血衰竭的基因筛查，结果在 MPL 基因3号外显子和4号外显子均检测到杂合变异。这一基因外显子的复合杂合突变，明确指向了 CAMT，结合患儿的病史，最终明确诊断。需要注意的是，对于临床和实验室检查高度怀疑此病的患儿，MPL 基因变异不是诊断的必要条件，因为人类对这一疾病的认知和遗传学基础的研究是在不断发展变化的。

该患儿的诊治过程中留给我们一些启示：血液科和儿科医师日常工作中容易接触到血小板减少的患儿，获得性免疫性血小板减少症（immune thrombocytopenia，ITP）最常见。但是对于糖皮质激素初始治疗无效且骨髓巨核细胞减少的患儿，ITP 以及"难治 ITP"的诊断应十分慎重。尤其是对于发病年龄小的患儿，应考虑先天性血小板减少症的可能性，这在家族史阴性的患儿中很容易被忽略。随着诊治手段的提高，二代测序作为一种辅助诊断技术在许多疾病中都凸显了重要的价值，对于怀疑先天性血液疾病的患儿，基因层面的检查是必要的。

目前认为造血干细胞移植（hematopoietic stem cell transplantation，HSCT）是唯一可以根治本病的方法，其他支持治疗手段如血小板输注及抗纤溶等仅用于控制出血的支持治疗，非治愈手段。而糖皮质激素、免疫球蛋白、雄激素等药物对于本病则无治疗效果。对于造血干细胞移植，国际上公认的是首选 HLA 全相合的同胞供者，但在国内的实际环境下，独生子女或两个子女的家庭较多，难以找到合适供者。更重要的是，父母、兄弟姐妹等家庭成员很可能也携带相同致病基因，即使HLA配型合适也不适宜作为供者。在这个前提下，我们为这例患儿寻找到非血缘全相合脐带血，成功进行了脐带血干细胞移植，移植后随访2年余，治疗效果十分理想。因此，对于这一类疾病，在结合新的基因测序技术确诊的基础上，采用脐带血进行造血干细胞移植，是治疗该病的有力手段。

专 家 点 评

近年来随着诊断和治疗技术的进步，更多的先天性血液病患者被确诊，并通过先进的治疗手段获得高质量的长期生存。在儿童血液疾病里，有一大类特殊疾病，即先天性骨髓造血衰竭性疾病，因其发病率较低，不典型病例与获得性骨髓造血衰竭难以鉴别，再加上很多地区尤其是基层血液科医师对这类疾病经验欠缺，使其诊断较为困难，部分病例在很长时间内未能获得明确诊断，无法得到有效救治。先天性无巨核细胞性血小板减少症（CAMT）就是一种罕见疾病，属于先天性骨髓造血衰竭性疾病范畴。

1929年Greenwald和Sherman两位学者报道了全世界首例CAMT患者，但在此后的几十年里，并未形成统一认识，甚至一度将该病与范科尼贫血等划分为同一种疾病。Muraoka等人在1997年提出了与今天类似的定义。随着认识的不断深入，总结出了该病的临床特点：通常在新生儿期发病，表现为单纯性重度血小板减少，骨髓巨核细胞减少或完全缺如，但没有其他先天性骨髓造血衰竭综合征特有的出生缺陷。具体表现在，患者的外周血血小板计数 $< 50 \times 10^9/L$，血小板大小正常；出血倾向明显，常表现为皮肤、黏膜或胃肠道出血，几乎所有患者在生后不久会出现紫癜和淤点，偶有严重者在分娩时即发生颅内出血；该病与骨骼异常无关，依据这一点可与血小板减少伴桡骨缺失综合征鉴别。而随着疾病的进展，儿童期可发生全血细胞减少，最终进展为骨髓造血衰竭，后期发生的全血细胞减少往往是重度的。目前尚未报道过CAMT患者向骨髓增生异常综合征（myelodysplastic syndrome，MDS）或急性髓系白血病（acute myeloid leukemia，AML）转化的案例，但在部分患儿进展为全血细胞减少时，可检测到克隆性改变。King等曾在2005年依据病程和转归将该病分为2个亚型：Ⅰ型特点为早期出现严重的全血细胞减少，骨髓活性减低以及极低的血小板计数，病情较重；Ⅱ型病程相对温和，血小板计数可在1岁以内短暂地升至接近正常，在3岁及以后出现骨髓造血衰竭。

通过对大多数病例的研究发现，该病与骨髓增殖性白血病（myeloproliferative

leukemia，MPL）癌基因的纯合突变或者复合杂合突变有关。*MPL*基因位于1号染色体短臂1p34，编码血小板生成素（thrombopoietin，TPO）的受体*c-MPL*，是巨核细胞和血小板生成的重要调节因子。TPO信号通路对于血小板生成和造血干细胞的维持非常重要。在小鼠模型中，TPO或其受体*c-MPL*的缺失导致了巨核细胞和外周血小板的严重减少。CAMT患者的突变区域可贯穿整个MPL基因，包含无义、错义、剪接突变，最常见的突变位置在外显子2和外显子3，可导致受体功能的丧失。基因型和表型之间也有一定关联。*MPL*基因的无义突变导致的TPO受体表达完全缺失往往表现为较严重的Ⅰ型，而临床表现较为温和的Ⅱ型携带错义突变，影响TPO受体的胞外结构域。尽管MPL提供了CAMT的分子学定义，但部分临床确诊病例缺乏可检测的*MPL*突变。有种可能是调节*c-MPL*表达的上游非编码序列发生了变异，而这部分并不包括在常规的测序中。也有可能有除*MPL*外的其他基因变异干扰了TPO信号通路从而致病。总之，对于该病的分子学基础，还处于不断的研究和探索中。

关于CAMT诊断的一些问题：CAMT主要表现为出生后的严重血小板减少，血小板大小正常，合并骨髓巨核细胞减少或缺如，不伴骨骼异常，需除外其他获得性和先天性的血小板减少症。此外还有一些特殊的实验室检查支持该病诊断，如胎儿红细胞标志物增加（HbF，i抗原，巨红细胞）、血清TPO高水平、流式细胞术检测血小板表面无MPL、患者血小板或造血祖细胞体外培养对重组MPL激动剂无反应等。若临床和实验室检查都支持CAMT，强烈建议进行*MPL*基因的分子学检测。若患者有纯合或者复合杂合*MPL*基因突变，符合无巨核细胞减少性血小板减少症，就足够诊断CAMT，这时除外诊断就非必要。但对于小部分未检测到*MPL*突变的患者，如果临床和实验室检查均符合，也对其他血小板减少症进行了充分的排除，是可以诊断的。所以，*MPL*突变不应该作为CAMT诊断的必要条件。

本病应与其他可引起血小板或全血细胞减少的先天性疾病相鉴别。范科尼贫血患者如合并躯体畸形（短身材、骨骼畸形等），则鉴别不难，如仅表现血液学异常，则其病程可以与CAMT相似，这时可通过染色体断裂试验以及流式细胞术检测细胞周期等方法加以区分；血小板减少伴桡骨缺如综合征患者伴有双侧桡骨发育不全，在出生后有严重血小板减少，但与CAMT相比，血小板减少在婴儿期可以改善，脱离血小板输注；先天性无巨核细胞血小板减少症伴桡尺骨融合（congenital amegakaryocytic thrombocytopenia with radio-ulnar synostosis，CTRUS），因桡尺骨近端融合而表现为前臂内旋或外旋受限，可能有其他骨骼异常和感觉神经性耳聋，其分子学基础为*HOXA11*基因突变；DC的特异性表现如皮肤色素沉着、指甲软化可随着年龄增长而首先出现，但血液学方面的异常（血小板减少、骨髓造血衰竭）可与CAMT相似，参与端粒维持的基因变异是该病的分子学基础；其他先天性骨髓造血衰竭综合征可表现出巨核细胞减少性血小板减少，包括SDS、努南综合征、18-三体综合征等。

　　CAMT的治疗：①支持治疗：CAMT患儿存在血小板减少导致致命性出血的风险，主要通过血小板输注预防出血。但需注意反复输注可能增加后续HSCT后发生GVHD的风险。对于CAMT、免疫球蛋白、类固醇激素、雄激素包括脾切除等治疗效果十分有限，偶尔有短期改善报道。TPO对CAMT患儿无效。通过细胞因子例如白细胞介素3、白细胞介素11、粒-巨噬细胞集落刺激因子刺激血小板生成的策略也没有效果。②造血干细胞移植治疗（HSCT）：是本病唯一的治愈手段，供者来源可以是HLA全相合同胞，HLA半相合亲属。无关供者来源的HSCT在近些年疗效大大提高。另外，虽然例数不多，脐带血移植也取得了非常好的疗效。最佳移植时机未知，有建议是在进展为全血细胞减少之前，以减少输血暴露和感染风险。③其他仍在探索阶段的治疗方法。Cleyrat等研究者在CAMT患者的原代细胞中利用CRISPR-Cas9基因编辑技术修复了MPL突变，证明这项技术可能应用于CAMT患者，但这种技术致白血病的可能受到关注。本病如果持续进展，可因为出血或严重的全血细胞减少死亡，预后不良，及早诊断并进行HSCT根治可明显改善预后。

　　CAMT是一种较为罕见的常染色体隐性遗传性疾病，表现为生后严重的血小板减少，骨髓巨核细胞减少或缺如，可进展为全血细胞减少。由于临床比较罕见，部分患儿症状不典型或者缺乏家族史，早期诊断较为困难，对疑诊病例进行MPL基因的分子学检测非常重要。其预后较差，预后取决于能否明确诊断、及时予以正确的治疗。希望本病例能够提高临床医生对CAMT的认识，达到早期诊断，积极治疗的目的。

参 考 文 献

[1] ALEXANDER WS, ROBERTS AW, NICOLA NA, et al. Deficiencies in progenitor cells of multiple hematopoietic lineages and defective megakaryocytopoiesis in mice lacking the thrombopoietic receptor c-Mpl [J]. Blood, 1996, 87: 2162-2170.

[2] LACKNER A, BASU O, BIERINGS M, et al. Haematopoietic stem cell transplantation for amegakaryocytic thrombocytopenia [J]. Br J Haematol, 2000, 109: 773-775.

[3] BALLMAIER M, GERMESHAUSEN M, SCHULZE H, et al. C-mpl mutations are the cause of congenital amegakaryocytic thrombocytopenia [J]. Blood, 2001, 97: 139-146.

［4］GERMESHAUSEN M, BALLMAIER M, WELTE K. MPL mutations in 23 patients suffering from congenital amegakaryocytic thrombocytopenia: The type of mutation predicts the course of the disease［J］. Hum Mutat, 2006, 27: 296.

［5］ROSE MJ, NICOL KK, SKEENS MA, et al. Congenital amegakaryocytic thrombocytopenia: the diagnostic importance of combining pathology with molecular genetics［J］. Pediatr Blood Cancer, 2008, 50: 1263-1265.

［6］BALLMAIER M, GERMESHAUSEN M. Advances in the understanding of congenital amegakaryocytic thrombocytopenia［J］. Br J Haematol, 2009, 146（1）: 3.

［7］GEDDIS AE. Congenital amegakaryocytic thrombocytopenia［J］. Pediatr Blood Cancer, 2011, 57（2）: 199-203.

［8］CLEYRAT C, GIRARD R, CHOI EH, et al. Gene editing rescue of a novel MPL mutant associated with congenital amegakaryocytic thrombocytopenia［J］. Blood Adv, 2017, 22（21）: 1815-1826.

病例31 重型再生障碍性贫血脐带血移植后重度多形红斑

案例分析

【入院前情况】 患儿，男，10岁。因"间断发热、皮肤散在出血点1个月余"于2019年7月30日首次入院。入院前1个月余患儿无明显诱因出现间断发热、鼻出血、皮肤出血点、牙龈渗血，于当地医院查血常规发现全血细胞减少；骨穿形态及活检病理见：增生重度减低，粒红系细胞散在，未见巨核细胞。当地医院考虑诊断"再生障碍性贫血"，予口服环孢素及中药等促造血治疗，血常规改善不明显。患儿渐出现乏力、倦怠、食欲缺乏，为明确诊治收入我院。入院查体：T 36.7℃，P 109次/分，R 23次/分，BP 113/69mmHg，神志清楚，中度贫血貌，结膜苍白，周身皮肤无黄染、皮疹，颜面及口腔黏膜散在针尖样出血点，未见咖啡牛奶斑，浅表淋巴结未扪及肿大。心肺听诊无异常发现，胸骨压痛（－），肝脾肋下未触及，四肢关节活动自如、未见肿胀或畸形。既往4岁时曾行"疝气修补术"，5岁时曾患"水痘"，生长发育大致同同龄儿童，家族史无特殊。

【分析】 男性患儿，病程1个月余，以出血、感染、乏力为主要临床表现，无肝脾、淋巴结肿大，未见特殊躯体畸形表现。血常规示全血细胞减少，骨髓形态及活检均提示增生重度减低，三系增生减低，淋巴细胞等非造血细胞比例增高，巨核细胞少见，骨髓小粒空虚。MDS相关基因筛查阴性，染色体呈正常核型，PNH克隆筛查阴性，染色体断裂试验及先天性骨髓造血衰竭性疾病基因筛查未见阳性发现，结合病史及实验室检查，获得性重型再生障碍性贫血诊断明确。

【入院后情况】 入院后检查，血常规：WBC $2.2×10^9/L$，ANC $0.47×10^9/L$，RBC $2.34×10^{12}L$，Hb 68g/l，MCV 79.5fl，PLT $23×10^9/L$，Ret $11.7×10^9/L$；免疫及溶血相关指标阴性；PNH克隆检测阴性；髂骨骨髓形态：增生重度减低，粒系红系比例减低，淋巴细胞比例增高，巨核细胞1个，骨髓小粒空虚；骨髓活检病理：增生极度低下，未见巨核细胞，未见原始细胞及异常淋巴细胞增多；MDS

相关基因突变分析：阴性；流式免疫分析：淋巴细胞比例增高，粒红系比例减低，余各系表型未见明显异常；彗星试验及染色体断裂试验阴性；染色体核型：46，XY［1］；先天性骨髓造血衰竭性疾病基因筛查未见有意义突变。

结合病史及体格检查明确诊断为"获得性重型再生障碍性贫血"，患儿无同胞相合供者，建议家属考虑环孢素联合抗胸腺免疫球蛋白（ATG）的免疫抑制治疗（IST）。

患儿此后反复软组织感染，评估ATG治疗风险较大且预期疗效欠佳，有造血干细胞移植（HSCT）指征。患儿寻找到HLA配型6/6全相合非血缘脐带血干细胞，家属有行脐带血干细胞移植意愿。充分准备后，2019年9月23日开始预处理，2019年9月30日顺利回输脐带血HSCT，共回输干细胞TNC 4.58×10^7/kg，CD34＋细胞2.29×10^5/kg。予环孢素、吗替麦考酚酯预防急性移植物抗宿主病（GVHD），磺胺、卡泊芬净、阿昔洛韦预防卡肺、真菌及病毒感染。移植后＋14天顺利粒细胞植入，移植后＋31天血小板植入，移植后＋14天监测STR为100%供者型。

获得性重型再生障碍性贫血治疗选择，首选HLA配型相合的同胞供者进行HSCT，若无同胞供者，可选择环孢素联合ATG的免疫抑制治疗。对于暂无条件进行IST治疗或者评估IST治疗可能无效者，对于有经验的移植中心，可以考虑非血缘相合供者、单倍体或者脐带血HSCT。本例患儿因反复严重感染，选择并成功进行了挽救性脐血HSCT，获得了造血重建。

移植后＋24天患儿出现恶心、食欲缺乏，颜面及前胸少许皮疹，考虑aGVHD（Ⅱ度），给予甲泼尼龙1mg/（kg·d）对症治疗，上述症状逐渐缓解。移植后＋26天，患儿无明显诱因突发周身红斑样皮疹伴明显痒感、口腔多发性疱疹，不伴发热、黄疸、腹泻。移植后＋27天开始周身皮疹逐步转变为疱疹表现，基底部充血坏死区扩大，自头皮、耳郭、颜面向四肢、躯干部扩散，口腔内疱疹破裂、口腔黏膜大片糜烂出血（图31-1，图31-2）。

患儿在粒细胞植入后出现了以皮肤、胃肠道为主要受累的GVHD表现，经甲泼尼龙一线治疗后症状好转。此后突发周身皮疹加重伴明显痒感，皮疹初呈红斑样、后迅速扩大、逐步呈疱疹样表现，伴口腔疱疹糜烂出血，分析皮疹可能病因：①皮肤GVHD加重，患儿曾有急性GVHD，治疗后已症状改善，突发大片皮疹扩散，伴有胆红素水平轻度升高，不能除外GVHD加重可能。②过敏，反复追问患儿病史，近期无特殊致敏性饮食或药物接触史。③病毒感染，患儿皮疹逐渐呈疱疹表现，其幼年时曾患"水痘"，移植后免疫力低下，警惕疱疹类病毒感染可能。治疗上将甲泼尼龙加量至2mg/（kg·d），停用阿昔洛韦，改为更昔洛韦联合半量膦甲酸钠抗病毒，人丙种球蛋白增加抗病毒能力，同时留取病毒DNA、G/GM、CRP、PCT、血培养、疱液培养、细胞因子等检查。

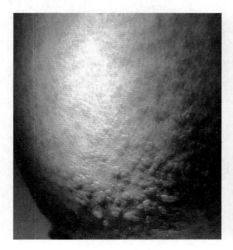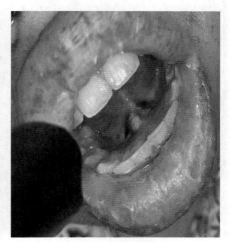

图31-1　疱疹　　　　　　　　　图31-2　口腔糜烂出血

移植后＋29天患儿出现发热，口腔黏膜糜烂加重扩散，出现咽痛、吞咽痛、张口受限，周身疱疹进一步扩大，部分呈大疱状。病毒相关检查指标、血培养、疱液培养、G/GM试验、PCT：阴性，CRP 27.31mg/l，细胞因子水平：IL-2R 1802U/ml↑（223～710），IL-6 6.13↑pg/ml（＜5.9），TNF-a 8.8↑pg/ml（＜8.1）。血生化：DBil 4.8μmol/l↑（0～3.4），IBil 15μmol/l↑（0～13.6），LDH 511.2U/L↑（0～247）。传染病科会诊后排除"水痘"等传染性病毒感染，皮肤科会诊后意见：重度多形红斑（图31-3、图31-4）。

患儿病毒及感染相关指标未见明显阳性发现，病毒感染及皮肤细菌感染暂不支持，临床上皮疹扩大、部分呈大疱状，皮肤尼氏征阳性，出现多发黏膜糜烂、发热、黏膜痛，重度多形红斑诊断明确。治疗上继续给予甲泼尼龙2mg/（kg·d）联合丙球0.4g/（kg·d）对症，同时停用磺胺等可疑致敏药物，经验性抗感染及静脉营养，加强皮肤、口腔、眼、呼吸道、外阴及肛周黏膜护理等治疗。

【小结】　患儿体温控制，咽痛及皮肤痛逐渐减轻，皮肤疱疹内疱液逐渐吸收干瘪，部分表皮剥脱见新鲜皮肤肉芽组织，口腔黏膜糜烂逐渐好转，张口受限缓解，移植后＋36天恢复流质饮食，甲泼尼龙及丙球逐渐减量。移植后＋56天口腔黏膜糜烂愈合，周身陈旧性皮疹结痂脱落、见新生皮肤。移植后＋60天血常规、血生化指标正常，病情稳定出院。

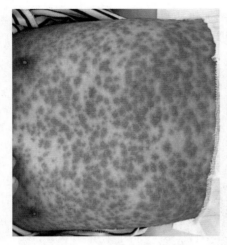

图31-3　周身疱疹扩大融合

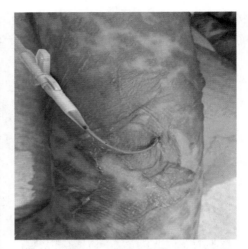

图31-4　部分皮肤剥脱

讨　论

　　本例患儿基础疾病诊断明确，为重型再生障碍性贫血，以反复发热、皮肤出血点、乏力倦怠为主要临床表现，经染色体断裂试验及基因芯片筛查后已排除范科尼贫血等先天性骨髓造血衰竭性疾病。对于无HLA配型相合同胞供者的患儿，国内及国际诊疗规范均建议首先考虑环孢素联合ATG的联合免疫抑制治疗（IST）。但本患儿入院后即出现反复感染，且骨髓增生程度重度低下，干细胞集落培养水平显著降低，评估其IST疗效不佳的可能性大、治疗风险增高。对于暂无条件进行IST治疗或者评估IST治疗可能无效者，对于有经验的移植中心，可以考虑非血缘相合供者、单倍体或者脐带血干细胞移植。

　　异基因脐带血干细胞移植具有其较独特的临床特点，优点及缺点泾渭分明，优点包括病毒污染概率小、可快速获得、对供体无伤害、来源丰富及GVHD发生率低，缺点则主要表现在植入失败率高及植入延迟，对于骨髓造血衰竭性疾病如再生障碍性贫血，既往植入失败的风险尤为突出，故而对于重型再生障碍性贫血的患者，选择脐带血干细胞作为移植供者来源的经验较少。

　　近几年随着移植技术的不断提高和优化移植预处理方案的持续探索，异基因脐血干细胞移植植入失败的壁垒已被打破，在有经验的移植中心，成功植入已不再是主要问题。本例患儿于我国公共脐血库寻找到6/6全相合异基因脐血干细胞，故在我中心成功进行了异基因脐带血干细胞移植，成功获得造血重建。

HSCT造血重建后的患儿仍面临如感染、排异等诸多挑战，本例患儿在移植后早期出现了头面部皮疹、恶心、食欲缺乏等急性GVHD的表现，分级为轻度Ⅰ度，给予小剂量甲泼尼龙对症治疗后症状迅速缓解。但一周后在无明显诱发因素的情况下，患儿突发周身红色皮疹并迅速进展为多发水疱、融合成片、部分表皮坏死剥脱伴多发黏膜疱疹糜烂。移植后累及皮肤黏膜的并发症以急性GVHD最为常见，但同时需兼顾考虑药疹、病毒感染等可能因素。本患儿在伴有皮疹表现的轻度急性GVHD治疗好转后，再次突发严重皮疹，重度皮肤急性GVHD被首先怀疑；同时，由于患儿同时服用了泊沙康唑、磺胺等诱发药疹高风险的药物，药疹的可能性亦不能除外；另外，患儿幼年时期曾有"水痘"病史，再次速发的皮疹呈"水疱"状，应警惕移植后免疫功能低下的状态下是否存在"水痘"复燃的可能。

鉴于以上分析，发病早期的治疗原则，我们兼顾了抗排异、抗病毒，同时快速积极地寻找可疑病因、进行鉴别诊断。患儿的皮疹虽然迅速进展呈"水疱"状，但并无水痘"脐凹""四世同堂""向心性分布"等特征，经传染病学专家会诊后可很快排除此种可能。此后患儿皮疹快速进展，融合成片，部分疱疹呈"靶样"伴"尼氏征"阳性，继而出现表皮坏死剥脱，经皮肤科会诊后确诊为"重度多形红斑"。

重度多形红斑（erythe-ma multiforme major，EMM），抑或称史－约综合征（Stevens Johnson syndrome，SJS）为变应性疾病，目前认为其与中毒性表皮坏死松解症（toxic epidermal necrolysis，TEN）同属于一个连续的疾病谱系，是一组少见的、严重影响患者的生命，由免疫介导的不良反应，病因多为药物（95%）、感染、恶性肿瘤和放射线治疗，因严重程度不同而有不完全一致的临床表现。组织病理特点为快速而广泛的角质形成细胞凋亡，继而导致表皮与真皮分离。临床均表现为严重的快速进展性的皮肤、黏膜斑丘疹及疱疹，高热和多脏器受累。

由于缺乏特异性实验室检查依据，该病的诊断主要依据明确的用药史和典型皮疹形态。如皮肤脱落＜10%体表面积，为史－约综合征（SJS）；如皮肤脱落＞30%体表面积，则为TEN；如皮肤脱落面积处于10%和30%之间，则为SJS/TEN重叠型。药物是SJS最常见的诱因，停用潜在的致病药物是首要措施，迅速停用致病药物可以降低致死率。引起SJS的常见药物包括抗生素（磺胺）、别嘌醇、镇痛药、非甾体抗炎药、抗癫痫药、泮托拉唑等，其他的高危因素还包括血液系统恶性肿瘤、HIV、真菌感染、肝肾疾病及系统性红斑狼疮等。

本例患儿有明确的磺胺应用病史，典型的皮肤黏膜损害伴随发热，符合史-约综合征的诊断。但诱发因素则较难确定，磺胺药物诱发的可能性最大，但移植后的重症皮肤急性GVHD亦不能完全排除。治疗上应及早使用足量糖皮质激素联合静脉注射人丙种球蛋白，选用对肝肾毒性较小且有效的抗生素，严格控制血糖，纠正酸碱平衡失衡及水、电解质紊乱，保护胃黏膜，予静脉营养支持治疗，给予全身皮肤用药物湿敷、换药，以促进皮肤愈合。我们及时地给予了上述治疗，患儿获得了满意的疗效，2周后皮疹及黏膜糜烂逐渐好转，4周后皮疹结痂脱落、表皮剥脱处见新生皮肤。

专家点评

EMM多由药物引起，有明确用药史的患者占75%左右，其中磺胺类抗生素诱发SJS的风险远高于其他种类抗生素。还有大约25%的患者没有使用过任何药物，后者可能是由感染引起，潜在病因有：病毒感染、肺炎支原体感染和肿瘤，尚有个别病例无法确定病因。感染导致的结膜充血或发热，经常使用镇痛药和退热药以及肿瘤患者常使用化疗药物，因而，往往难以确定是感染、肿瘤，还是药物引起的SJS。

SJS和TEN是一种低发病率、高致死率的重症药疹，有文章报道2009—2012年全美住院患者的SJS、TEN发病率分别为（8.61～9.69）个/百万人、（1.58～2.26）个/百万人，而病死率分别为4.8%、14.8%。SJS和TEN的发病机制尚未被完全阐明，目前认为主要发病机制为广泛的角质细胞的凋亡。该过程可能与至少3个不同的途径有关：①Fas/FasL凋亡相关因子配体的相互作用；②通过穿孔素/颗粒酶B/颗粒溶解素介导的细胞毒T细胞和自然杀伤细胞（NK）损伤；③肿瘤坏死因子-α（TNF-α）途径。由于致敏药物代谢产物的活化与解毒机制失衡，使药物的活性产物在体内聚集，早期对角质形成细胞有直接的细胞毒性作用，后期在肿瘤坏死因子（TNF-α）、Fas/FasL等细胞因子的参与下，活化的CD8＋T细胞释放穿孔素/颗粒酶，同时在单核巨噬细胞、抗体的共同作用下引起角质形成细胞的广泛凋亡，继而表皮与真皮分离，形成SJS/TEN。

SJS和EMM组织病理学上相似，表现为散在的或全层的表皮角质形成细胞坏死，表皮下水疱形成，在真皮上部血管周围淋巴组织细胞浸润及不同程度的嗜酸性粒细胞浸润。和SJS相比，EMM的角质形成细胞坏死少，而真皮炎症和细胞渗出更多见。

　　EMM和SJS具有相似的临床症状，如发热，眼、口、外生殖器黏膜损害，畏光和疼痛。但SJS病情发展更快，黏膜的累及更早更广，病情更重，进一步发展可出现呼吸道黏膜、胃肠道黏膜、泌尿道黏膜等系统损害，临床表现为血痰、血便、血尿，同时伴有吞咽疼痛、尿痛等症状，其他可有淋巴结肿大、肝肾损害等。少数患者仅有严重的黏膜和系统症状，而没有皮损。EMM具有特征性"靶形"损害，典型皮损为圆形皮损、边界清楚，至少有三个不同的同心环带：皮损中央为伴或不伴水疱的紫癜，环绕可以触及的、凸起的、颜色较淡的水肿环，最外周为红色区带，皮损中心出现的水疱小。皮损主要分布在四肢，但儿童患者的皮损可累及面部和躯干。SJS表现为融合性紫斑或非典型"靶形"损害，其边界不清，缺少典型损害的可以触及、隆起的水肿环，表皮坏死剥脱＜10%体表面积。当表皮坏死剥脱＞30%体表面积，则为TEN，介于10%～30%时，称为SJS-TEN重叠。皮损主要分布在颜面、躯干，皮损逐渐增多、扩大、融合向四肢远端发展的SJS患者黏膜损害出现早、广泛，系统症状重，病情发展迅速，预后差，死亡率可达10%。目前临床上通用的方法是采用中毒性表皮坏死松解症严重程度评分（SCORTEN）评分来反映TEN严重程度及评价疗效。该评分系统包括7个参数：①年龄＞40岁；②心率＞120次/分；③并发癌症或血液系统肿瘤；④表皮剥脱＞10%体表面积；⑤血尿素氮＞10mmol/L；⑥血糖＞14mmol/L；⑦血CO_2＜20mmol/L。符合其中0～1个危险因素提示死亡率为3.2%，2个危险因素为12.1%，3个危险因素为35.3%，4个危险因素为58.3%，5个或更多危险因素则为90%。

　　临床上需要与EMM和SJS鉴别的疾病包括：①泛发性大疱性固定性药疹（generalized bullous fixed drug eruption，GBFDE），既往曾经发生过固定性药疹，原先消退的皮损遗留暗紫色或褐红色斑，黏膜-皮肤交界处多见，患者在没有确诊的情况下多次服用致敏药物后，在原先的色素沉着斑上出现水疱，可泛发全身，预后较好；②发疹性药疹：有时表现为多形红斑样和靶形皮损样损害，但皮损少有暗黑色和水疱、不痛，黏膜多不受累；③病毒感染引起的病毒疹：可引起口腔溃疡和结膜炎，但多不出现SJS中的出血和糜烂；④葡萄球菌性烫伤样皮肤综合征：多发生于儿童，皮损少有紫癜样斑和"靶形"损害，黏膜和掌跖多不受累。

　　对于造血干细胞移植后合并重症多形红斑的特殊患者，由于病情较复杂、合并用药繁多，往往较难确定确切病因，可统称为TEN样反应（Toxic Epidermal Necrolysis-like Reaction，TEN-LR）。有意大利学者回顾性分析了2005—2014年共322例接受了造血干细胞移植治疗的患儿，有6例患儿（1.8%）确诊TEN-LR，发生的中位时间为移植后的63天（28～131天）。发生TEN-LR时的可疑用药包括磺胺、伏立康唑、两性霉素B、别嘌醇、更昔洛韦等，其中3例患儿在TEN-LR发生时合并了4度aGVHD。

治疗上主要包括：

1. 支持性治疗　首要也是最重要的步骤是尽早停用致敏药物。其次应尽早住院治疗，仔细清除糜烂面表面坏死的上皮组织，并覆以生物敷料或覆以凡士林纱布/晶状纳米银浸染敷料，以保护皮肤剥脱面，促进表皮再生。SJS者极易发生医院内感染，败血症是TEN最严重也是最常见的并发症之一，最常见的致病菌为金黄色葡萄球菌及铜绿假单胞菌，应注意一些潜在的感染源如鼻胃管、导尿管等，可局部给予消毒。不推荐预防性使用抗生素，需定期进行皮损分泌物、血液、尿液的细菌培养，以便早期发现感染征象。当有确切感染时，应根据细菌培养和药敏结果选择有效但不易致敏的抗生素。仔细护理眼部及呼吸道黏膜，维持体液及电解质平衡。给予营养支持，缓解疼痛，密切监测以便早期发现内脏器官衰竭和系统感染。

2. 特异性治疗　①糖皮质激素，关于激素的用量，目前尚无统一的结论。多数学者认为尽早大剂量、短期使用糖皮质激素可以改善预后。国内有研究认为，在疾病早期予糖皮质激素冲击治疗，可改善史-约综合征的预后，缩短病程，降低病死率，激素量不足可能导致治疗效果不理想。但也有学者认为，糖皮质激素的使用会增加感染，增加消化道出血的概率及延缓上皮形成时间，可能增加史-约综合征的病死率。②丙种球蛋白：静脉注射免疫球蛋白（intravenous immunoglobulin，IVIg）因能与Fas结合而阻断由Fas/FasL介导的角质形成细胞凋亡，而达到治疗SJS/TEN的作用。体外实验表明这种作用具有剂量依赖性。IVIg的用量尚无定论，多项研究显示，在皮疹出现的最初4天内使用丙种球蛋白0.4g/kg，可以缩短病程，加速皮损愈合及提高生存率。③环孢素与环磷酰胺：由于环孢素与环磷酰胺起效慢，不作为一线用药，一般用于其他治疗无效的情况下，使用剂量环孢素3～4mg/(kg·d)、环磷酰胺100～300mg/d。④其他：如TNF-α阻断剂、大剂量乙酰半胱氨酸、乌司他丁、血浆置换等。

总之，SJS/TEN的基础治疗仍为支持性治疗，包括尽早停用致敏药物、早期住院治疗、预防感染，保护创面及加强支持治疗。在SJS/TEN早期可以给予大剂量糖皮质激素冲击治疗，总剂量＞2g/kg的IVIg治疗SJS/TEN安全且可能有效，但需前瞻性随机对照实验进一步验证。环孢素、环磷酰胺等可作为二线用药，不推荐预防性使用抗生素，推荐在给予支持性治疗的基础上联合应用多种抗凋亡药物。

参 考 文 献

[1] FINKELSTEIN Y, SOON G S, ACUNA P, et al. Recurrence and outcomes Of Stevens-Johnson syndrome and toxic epidermal necrolysis in children [J]. Pediatrics, 2011, 128 (4): 723-728.

[2] HARR T, FRENCH LE. Toxic epidermal necrolysis and Stevens-Johnson syndrome [J]. Orphanet J Rare Dis, 2010, 16: 5-39.

[3] FERNANDO SL. The management of toxic epidermal necrolysis [J]. Australas J Dermatol, 2012, 53, 165-171.

[4] MACEDO FI, FARIS J, LUM LG, et al. Extensive toxic epidermal necrolysis versus acute graft versus host disease after allogenic hematopoietic stem-cell transplantation: challenges in diagnosis and management [J]. J Burn Care Res, 2014, 35: e431-e435.

[5] TAKEDA H, MITSUHASHI Y, KONDO S, et al. Toxic epidermal necrolysis possibly linked to hyperacute graft-versus-host disease after allogeneic bone marrow transplantation [J]. J Dermatol, 1997, 24: 635-641.

[6] GAMBA C, SCHROEDER J, CITTERIO A, et al. Gruppo REACT-Lombardia. Surveillance of severe cutaneous drug reactions: experience REACT-Lombardia [J]. Recenti Prog Med, 2014, 105: 379-384.

[7] HILGENDORF I, CASPER J, SVILAND L, et al. Toxic epidermal necrolysis after allogeneic haematopoietic stem cell transplantation [J]. Bone Marrow Transplant, 2007, 39: 245-246.

病例32 伴肢体发育畸形的范科尼贫血

案例分析

【入院前情况】 患儿男，4岁。主因"发热伴便血，发现血小板减少10余天"于2018年7月2日就诊于我院门诊。入院查体：面色稍苍黄，周身皮肤无黄染、皮疹及出血点，浅表淋巴结未触及。鼻根部及眉间皮肤黝黑，眼距较小，牙龈无红肿，胸骨无压痛，腹软、无压痛及反跳痛，肝脾肋下未触及。小鱼际肌萎缩。既往史：平素体健，无麻疹、水痘、腮腺炎、百日咳、肝炎等其他传染性疾病史，预防接种规律。无化学物质、放射物质、有毒物质接触史，否认药物、食物过敏史，近期无家庭装修史，有输血史。个人史：出生在原籍，G_2P_2，足月剖宫产，生后无窒息史，出生时体重2.3kg，生后母乳喂养，6月龄添加辅食，1岁3月龄断奶，生长发育同正常同龄儿。无疫水疫地接触史，无异食癖。家族史：父亲体健，母亲罹患甲状腺癌，已于2010年行甲状腺切除术。非近亲结婚，无家族及遗传病病史。

【分析】 患儿男性，以发热、便血为首发症状，体检时可见皮肤黝黑、眼距小、小鱼际肌萎缩，需考虑白血病或骨髓造血衰竭性疾病，儿童骨髓造血衰竭性疾病，需首先鉴别是先天性还是获得性，由于患儿有肢体发育畸形，故先天性骨髓造血衰竭性疾病不能除外，但先天性骨髓造血衰竭性疾病种类很多，后期需进行相关实验室检查及基因检测。

【入院后情况】 入院后相关检查，血细胞分析：WBC 7.7×10^9/L，NEUT 1.83×10^9/L，RBC 3.65×10^{12}/L，Hb 126g/L，PLT 41×10^9/L，RET% 2.62%。骨髓细胞形态学诊断意见：粒系比例减低，红系比例偏高，巨核细胞少见。组织化学染色三项：中性粒细胞碱性磷酸酶（N-ALP）阳性率85%，N-ALP阳性指数120，有核红PAS阳性率0，有核红PAS阳性指数0，铁染色（Fe）细胞外铁（＋＋），铁染色（Fe）铁粒幼红细胞阳性率70%。免疫组织化学染色（CD41）：

全片巨核24个，正常巨核细胞（胞体＞40um）12个，双核巨核细胞（胞体＞40μm）3个，多核巨核细胞（胞体＞40μm）2个，大单元核小巨核细胞（胞体25～40μm）4个，单元核小巨核细胞（胞体12～25μm）2个，双元核小巨核细胞（胞体12～40μm）1个。免疫分型-MDS/MPN：成熟淋巴细胞群36.8%，髓系原始细胞群0.3%，幼稚及成熟粒细胞群34.8%，成熟单核细胞群3.5%，幼稚红细胞群18.3%，B祖细胞群4.4%，嗜酸细胞群0.9%，结论：粒系比例减低，各系表型未见明显异常。染色体检查：47，XY，＋mar［12］/46，XY［8］。造血祖细胞培养：红系祖细胞集落培养CFU-E 40/10^5 BMMNC↓，粒-单系祖细胞集落培养CFU-GM 9/10^5 BMMNC↓，红系爆式集落培养BFU-E 20/10^5 BMMNC↓，混合祖细胞集落培养CFU-Mix 0/10^5 BMMNC。彗星试验阳性，染色体断裂试验阳性；遗传性血液病相关基因检测：*FANCA* Exon27 c.2557 C＞T，杂合；*FANCA* Exon28 c.2606 A＞C，杂合突变。

【小结】　根据患儿骨髓、流式免疫分型、造血祖细胞培养及染色体检查考虑为骨髓造血衰竭类疾病，根据患儿具有躯体发育畸形、彗星试验、染色体断裂试验及突变基因等结果，诊断为范科尼贫血（Fanconi anemia，FA）（FANCA复合杂合突变）。后期患儿未行特殊治疗，10个月后患儿出现反复肺感染，后拟行造血干细胞移植。

讨　　论

儿童骨髓造血衰竭性疾病是以一系或多系血细胞减少为表现的一类疾病，分为获得性和先天性骨髓造血衰竭性疾病。获得性骨髓造血衰竭性疾病中最常见的是再生障碍性贫血；先天性骨髓造血衰竭性疾病是以先天躯体畸形、骨髓造血衰竭及易患肿瘤为主要特点。患者多于出生或幼年时发病，其中最常见的是范科尼贫血，其发病率约为1/10^6，大部分属于常染色体隐性遗传，少数（*FANCB*亚型）为X染色体性联遗传。其发病机制与DNA损伤修复的FA途径基因发生突变相关，根据发生突变基因的不同，目前分为22种类型，在国外A型最常见，占65%，我中心数据显示A型也为最常见类型，其临床表现复杂多样，多于10岁前发病，75%的患者在3～14岁时诊断，4%的患者在1岁以前诊断，主要临床表现有先天性躯体畸形骨髓造血衰竭和肿瘤易感性。常见的畸形有：皮肤色素沉着、拇指缺如、小头畸形、小眼畸形、多指、第一掌骨发育不全、内脏畸形等。诊断依据如下。

1. 主要条件

（1）有阳性家族史。

（2）骨髓再生障碍。

（3）特征性先天畸形。

（4）自发性染色体断裂。

（5）儿童骨髓增生异常综合征。

（6）儿童急性髓系白血病。

（7）对化（放）疗异常敏感。

（8）伴乳腺或其他肿瘤的家族史。

2. 次要条件

（1）单系血细胞减少的家族史。

（2）不能用维生素B_{12}和叶酸缺乏解释的大细胞性贫血。

（3）非肝炎性和非酒精性肝炎的肝脏肿瘤。

（4）患者＜30岁出现卵巢衰竭。

（5）患者＜5岁诊断脑肿瘤。

（6）患者＜4岁诊断肾母细胞瘤。

（7）不能解释的Hb-F增高。

（8）男/女不孕症。

诊断中染色体断裂试验目前是诊断FA的金标准。本例患儿有骨髓造血衰竭表现、畸形、阳性家族史及FA相关突变基因，故明确诊断为范科尼贫血（FANCA型）。

FA目前的治疗有药物治疗：如羟甲烯龙2～5mg/（kg·d），泼尼松2mg/（kg·d），刺激因子促造血治疗、造血干细胞移植，基因治疗尚在探索阶段。本患儿前期未行特殊治疗，但骨髓进行性衰竭，拟行造血干细胞移植。

专家点评

自1927年由瑞士医生Fanconi发现了1家3个兄弟口患病首次报道，目前我国尚没有范科尼贫血的流行病学研究，我中心目前登记的FA患者100余例，涉及国内23个省市，目前范科尼贫血需要解决的问题包括：

1. 范科尼贫血的诊断问题　随着二代测序的发展，越来越多的范科尼患者得到了分子学的诊断，但越来越多的问题也出现，如同一个患者携带2种FA基因的突变，临床表现符合FA，但未发现已知基因突变。这些问题需要我们去探寻新的诊断方法及发现新的基因。另外，在诊断的主要条件中没有基因检测，但随着二代测序的临床应用，基因诊断的结果亦尤为重要，有成为主要诊断依据的趋势。

2. 范科尼贫血的治疗问题　范科尼贫血的治疗首选骨髓移植，但骨髓移植后GVHD的反应及早期诱发肿瘤的风险仍是目前面临的重要问题。目前对于FA患者治疗是否应该早期移植存在争议。

3. 范科尼贫血疾病进展机制研究　范科尼贫血可进展为急性白血病、骨髓增生异常综合征及并发各种肿瘤，在分子层面上到底是什么原因导致了疾病的进展，是否可以通过干预这些关键因素阻止疾病进展仍是我们需要解决的问题。

4. 范科尼贫血患者临床监测与管理问题　范科尼贫血根据临床分度不同，其监测和治疗也不同。无或伴有轻度血细胞减少的患者且无明显的骨髓细胞形态异常、无染色体异常的患者需监测骨髓，包括骨髓形态和染色体，一般是每年复查1次。对于10岁以下的儿童可适当减少骨髓穿刺的次数，但因*FANCD1/BRCA2*突变的FA患者发生肿瘤的中位年龄小，这些患者不能减少复查骨髓的频次。对于没有或伴有轻度血细胞减少的患者且无明显的骨髓细胞形态异常、伴单个染色体异常的患者，则需密切监测骨髓，包括形态、染色体核型，必要时做FISH和基因等检测。中度的患者需进行治疗，一般给予低剂量雄激素和糖皮质激素治疗，同时也要密切监测骨髓相关检查，监测的频率目前还有争议，从1～2个月1次到3～6个月1次不等。对于重度骨髓造血衰竭或重度单系血细胞减少，或者存在明显的骨髓细胞发育异常/MDS但原始细胞低于10%，或者存在预后不良的核型异常者，需进行造血干细胞移植。移植后患儿需进行多系统监测。

总之，范科尼贫血是一种常见的先天性骨髓造血衰竭性疾病，约60%患者临床表现有典型症状，诊断相对容易。对于无典型临床症状者，需结合患儿体格检查、家族史、相关实验室检查进行诊断，诊断后应做好疾病监测，随时予以恰当的治疗。

参 考 文 献

[1] 常丽贤，孙聪聪，章婧嫽，等. 范可尼贫血患儿临床特征治疗选择与临床转归分析［J］. 中华儿科杂志，2017，32（5）：348-351.

[2] 常丽贤，竺晓凡. 范可尼贫血的实验室诊断和治疗进展［J］. 中华儿科杂志，2014，52（11）：833-835.

［3］MORI M，HIRA A，YOSHIDA K，et al. Pathogenic mutations identified by a multimodality approach in 117 Japanese Fanconi anemia patients［J］. Heamatol，2019，21.

［4］FIESCO-ROA M O，GIRI N，MCREYNOLDS L J，et al. Genotype-phenotype associations in Fanconi anemia：A literature review［J］. Blood Rev，2019，37：100589.

［5］ORNA S S，TRACIE A，GOLDBERG J Y，et al. Characterization and Genotype-Phenotype Correlation of Patients with Fanconi Anemia in a Multi-Ethnic Population［J］. Haematol，2019：222877.

［6］RÍO P，NAVARRO S，BUEREN J A. Advances in Gene Therapy for Fanconi Anemia［J］. Hum Gene Ther，2018，29（10）：1114-1123.

［7］CHANG LX，YUAN WP，ZENG HM，et al. Whole exome sequencing reveals concomitant mutations of multiple FA genes in individual Fanconi anemia patients［J］. BMC Medical Genomics，2014，7：24.

病例33 先天性血小板减少症——αδ贮存池病

案例分析

【入院前情况】 患儿，男，4岁7月龄。主因"间断鼻出血、皮肤出血点4年余"入院。患者出生后4月龄无明显诱因出现鼻出血、颜面部皮肤出血点，查血常规：PLT 24×10^9/L，余项正常；于当地医院完善骨穿检查，诊断免疫性血小板减少症（ITP），予糖皮质激素、丙种球蛋白、白介素11等治疗后，血小板升至 66×10^9/L，后继续口服糖皮质激素约1个月，血小板升至正常范围后自行停药，未规律复查血常规。入院前2年患者再次出现鼻出血，复查血常规：PLT < 10×10^9/L；骨髓形态：粒红比例正常，全片可见巨核细胞35个，血小板少见。仍以ITP治疗，再次予输注丙种球蛋白、糖皮质激素后，血小板未有明显升高，予输注血小板及间断重组人血小板生成素（rhTPO）（7500U/次，约3天1次）共3个月，血小板逐渐升至 80×10^9/L以上后停用；停rhTPO改服中药汤剂后，血小板再次下降至 10×10^9/L左右，并出现反复鼻出血，量大，不能自止，再次予rhTPO（7500U/次每3天1次）无效，需输注血小板（每月1次）支持治疗。2018年8月31日查血常规：WBC 8.3×10^9/L，NEUT 3.84×10^9/L，RBC 3.9×10^{12}/L，Hb 97g/L，PLT 8×10^9/L。为求进一步诊治收入院。患者自发病以来，无反复发热，无尿血、便血，无乏力、胸闷，无关节疼痛、口腔溃疡等，体重无骤减。既往体健，否认麻疹、水痘、腮腺炎、百日咳、肝炎等传染病史，预防接种规律，否认化学物质、放射物质、有毒物质接触史，否认食物、药物过敏史，否认近期家庭装修史，曾多次输注血小板，有输血小板后过敏反应（表现为喉头水肿、阴茎水肿等）。患儿为 G_1P_1，足月顺产，生长发育同正常同龄儿。父母体健，非近亲结婚，有1同胞弟弟，弟弟现2岁，5月龄时也发现血小板减少，未诊治。体格检查：T 36.7℃，P 90次/分，R 22次/分，BP 84/58mmHg，ECOG评分0分，无贫血貌，周身皮肤无黄染，全身未见咖啡牛奶斑，后背皮肤散在多个陈旧性出血

点。浅表淋巴结未触及，头颅、耳郭未见畸形，牙龈无红肿，胸骨无压痛，双肺呼吸音清，心律齐，腹软，无压痛、反跳痛，肝肋下未及，脾肋下可及约1cm，质软，界清，无压痛，双下肢不肿。四肢、指（趾）、指甲未见发育异常。

【分析】 本例患者临床表现有下述特点：①4岁，男童；②自幼反复鼻出血；③血小板减少，曾诊断ITP，静脉丙球、糖皮质激素、rhTPO治疗初有效，后无效；④脾轻度大，肝、淋巴结不大；⑤骨髓形态：增生活跃，巨核细胞可见，血小板少见；⑥同胞弟弟有血小板减少病史。

根据以上临床特征，提出疑问：诊断ITP依据是否充分？是否存在其他血小板减少的原因？患儿存在血小板减少的家族史，难道为先天性血小板减少？因此，我们的诊断方向为：

1. 先天性血小板减少。

2. 获得性血小板减少。①血小板生成异常：骨髓增生异常综合征？再生障碍性贫血？②血小板破坏增多：难治性免疫性血小板减少症？脾功能亢进？于是进行了生化、免疫抗体、凝血功能、血小板抗体、血小板诱导聚集试验、骨髓相关等针对性检查进行鉴别诊断。

【入院后情况】 血常规：WBC $11.95 \times 10^9/L$，ANC $6.8 \times 10^9/L$，RBC $4.61 \times 10^{12}/L$，Hb 115g/L，PLT $37 \times 10^9/L$（输血小板后），MCV 76.1fl，平均红细胞血红蛋白含量（MCH）24.9pg，平均红细胞血红蛋白浓度（MCHC）328g/L，血小板体积分布宽度、平均血小板体积、大血小板比例、血小板压积不能测出。生化检查、凝血功能：未见异常。免疫学检查：IgG 7.37g/L（7.51～15.6）、IgA 0.47g/L（0.82～4.53）、IgM 0.38g/L（0.46～3.04）、补体C3、C4、类风湿因子、C反应蛋白、ASO试验、抗核抗体、ENA抗体谱均未见异常。外周血淋巴细胞分型：CD3＋T细胞占淋巴细胞62.12%，CD3＋CD4＋T细胞占淋巴细胞26.88%，CD3＋CD8＋T细胞占淋巴细胞30.89%，CD3＋CD4＋/CD3＋CD8＋＝0.87，CD19＋B细胞占淋巴细胞31.04%。

ADP诱导血小板聚集40.4%（55-90），瑞斯脱霉素诱导血小板聚集52.1%（55-90），花生四烯酸诱导血小板聚集22.6%（55-90），胶原诱导血小板聚集40.6%（55-90）（血小板数目较低，可能影响检测结果）。血小板特异性抗体筛查：HLA-I类抗体、血小板Ⅱb/Ⅲa抗体、血小板Ⅰb/Ⅰx抗体、血小板Ⅰa/Ⅱa抗体阴性。

骨髓穿刺：增生活跃，粒系32.5%，红系56.5%，巨核细胞4个，均为成熟无血小板形成巨核细胞。骨髓及外周血血小板单个分布、大小不一，可见巨大血小板。流式细胞术：各系比例、表型未见明显异常。细胞化学染色：中性粒细胞碱性磷酸酶阳性率36%，阳性指数36，有核红细胞糖原染色（－），细胞外铁染色（－），铁粒幼红细胞阳性率56%。免疫组织化学染色（CD41）：正常巨核细胞（胞体＞40μm）13个，多核巨核细胞（胞体＞40μm）1个，大单元核小巨核细胞（胞体25～40μm）1个，单元核小巨核细胞（胞体12～25μm）28个，双元核小巨核细胞（胞体12～40μm）4个，淋巴样小巨核细胞（胞体＜12μm）6个，全片巨核53个。染色体：46，XY［20］。MDS/MPN基因突变分析：均阴性。*FISH-P53/5q-/-7/＋8/20q-*：均阴性。

影像学检查：胸部CT：未见明显异常。腹部B超：脾轻度大，肝胆胰未见明显异常。四肢骨骼X线片未见异常。

幼儿期无明显诱因出现鼻出血、皮肤出血点，血小板一系减少，查体未见明显阳性体征及发育畸形，外院考虑免疫性血小板减少症，初始予激素及丙种球蛋白治疗有效，1年后疾病进展，血小板一系进行性减少，激素、丙种球蛋白、TPO治疗疗效欠佳，我们考虑有没有难治性免疫性血小板减少症、再生障碍性贫血初期、骨髓增生异常综合征等可能。①风湿免疫抗体筛查、血小板抗体均阴性，骨髓涂片巨核细胞减少，未见巨核细胞产板不良骨髓象，不支持免疫性血小板减少症。②患者血小板一系减少，WBC及Hb正常，查体脾大，多次骨穿，骨髓涂片提示增生活跃，粒红比例正常，不支持再生障碍性贫血。③患者巨核细胞有轻度病态造血，其余两系未见异常，未见原始细胞比例升高，且骨髓流式未见细胞表型异常，MDS热点基因突变均阴性，染色体正常，不支持骨髓增生异常综合征。

诊断先天性血小板减少的依据：①患者目前有血小板减少家族史，兄弟二人均有血小板一系持续性减少。②血小板形态异常：骨髓及外周血提示血小板大小不一，可见巨大血小板（图33-2）。③血小板功能异常：花生四烯酸诱导血小板聚集试验明显减低。④巨核细胞病态造血：骨髓巨核细胞数减少，均为成熟不产板巨核细胞，免疫组化提示巨核细胞病态造血＞10%。

到底是哪一类先天性血小板减少症：血小板糖蛋白（platelet glyceprotein，GP）异常、血小板膜骨架异常、血小板颗粒异常、血小板信号传导及分泌异常、血小板促凝活性异常、MYH9综合征？随后我们对患者血小板、巨核细胞形态及家族基因突变进行筛查。电镜检测可观察血小板及巨核细胞超微结构，是确诊先天性血小板减少症的重要依据。

电镜：血小板大小不等，直径2～4μm，部分血小板致密颗粒减少，少部分血小板α颗粒减少，部分血小板含分界膜系统，提示血小板形态异常，细胞器发育不同步（图33-4）。出凝血疾病基因突变筛查（二代测序）：*NBEAL2*错义突变，为杂合突变，chr3：47040947 Exon25 c.3686A＞G p.K1229R（图33-3）。其母亲、外祖母均为该基因携带者，父亲为野生型，弟弟未行一代验证，暂不详（图33-1）。

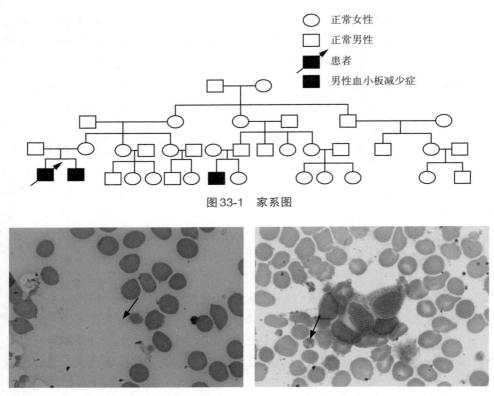

图33-1　家系图

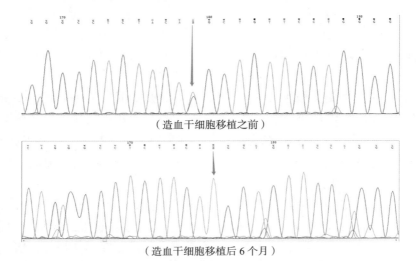

图33-2　初诊时外周血及骨髓涂片均可见部分血小板体积增大（HE染色，×100倍，红箭头所示）

（造血干细胞移植之前）

（造血干细胞移植后6个月）

图33-3　初诊时二代测序可见*NBEAL2*错义突变,c.3686A＞G,Exon25,p.Lys1229Arg；移植后6个月未见*NBEAL2*突变

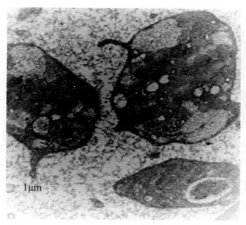
（造血干细胞移植之前）

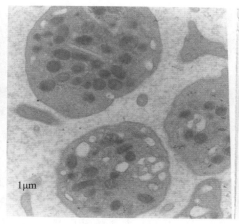
（造血干细胞移植后6个月）

图33-4 初诊时电镜示血小板形态异常，大小不等，直径2～4μm，部分血小板致密颗粒（δ颗粒）减少，少部分血小板α颗粒减少，部分血小板含分界膜系统，细胞器发育不同步；移植后6个月血小板形态未见异常

【小结】 综合以上各项检查结果，明确诊断为先天性血小板减少症（αδ贮存池病）；根据造血与淋巴组织肿瘤WHO分类第四版，隶属于先天性骨髓造血衰竭综合征（inherited bone marrow failure syndrome，IBMFS），一般情况下以替代治疗为主，异基因造血干细胞移植是目前唯一可治愈此症的方法。对于其他先天性血小板减少症，同胞全相合为首选供者，其次为无关全相合。本例患者无合适的同胞全相合供者，我们对其无关供者筛查发现，发现患者有一份HLA高分辨10/10全相合的脐带血。于是我们以脐带血移植首次治疗αδ贮存池病，取得了理想的疗效。

移植预处理方案：氟达拉滨30mg/m² 每天1次−9，−8，−7，−6d；白消安每次1.1mg/kg每6小时1次−7，−6，−5，−4d；环磷酰胺60mg/kg每天1次−3，−2d。移植物抗宿主病（GVHD）的预防为环孢素A（CsA）联合短疗程吗替麦考酚酯（MMF）的方案。移植物情况为：HLA低分辨6/6，高分辨10/10个位点全相合脐带血1份，脐带血性别为女性，脐带血与受者ABO血型相合（A＋型供A＋型）。2019年4月25日（移植日）输注脐带血复苏后总有核细胞数（TNC）为10.72×10⁷/kg，CD34＋细胞3×10⁵/kg。＋6天开始予G-CSF 5μg/（kg·d），＋7天开始予TPO300U/（kg·d）刺激造血恢复，移植期间均输注辐射血制品。＋16天粒细胞植入，＋38天血小板植入。＋14天、＋21天外周血及移植后1个月、3个月骨髓嵌合度检测（STR-PCR方法）提示100%供者型。移植后6个月随访，一般情况良好，无出血情况，2019年9月29日，血常规：WBC 3.3×10^9/L，ANC 1.15×10^9/L，RBC 3.99×10^9/L，Hb 117g/L，PLT 148×10^9/L。

讨 论

本例患儿的主要诊治难点在于诊断及治疗选择，αδ贮存池病是一种极其罕见的先天性遗传性出血性疾病。该类疾病首先为Weiss在1969年报道，初始主要诊断标准为：①血小板数目及体积异常；②血小板颗粒内所含特异性蛋白质减少或缺失；③血小板诱导聚集试验异常。但随着对家系的临床资料汇总分析及电镜技术的发展，人们对血小板及巨核细胞的超微结构有了更深的认识，因此，为该类疾病的诊断提高了病理金标准。现代医学背景下，基因检测技术的发展，其发病机制的研究也取得了突破性进展。

正常血小板内含有α颗粒、δ颗粒（又叫致密颗粒）、溶酶体、过氧化物酶体等重要结构；其中血小板颗粒及其内容物在机体血小板黏附止血过程中发挥重要作用。有学者认为，血小板发挥止血作用，首先通过释放δ颗粒中钙、血清素、ADP、ATP、5-羟色胺等非蛋白小分子以启动血小板聚集，然后通过释放α颗粒中贮存的大量蛋白质，如血小板第4因子（PF4）、β-血小板球蛋白（β-TG）、纤维蛋白原、P选择素（CD62P）、凝血因子V、凝血因子XI、蛋白S、血管假性血友病因子（vWF）、纤连蛋白（FN）、血小板衍生生长因子（PDGF）、转化生长因子β（TGFβ）、凝血酶敏感蛋白（TSP）等促进血小板黏附。

根据不同颗粒的缺乏，分为以下三种：①α贮存池病，又叫灰色血小板综合征，因Weiss首先报道此病时，发现瑞氏染色的血小板在光镜下体积增大呈灰色而得名。临床上表现为轻中度出血、血小板减少、脾大、骨髓纤维化等，普遍认为是一种常染色体隐性遗传病，患者父母可能为近期结婚。位于染色体3q21的NBEAL2纯合突变，或复合杂合突变，是该病的发病原因。②δ贮存池病，该病以致密颗粒缺乏伴其内容物的减少、血小板聚集异常有特异性（第二波异常）为特征，目前已报道的伴随血小板致密颗粒缺失的疾病主要有赫曼斯基-普德拉克综合征（Hermansky-Pudlak Syndrome，HPS）和白细胞异常色素减退综合征（Chediak-Higashi Syndrome，CHS），二者均为常染色体隐性遗传病。前者表现为眼、皮肤白化病、皮肤黏膜出血、出血时间延长、肺纤维化等；后者表现为黏膜出血、易感染、不同程度白化病、周围神经病变及自主功能失调。血小板致密颗粒缺乏的分子机制较为复杂，已报道的与HPS发病相关的基因有 *HPS-1*、*HPS-*

3、*HPS-5*、*HPS-6*和*ADTB3A*等，与CHS发病相关的基因为*LYST*基因突变，其编码的蛋白与*NBEAL2*编码的蛋白有同源性。③αδ贮存池病，即两种颗粒均减少或缺乏，Weiss报道的该患者血小板轻度减低或正常，血小板体积正常或轻度增大，白蛋白、纤维蛋白原等α颗粒的内含物多为正常水平，但出血倾向及血小板诱导聚集异常重于δ贮存池病，已报道的相关基因突变有*GFI1B*。

　　本例患者自幼皮肤黏膜出血，血小板一系减少，血小板大小不一，部分血小板体积偏大，白蛋白、纤维蛋白原正常，但球蛋白偏低；血小板诱导聚集试验均减低，不除外与血小板数目减少影响试验结果，但花生四烯酸诱导聚集试验显著减低，程度与其他三项不同步，考虑有临床意义；更重要的是，电镜显示患者部分血小板α颗粒及致密颗粒减少，溶酶体增多，故诊断αδ贮存池病明确。全外显子测序结果提示患者只有*NBEAL2* Exon25 c.3686A＞G杂合突变，尚无该位点杂合突变致病的报道，本例患者母亲及外祖母均有该位点突变，但均无相似临床表现，弟弟未行验证，情况不明，因此该位点是否为致病基因尚不明确。

　　贮存池病尚无有效治疗方法，首先需加强患者健康教育，尽量避免使用抗血小板药物，如阿司匹林、双嘧达莫等。如遇紧急出血或手术、生产等可能导致严重出血时，可予抗纤溶药物止血治疗，如氨基己酸、氨甲环酸等；必要时输注血小板、重组人七因子以加强止血效果。部分患者应用糖皮质激素有效，但维持时间不定。也有学者认为脾切除可改善血小板减少，但应用者甚少。造血干细胞移植及基因治疗是唯一可能治愈先天性血小板减少症的方法。本例患者应用HLA全相合脐血移植成功治疗该病，疗效确切。

专家点评

　　虽然认识贮存池病至今已有半个世纪，其他先天性血小板减少症也有诸多报道，但对于各病的发病机制和治疗策略等诸多方面仍然没有定论。对于这些遗传性血小板病的认识，我们还应了解以下几个问题。

　　1. 什么是先天性血小板减少症　先天性血小板减少症，又可叫遗传性血小板病，是一类少见的遗传性疾病，表现为血小板数量减少和/或功能异常，患者自幼即有不同程度的出血倾向，大多数呈常染色体隐性遗传或伴X连锁遗传。

　　2. 哪些属于先天性血小板减少症　根据血小板缺陷部位不同，可分为以下几类：①GP异常；②血小板膜骨架异常；③血小板颗粒异常；④血小板信号传导及分泌异常；⑤血小板促凝活性异常；⑥肌球蛋白重链9（MYH9）综合征。

（1）GP异常：包括巨大血小板综合征（GP Ⅰ b/Ⅸ/Ⅴ复合物缺乏）、血小板无力症（GP Ⅱ b/Ⅲ a质或量异常）等。

（2）血小板膜骨架异常：威-奥综合征（WAS）。

（3）血小板颗粒异常：包括α贮存池病、δ贮存池病、αδ贮存池病、Quebec血小板病（α颗粒或δ颗粒减少或缺乏）。

（4）血小板信号传导及分泌异常：如血小板激动剂受体或激动剂异常的信号传导异常（血栓烷A2受体缺陷、ADP受体缺陷、肾上腺素受体缺陷等）。

（5）血小板促凝活性异常：Scott综合征（响应刺激的微囊泡形成缺陷）。

（6）MYH9综合征：梅-黑异常，塞巴斯提安综合征，爱泼斯坦综合征，Fechater综合征（非肌性肌球蛋白重链异常）。

（7）其他不能分类者。

3. 基因时代下的先天性血小板减少症的发病机制　血小板的形成是多能干细胞向下分化的结果：多能干细胞→巨核细胞集落形成单位（CFU-MK）→巨核母细胞（Ⅰ期巨核细胞）→Ⅱ期巨核细胞→Ⅲ/Ⅳ期巨核细胞（即成熟巨核细胞）→前血小板→成熟血小板。普遍认为，巨核细胞的细胞骨架成分包括肌动蛋白、微管蛋白的集聚重组参与了血小板的最终形成。基因表达调控介导了巨核细胞和血小板的整个生存周期。已报道的参与巨核细胞形成的基因包括：*ANKRD26*、*ETV6*、*FLI1*、*FYB*、*GATA1*、*GFI1B*、*HOXA11*、*MPL*、*NBEAL2*、*RBM8A*、*RUNX1*、*THPO*；参与血小板形成的基因：*ACTN1*、*CYCS*、*GP1BA*、*GP1BB*、*ITGA2B*、*ITGB3*、*MKL1*、*MYH9*、*PRKACG*、*TUBB1*、*WAS*；参与血小板清除和破坏的基因：*ABCG5*、*ABCG8*、*ADAMTS13*、*GNE*等。以本病例中的*NBEAL2*为例，*NBEAL2*基因位于染色体3q21，定位于内质网，它编码的蛋白属于含ARM、BEACH及WD40结构域的蛋白家族，参与了膜动力、空泡转运过程。但它在α贮存池病（灰色血小板综合征）中的作用及与血小板减少的关系不明确。敲除*NEBAL2*基因的纯合小鼠确实出现灰色血小板综合征表型：成熟血小板α颗粒缺失、巨核细胞成熟延迟等，但有趣的是，这并没有影响小鼠初始α颗粒的形成、包装以及从巨核细胞转运至成熟血小板。推测可能因为该基因主要导致的是血小板颗粒自发性释放或"泄漏"。

4. 如何优化先天性血小板减少症的治疗，提高生活质量　目前对先天性血小板减少症尚无特效治疗，对于轻症者建议基本治疗、对症治疗。唯一可治愈的方法包括造血干细胞移植及基因治疗；前者已广泛用于CHS、WAS、HPS、血小板无力症等。早在1995年Haddad E等报道了10例CHS患者行异基因骨髓移植，6例同胞全合者均无病存活，4例单倍体（父亲、母亲或非全合同胞供者）

移植者中3例死亡,1例仍需免疫球蛋白替代治疗。Eapen M回顾性分析了35例CHS患者资料,5年OS率为62%,同胞全合组、单倍体组、无关全合组的Ⅱ～Ⅳ度aGVHD发生率有统计学差异,分别为4/13、4/8、9/12;但9例早期死亡患者,1例为同胞全合组,1例为无关全合组,另7例均为单倍体组。同胞全合组及无关全合组预后较好,提示对于无同胞全合供者的患者,HLA全相合的无关供者仍不失为合适的选择。法国学者今年报道了一例灰色血小板综合征患者,该患者重度血小板减少、脾大、继发性骨髓纤维化并导致输血依赖,应用强化清髓方案预处理[BU 3.2mg/(kg·d)-7,-6,-5,-4d;CTX 60mg/(kg·d)-3,-2d;ATG 2.5mg/(kg·d)-2,-1d]后,成功输注HLA10/10相合无关供者来源造血干细胞,后获得良好的临床疗效。国内学者朱小玉报道了一例成功应用HLA6/6相合脐带血移植治疗WAS的病例,认为脐带血移植也可作为无同胞全合供者的重症遗传性免疫缺陷性疾病的治疗选择。2000年后随着移植技术的突飞猛进,同胞全合造血干细胞移植治疗WAS综合征的OS率由52.2%提高到91.7%。此外,基因治疗是未来发展的方向,目前已有血小板无力症和巨大血小板综合征基因治疗的动物实验,但临床应用为时尚早。

综上,先天性血小板减少症是少见的遗传性疾病,其中贮存池病更为罕见,目前发病机制尚不明确,确诊依据是电镜,基因筛查有助于进一步明确诊断,造血干细胞移植能改善患者预后,提高生活质量。希望本病例能够提高临床医生对贮存池病的认识,达到早期诊断、合理治疗的目的。

参 考 文 献

[1] CHEN D,UHL C B,BRYANT S C,et al. Diagnostic laboratory standardization and validation of platelet transmission electron microscopy[J]. Platelets,2018,29(6):574-582.

[2] HAYWARD C P. Inherited disorders of platelet alpha-granules[J]. Platelets,1997,8(4):197-209.

[3] LAMBERT M P. Inherited Platelet Disorders:A Modern Approach to Evaluation and Treatment[J]. Hematol Oncol Clin North Am,2019,33(3):471-487.

[4] JOHNSON B,FLETCHER S J,MORGAN N V. Inherited thrombocytopenia:novel insights into megakaryocyte maturation,proplatelet formation and platelet lifespan[J]. Platelets,2016,27(6):519-525.

[5] HADDAD E,LE DEIST F,Blanche S,et al. Treatment of Chediak-Higashi syndrome by allogenic bone marrow transplantation:report of 10 cases[J]. Blood,1995,85(11):3328-3333.

［6］EAPEN M，DELAAT C A，BAKER K S，et al. Hematopoietic cell transplantation for Che-diak-Higashi syndrome［J］. Bone Marrow Transplant，2007，39（7）：411-415.

［7］FAVIER R，ROUSSEL X，AUDIA S，et al. Correction of Severe Myelofibrosis，Impaired Platelet Functions and Abnormalities in a Patient with Gray Platelet Syndrome Successfully Treated by Stem Cell Transplantation［J］. Platelets，2019，10：1-5.

［8］ZHU X，TANG B，ZHENG C，et al. A novel mutation in Wiskott-Aldrich syndrome and successfully treated with umbilical cord blood transplantation［J］. Blood Cells Mol Dis，2014，53（4）：283-285.

［9］MORATTO D，GILIANI S，BONFIM C，et al. Long-term outcome and lineage-specific chi-merism in 194 patients with Wiskott-Aldrich syndrome treated by hematopoietic cell transplanta-tion in the period 1980-2009：an international collaborative study［J］. Blood，2011，118（6）：1675-1684.

病例34 范科尼贫血恶性转化为急性髓系白血病

案例分析

【入院前情况】 患儿男，10岁。因"皮肤出血点21个月，瘀斑伴乏力2个月"于2018年12月14日收入院。21个月前患儿无明显诱因出现皮肤出血点，无鼻出血、牙龈出血，无发热、咳嗽，无骨痛等，至当地医院查血常规：WBC $3.64×10^9/L$，Hb 108.9g/L，PLT $55×10^9/L$。骨髓形态：增生活跃，淋巴细胞比值增高，巨核细胞偏少，骨髓活检病理：骨髓增生减低，造血细胞约占20%，脂肪组织广泛增生，粒红比减低，粒系增生减低，以成熟粒细胞为主，红系增生减低，以晚幼红细胞为主，巨核细胞未见，易见淋巴细胞，散在分布。溶血及病毒相关检查为阴性。诊断再生障碍性贫血，给予康力龙和环孢素口服，半年后血小板升至正常，仍有轻度贫血，之后患儿服药不规律。

1年前，患儿血小板缓慢下降，6个月前血小板降至$55×10^9/L$，患儿家属自行停用康力龙和环孢素，开始口服中药治疗。2个月前患儿出现皮肤瘀斑、间断牙龈出血伴面色苍白、乏力，再次开始口服康力龙和环孢素，并间断输注红细胞和血小板，1个月前加用左旋咪唑和叶酸、甲钴胺，效果不佳。2天前行骨髓相关检查，骨髓形态：骨髓增生活跃，单核细胞系比例增高，以原幼单核细胞为主、比例分别为52%和24%，伴粒系发育异常，现为求进一步诊治就诊于我院。

患者自发病以来，精神反应可，饮食、睡眠可，体重无明显变化。家族史：患儿祖母患乳腺癌，患儿曾祖母患肺癌，父母健在，患儿姐姐皮肤可见散在咖啡牛奶斑。既往史及个人史无特殊。查体：T 37.2℃，P 100次/分，R 22次/分，BP 90/60mmHg。神志清楚，头围50.5cm，中度贫血貌，周身皮肤无黄染，躯干部皮肤见散在咖啡牛奶斑，周身皮肤可见散在陈旧性出血点。浅表淋巴结未及肿大。胸骨无压痛，双肺呼吸音清，心律齐，腹软，无压痛、反跳痛，肝脾肋下未及，双下肢不肿，四肢活动自如。

【分析】 患儿为10岁男孩，临床特点如下：①病史长，以贫血、出血起病；②具有肿瘤疾病家族史；③查体头围偏小、咖啡牛奶斑；④骨髓形态提示急性髓系白血病。根据上述特征，初步诊断考虑为急性髓系白血病，具体分型尚不明确；患儿病史长，且家族史及查体有特殊发现，应注意是否存在先天性疾病可能，建议其行相关基因检测，与家属沟通后暂不同意行该检测。入院后完善了其他相应检查。

【入院后情况】 血常规：WBC 2.27×10^9/L，NEUT% 41%，LYMPH% 43.2%，MONO% 15.4%，RBC 2.34×10^{12}/L，Hb 72g/L，PLT 44×10^9/L，Ret% 0.76%，Ret# 0.0178×10^{12}/L。骨髓形态：增生活跃，G＝40%，E＝5%，G/E＝8/1。粒系比例减低，可见巨幼样变及核浆发育不平衡，偶见异常嗜酸粒细胞。红系比例减低，成熟红细胞形态无明显异常；淋巴细胞比例正常，为成熟淋巴细胞。单核细胞系比例增高，以原幼单核细胞为主，比例分别为52%和24%。全片共见7个巨核细胞，其中成熟无血小板形成巨核细胞6个，裸核1个，可见小巨核细胞。血小板单个散在分布，少见。符合AML-M5骨髓象。免疫分型：异常细胞群占有核细胞的25.9%，强表达CD34，表达HLA-DR，CD117，CD38，CD13，CD33，部分表达CD56，CD7，CD15，弱表达CD19，CD105，粒系以不成熟粒细胞为主，部分细胞表达CD56，CD13/CD16分化抗原表达异常，符合AML表型。骨髓组织细胞化学染色：可见原始及幼稚单核细胞比例增高。免疫组织化学染色（CD41）：全片巨核894个。正常巨核细胞（胞体＞40μm）56个，双核巨核细胞（胞体＞40μm）43个，多核巨核细胞（胞体＞40μm）14个，大单元核小巨核细胞（胞体25～40μm）304个，单元核小巨核细胞（胞体12～25μm）361个，双元核小巨核细胞（胞体12～40μm）64个，多元核小巨核细胞（胞体12～40μm）9个，淋巴样小巨核细胞（胞体＜12μm）43个。白血病融合基因检测：阴性。染色体核型：47，XY，del（3）（p13p21），＋8［6］/46，XY［14］。染色体荧光原位杂交 BCR/ABL、MLL、P53/CEP17 等未见异常。骨髓活检病理：HE及PAS示骨髓增生较低下，幼稚细胞弥漫增多，可识别的粒红系细胞散在分布，巨核细胞少。网状纤维染色（MF-0级）。

明确诊断为急性髓系白血病（伴MDS相关改变）。予DAE方案诱导化疗。停疗后患儿骨髓抑制期明显长于其他AML患儿，粒细胞缺乏期达28天。

【小结】 患儿诊断急性髓系白血病明确，化疗后抑制期长、骨髓造血恢复慢，结合既往骨髓造血衰竭病史及肿瘤家族史、查体的异常发现，考虑其可能存在先天性骨髓造血衰竭（IBMF）。易发生AML的IBMF有范科尼贫血（FA）、先天性角化不良、先天性纯红细胞再生障碍性贫血、舒-戴综合征、重度中性粒细胞减少症等,而其中以再生障碍性贫血为首发表现的主要有FA、先天性角化不良。再次建议行相关基因检测,结果见表34-1。

表34-1 先天性骨髓造血衰竭性疾病相关基因突变检测结果

基因	染色体位置	转录本编号	外显子编号	核苷酸改变	氨基酸改变	纯合/杂合	与疾病相关性	遗传方式	相关疾病	变异来源
BLM	chr15-91295178*	NM_000057	exon4	c.959+2T>A	splicing	杂合	可能相关	AR	布卢姆综合征	父亲
BLM	chr15-91304138-91304138*	NM_000057	exon7	c.1536dupA	p.N515Kfs*1	杂合	可能相关	AR	布卢姆综合征	母亲
FANCB	chrX-14862615	NM_001018113	exon9	c.2165+10A>T	splicing	半合子	可能相关	—	范科尼贫血互补群B	母亲
RIT1	chr1-155870205	NM_006912	exon6	c.634C>T	p.R212W	杂合	可能相关	AD	努南综合征8型	父亲
SETBP1	chr18-42530458	NM_015559	exon4	c.1153C>G	p.Q385E	杂合	可能相关	AD AD	1.常染色体显性智力低下29型 2.Schinzel-Giedion综合征	母亲

此次基因检测共发现了四个疾病相关的基因突变,分别是来自父亲的*BLM*、*RIT1*基因突变,以及来自母亲的*BLM*、*SETBP1*及X染色体上*FANCB*基因突变。其中,*RIT1*和*SETBP1*的突变相关疾病分别为努南综合征8型和常染色体显性智力低下29型、Schinzel-Giedion综合征,这3个疾病都伴有明显的智力低下,且Schinzel-Giedion综合征伴有特殊面容,追问患儿学习成绩为中上等且无布卢姆综合征的特殊面容,临床上不支持。*BLM*和*FANCB*基因突变相关的疾病分别为布卢姆综合征和FA。这两个疾病均属于染色体不稳定综合征。布卢姆综合征的典型症状包括中至重度生长缺陷和面部蝶形红斑,本患儿虽然具有*BLM*基因的复合杂合突变,但临床上没有这些相应的症状,不能诊断该疾病。FA的诊断标准见表34-2,该患儿具有相应临床表现、家族史、骨髓形态及相关突变基因,可诊断本病。

表34-2　范科尼贫血（FA）诊断依据

1.主要条件

（1）有阳性家族史。

（2）骨髓再生障碍。

（3）特征性先天畸形。

（4）自发性染色体断裂。

（5）儿童骨髓增生异常综合征。

（6）儿童急性髓系白血病。

（7）对化（放）疗异常敏感。

（8）伴乳腺或其他肿瘤的家族史。

2.次要条件

（1）单系血细胞减少的家族史。

（2）不能用维生素B_{12}和叶酸缺乏解释的大细胞性贫血。

（3）非肝炎性和非酒精性肝炎的肝脏肿瘤。

（4）患者＜30岁出现卵巢衰竭。

（5）患者＜5岁诊断脑肿瘤。

（6）患者＜4岁诊断肾母细胞瘤。

（7）不能解释的Hb-F增高。

（8）男/女不孕症。

3.实验室依据

（1）染色体断裂实验：需注意此实验结果在不同实验室有不同的标准，且临床上低水平嵌合体患者往往是阴性结果，所以需要与临床和其他实验室结果综合分析，此方法是目前临床常用的诊断FA的方法。

（2）基因检测：发现相关基因突变，逐渐成为目前较常用方法。

（3）FANCD2 Western blots：ID复合体之上的FA基因缺陷时出现阳性结果。

（4）流式细胞分析：在加入染色体断裂剂后，FA患者的细胞阻滞在G2/M期。

（5）互补实验：目前根据已知突变的20多种基因，可以做相应的互补群。

（6）纤维母细胞培养：FA患者细胞生长缓慢，往往是发现早期FA的有效方法。

　　综合以上检查结果，该患儿确诊为急性髓系白血病（伴MDS相关改变）、范科尼贫血，待血常规恢复后复查骨髓评价疗效为完全缓解，给予低剂量联合化疗巩固治疗后接受了脐带血造血干细胞移植。

讨　论

　　本例患儿病初表现为骨髓造血衰竭，后发生了急性髓系白血病（伴MDS相关改变），在详细询问家族史及查体后考虑其可能存在先天性骨髓造血衰竭性疾病。多种IBMF易感AML，而且对放化疗比较敏感、治疗方案与其他AML患儿不同，因此建议AML患者需仔细进行IBMF的评估，必要时可行相关基因突变筛查以进一步明确诊断。该患儿行相关基因突变筛查后确诊FA，进而接受了与其他AML患儿不同的治疗。

该病例带来的思考是：哪些患者需要进行IBMF的评估？任何躯体畸形（包括身材矮小、皮肤异常如咖啡牛奶斑，肢体即骨骼、肾脏、生殖系统、眼、耳、心血管系统、低体重出生儿、中枢神经系统异常等），有IBMF家族史、VACTERL综合征、血液系统疾病（包括再生障碍性贫血、急性髓系白血病、骨髓增生异常综合征）、实体肿瘤患者（尤其是头颈部鳞状细胞癌）、IBMF患者的同胞或孩子，因其他目的进行染色体监测发现染色体异常的患者都应进行IBMF评估。IBMF评估包括进一步询问个人史和家族史，全面查体及进行相应的检查（如脏器B超），行MMC及彗星实验等检查，必要时行IBMF相关基因突变检测。

对于基因突变结果的解读需要紧密结合临床表现。该患儿有四个基因发生了突变，分别是*BLM*、*RIT1*、*SETBP1*及X染色体上*FANCB*基因突变。根据患儿智商及面容正常可排除*RIT1*和*SETBP1*突变相关疾病。*BLM*和*FANCB*基因突变相关的疾病分别为布卢姆综合征和FA，这两个疾病都属于染色体不稳定综合征。染色体不稳定综合征包括FA、塞克尔综合征、Nijmegen断裂综合征和布卢姆综合征，骨髓移植是治疗这类疾病的唯一方法。

塞克尔综合征是一种罕见的侏儒症，是由先天性缺陷引起、常导致突出的身体畸形（包括身材矮小和鸟一样的外观）。在大多数塞克尔综合征患者中也存在严重的智力迟钝和血液疾病。Nijmegen断裂综合征是常染色体隐性遗传病，发生了7号染色体和14号染色体重排，临床特征为身材矮小、皮肤色素异常、智力迟钝、免疫缺陷，对辐射敏感和淋巴恶性肿瘤易感性。布卢姆综合征患者姐妹染色单体交换较正常人频繁，其临床症状包括早产及宫内发育不足，出生时低体重；生后喂养较困难，中至重度生长缺陷，身高往往明显低于同龄正常儿童；出生时皮肤正常，但在1～2岁时因为其皮肤光敏感，接受阳光照射后出现照射部位的红色斑丘疹，常累及面部，并表现为蝶形分布。布卢姆综合征患者因其染色体不稳定，易发生肿瘤，包括血液系统，如白血病、淋巴瘤，还有消化系统、乳腺、皮肤、肺等，发生肿瘤的年龄也往往早于正常人群。该患儿虽然发生了布卢姆综合征相关基因突变，但无相应临床表现，故而不能诊断该疾病。

专家点评

FA是一种罕见的常染色体隐性（X连锁显性）遗传性疾病，临床特征是造血功能衰竭、多发先天畸形、易患恶性肿瘤。FA患者细胞对DNA交联剂如丝裂霉素C（mitomycin C，MMC）异常敏感。正常机体的DNA在受到外界有害刺激后在自身复制的过程中会出现错误，可导致人体多个系统的异常表现。

FA常见临床表现包括：多发先天畸形、内分泌系统异常（身材矮小、甲状腺功能减退等）、血液系统异常（不同程度的骨髓造血衰竭、急性白血病、骨髓增生异常综合征）、易发肿瘤（头颈部肿瘤、肺肿瘤、生殖系统肿瘤）、不孕不育等。部分FA患者可无家族史。有3/5的FA患者进展为骨髓造血衰竭，大部分发生在8～10岁，在20岁后这个水平趋于稳定；白血病的发生风险比正常人高800倍，一般发生在15～35岁；肿瘤的发生风险比正常人高几百甚至几千倍，多发生在20岁以后，随着年龄增大、发病率将逐渐升高，1/3的患者在48岁左右发生。

FA常见的基因突变有20余种，其中最常见是FANCA突变，其次是FANG突变。本患儿为FANCB突变、为X连锁隐性遗传，其他基因突变为常染色体隐性遗传。不同的基因突变类型其转归不同。在众多的突变中，FANCD1/BRCA2突变与其他基因突变临床转归明显不同，伴该突变的FA患者发生肿瘤的年龄更小，中位年龄是7岁，而其他的FA发生肿瘤的中位年龄是40岁。FANCD1/BRCA2突变的FA患者发生肿瘤的概率较其他FA患者高，其中白血病发生概率为50%，实体肿瘤为80%，总的肿瘤发生率为97%，但是其发生重度骨髓造血衰竭的概率明显低于其他患者。

由于FA患者可发展为MDS或AML，所以对于FA患者需要定期监测。根据疾病严重程度不同采取相应干预措施。确诊的FA患者需定期监测血常及骨髓变化，包括骨髓形态和染色体，一般是每年复查1次。对于10岁以下的儿童可适当减少骨髓穿刺的次数，但因FANCD1/BRCA2突变的FA患者发生肿瘤的中位年龄小，这些患者应规律监测。

中度血细胞减少的患者需进行治疗，一般给予低剂量雄激素和糖皮质激素治疗。CsA会加重患儿临床症状，对疾病进展有促进作用，这可能与CsA对细胞免疫和胸腺依赖性抗原的体液免疫反应有较强的抑制作用相关，CsA免疫抑制后患儿抵抗力下降，易发生感染出现炎性反应，炎症因子尤其是仅肿瘤坏死因子（TNF-α）途径的激活对FA患儿的造血微环境及造血细胞造成损伤，发生造血衰竭而加重疾病。此外，CsA可诱发肿瘤发生，故对FA患儿使用此类药物增加患肿瘤的机会。

上述结果提示，FA患儿或疑似FA患儿应尽量避免使用此类药物，对于不能肯定排除FA的初诊患儿，可先对症或雄激素治疗，尽量不使用此类药物，减少对疾病的影响。这些患者需要密切监测骨髓变化，目前监测的频率尚存争议，从1～2个月1次到3～6个月1次不等。对重度骨髓造血衰竭或重度单系或多系血细胞减少，或存在明显骨髓细胞发育异常/MDS但原始细胞低于10%，或存在预后不良核型（＋3q，−7q，*RUNX1*基因21q22异常和/或复杂核型）患者需进行造血干细胞移植。由于FA患者对放化疗敏感，一般建议给予减低强度的预处理。

同胞全相合供者建议FLU $30mg/m^2$ d-4-3-2，CTX 10mg/kg d-5-4-3-2。对于MDS且骨髓原始细胞高于10%的FA患者以及发生AML的患者，建议预处理加TBI，移植前可行FLAG方案进行减瘤处理。相合无关供者FLU总量增加到120mg/m^2，TBI 2Gy，ATG总剂量5mg/kg。移植治疗后需密切观察有无恶性肿瘤发生。长期的多学科监测也是所有FA患者移植后所必须的工作。早期的多重问题，对移植的后续监测以及癌症易感性导致的幸存者持续的贫困等都是FA患儿及其家人的压力来源。充分的心理社会支持和由专职医生组成的多学科小组是成功管理FA患者的基石。

参 考 文 献

［1］PEFFAULT DE LATOUR R，SOULIER J. How I treat MDS and AML in Fanconi anemia［J］. Blood，2016，127（24）：2971-2979.

［2］ALTER B P. Fanconi anemia and the development of leukemia［J］. Best Pract Res Clin Haematol，2014，27（3-4）：214-221.

［3］GARCÍA-DE TERESA B，HERNÁNDEZ-GÓMEZ M，FRÍAS S. DNA Damage as a Driver for Growth Delay：Chromosome Instability Syndromes with Intrauterine Growth Retardation［J］. Biomed Res Int，2017，2017：8193892.

［4］SHIMAMURA A，ALTER B P. Pathophysiology and management of inherited bone marrow failure syndromes［J］. Blood Rev，2010，24（3）：101-122.

案例分析

【入院前情况】　患儿，女，4岁。主因"鼻出血、皮肤瘀斑5个月，加重伴面苍4个月"于2013年4月入院。患儿入院前4个月，因间断鼻出血，皮肤瘀斑就诊于当地医院，血常规：WBC 14.5×10⁹/L，Hb 118g/L，PLT 10×10⁹/L，腹部超声：肝脏轻度增大，脾脏左肋下4.9cm，胸骨骨穿：骨髓增生明显活跃，G 45%，E 34%，L 18%，巨核细胞385个，以颗粒巨核细胞为主。诊断为"免疫性血小板减少性紫癜"，给予丙种球蛋白5g×5d，地塞米松12mg/d（具体使用时间不详），逐渐减量至3mg/d，血小板未见明显上升，其间鼻出血1次，量大，不易自止。2012年12月5日为进一步诊治就诊于我院门诊，血常规：WBC 26.94×10⁹/L，Hb 71g/L，PLT 34×10⁹/L，Ret% 13.31%。骨穿：骨髓增生明显活跃，G 28%，E 64.5%，粒系比例减低，原早幼粒细胞易见，成熟阶段粒细胞减少，部分中幼粒细胞核浆发育不平衡，红系比例增高，以中晚幼红细胞为主，成熟红细胞大小不一，可见嗜多色性及大红细胞，淋巴细胞比例减低。全片可见巨核细胞272个，分类25个，其中幼稚巨核细胞5个，成熟无血小板形成巨核细胞17个，裸核3个，血小板少见。骨髓活检：骨髓增生大致正常，粒红比例减低，粒系核左移，红系以中晚幼红细胞为主，淋巴细胞散在分布，巨核细胞轻度增高，网状纤维染色（-）。给予口服泼尼松20mg/d，3天后逐渐减量至10mg/d，因鼻出血不易自止，血红蛋白降至33g/L，PLT 38×10⁹/L，WBC 24.11×10⁹/L，院外输注红细胞对症支持治疗。复查血常规：Hb 80～120g/L，血小板计数最高升至80×10⁹/L。

2013年4月初无明显诱因再次出现皮肤瘀斑，当地医院查血常规：WBC 6.3×10⁹/L，Hb 120g/L，PLT 10×10⁹/L，给予糖皮质激素及丙种球蛋白治疗（具体用量及持续时间不详），患儿出血症状未见明显减轻，且血小板、血红蛋白进行性减低，此次为进一步诊治就诊于我院。查体：生命体征平稳，贫血貌，左侧臀部可见5cm×10cm瘀斑，右侧上肢穿刺部位4cm×5cm瘀斑，右侧踝部可见一5cm×6cm瘀斑，中心均可触及硬结，触痛（－）。全身浅表淋巴结未及异常肿大，结膜苍白，胸骨无压痛，腹软，无压痛及反跳痛，肝肋下未及，巨脾，可及盆腔，甲乙线10cm，甲丙线12cm，丁戊线3cm，质偏韧，触痛（－），双下肢无水肿。患儿自发病以来，精神饮食可，大小便正常。患儿系第一胎第一产，足月顺产，生后体健，母乳喂养，智力、体格发育同正常同龄儿，父母体健，否认类似疾病史。

【分析】 患儿4岁女童，以出血加重为首发症状。外院骨穿考虑免疫性血小板减少性紫癜。与此诊断不相符的是：①患儿腹部B超提示肝脾肿大，且脾脏重度肿大。②丙种球蛋白、糖皮质激素治疗无效。临床印象出血症状明显且进行性加重，临床症状与骨髓检查不符，免疫治疗无效。

【入院后情况】 患儿入院后完善相关检查，血常规：WBC $10.67×10^9$/L，Hb 89g/L，PLT $27×10^9$/L。出凝血：PT，APTT，TT，Fg均不凝固，抗凝血酶Ⅲ 146.2%，FDP 98.6μg/ml，D-二聚体17.81mg/l。电解质、生化全套、叶酸、维生素B_{12}、尿便常规、病毒全项均大致正常，血清铁四项：铁饱和度0.14（正常值0.25～0.50），余均在正常范围，血清铁蛋白：27.1μg/L，溶血检查均正常，结合珠蛋白0.375g/L。淋巴细胞亚群：淋巴细胞占有核细胞49.8%，CD3＋T淋巴细胞占淋巴细胞71.8%，CD3＋CD4＋T细胞占淋巴细胞的19.6%，CD3＋CD8＋T细胞占淋巴细胞46.3%。PNH克隆检测：患者红细胞，粒细胞未检测到PNH克隆。化验室检查：血细胞减少伴中度贫血和白细胞轻度增多。出凝血检查送检血液不凝，且反复检测结果一致。血小板减少伴出凝血异常是诊断疾病的关键点。

影像学检查结果：腹部B超：①肝实质损害。②脾重度肿大，包膜连续，脾内可见弥漫性较低回声团，其内回声尚均匀，脾内未见明显异常血流信号（图35-1）。③胆胰未见异常。腹部CT：巨脾，实质密度不均匀减低。给予输注血小板、血浆及纤维蛋白原对症支持治疗。腹部MRI：巨脾，脾脏可见多发分隔（图35-2）。

影像学检查结果：脾脏重度肿大，但呈弥漫性密度减低。腹部MRI脾脏多发分隔，高度提示脾脏血管瘤可能。

【小结】 患儿病程短，病情进展迅速。以血小板减少为首发症状，出血症状明显，因出血量较大，出现继发性血红蛋白减低，出凝血异常且伴有巨大脾脏血管瘤，综合上述特点诊断为卡-梅综合征。

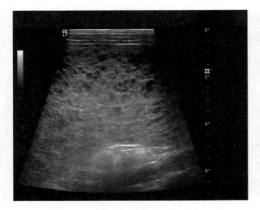

图35-1 腹部B超

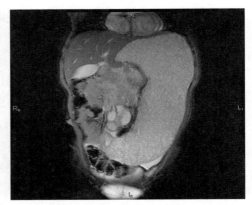

图35-2 腹部MRI

讨 论

本例患儿系4岁女童，以出血为首发症状，且出血倾向明显，出凝血检查重度异常。患儿发病是同时伴有肝大及重度脾大。腹部MRI是伴有多发分隔的巨脾影像学表现。根据卡－梅综合征诊断标准：①迅速增大的血管瘤病变。②血小板计数减少伴有纤维蛋白原减少及纤维蛋白裂解产物及D-二聚体升高。卡－梅综合征是一种婴幼儿期罕见的伴有血小板减少性紫癜及凝血功能异常的血管瘤样病变，误诊率较高，尤其对于本例患儿皮肤并无血管瘤表现而仅仅是脾脏巨大血管瘤。因此，临床医师对于血小板减少合并凝血异常的患儿，应警惕是否有血管瘤，并与小儿单纯血管瘤，血管畸形及血管肉瘤鉴别，提高疾病早期诊断率，减少误诊的发生。

专家点评

1940年首先由Kasabach和Merritt共同报道了1例男性病例，患儿在出生后不久出现左大腿皮肤红褐色斑疹伴皮下血管瘤样软组织包块，病变发展迅速，很快累及整个左下肢，并向阴囊、腹部及胸部蔓延，同时合并消耗性血小板减少症，该疾病后来以两位作者的名字命名为卡－梅综合征（Kasabach-Merritt syndrome）。卡－梅综合征又称伴血小板减少的毛细血管瘤综合征，是一种婴幼儿时期罕见的良性血管瘤样病变，占婴幼儿血管瘤发生率的0.3%，男女发病率无明显差别。由于活动期血小板和凝血因子的减少此类疾病可发生致命性大出血，病死率高达30%～40%。

有关卡-梅综合征的病因及发病机制目前尚不清楚。研究发现卡-梅综合征的早期病变患儿尿中成纤维细胞生长因子（basic fibroblast growth factor，bFGF）升高，并随治疗好转后迅速下降，提示bFGF可能是卡-梅综合征发病的重要环节。研究报道，卡-梅综合征中血小板减少可能与血小板在血管瘤内破坏密切相关，血管瘤是一种先天性血管发育异常疾病，其微血管管腔粗细不均，血流异常，阻力增加，血细胞聚集，血小板在瘤壁内大量破坏，致血小板减少。弥散性血管内凝血发生的机制可能与血管瘤异常增生的内皮细胞捕获血小板，加之血管壁结构有先天性缺陷，内皮损伤，血小板减少引起病变部位出血，继发凝血因子消耗，纤溶增加，部分患者可出现血管瘤迅速增大，出凝血严重异常。

卡-梅综合征临床表现多样性，主要表现为巨大或广泛的海绵状血管瘤、血小板减少所致的紫癜及出凝血异常。病变起始部位多位于四肢、躯干，少数生长在内脏和腹膜后，同时伴有病变部位或其他部位皮下淤血、青肿及牙龈出血等明显的出血倾向。起初常表现为皮肤点状红褐色斑疹，皮下出现软组织肿块，常高出皮面。肿块增长迅速，无自行消退趋势，随患者年龄呈进行性生长，并向周围组织或器官浸润性生长。大多数患者肿块有触痛，且易形成溃疡合并感染。

实验室检查特点主要包括：①外周血常规检查，血小板减少，由于患者血管瘤部位不同程度出血，可出现血红蛋白减低，外周血涂片可见红细胞碎片。②出凝血检查，纤维蛋白原减少，有时严重减少，致使凝血时间明显延长。凝血酶原时间延长，FDP阳性或3P试验阳性。③骨髓检查，增生活跃至明显活跃，巨核细胞正常或增加。

卡-梅综合征最常见的病理组织学特征为：①Kaposi血管内皮瘤样病变。②簇状血管瘤。③淋巴管畸形样血管病变。

卡-梅综合征目前尚无统一的治疗方法，主要为对症治疗。出血倾向明显者可补充血小板、新鲜冰冻血浆及冷沉淀等。对于单个巨大的血管瘤可采用手术治疗或腔内治疗主要是用硬化剂（如无水乙醇）栓塞术使病变缩小。药物治疗多用于病变广泛、病程长或病变与重要脏器相邻等不适合手术的病例，主要采用：①皮质类固醇。2～4mg/（kg·d），疗程一般为6～30周。②干扰素α-2a。通常按体表面积$3.0 \times 106U/（m^2 \cdot d）$皮下注射。③长春新碱、环磷酰胺和放线菌素D。常用于对皮质类固醇耐药的病例。此外还可采用加压及放射治疗，但是由于放射治疗第二肿瘤发生率相对较高，故目前已不再采用。

参 考 文 献

[1] GEORGINA W H. Kasabach-Merritt syndrome: pathogenesis and management [J]. British Journal of Haematology, 2001, 112: 851-858.

[2] MAZOYER E, ENJOLRAS O, LAURIAN C, et al. Coagulation abnormalities associated with extensive venous malformations of the limbs: differentiation from Kasabach-Merritt syndrome [J]. Clin. Lab. Haem., 2002, 24: 243-251.

[3] IFTIKHAR A. MUKHTAR, MBBS, et al. Hemangioma of the Radius Associated With Kasabach-Merritt Syndrome Case Report and Literature Review [J]. J Pediatr Orthop, 2004, 24: 87-91.

[4] SHIM WK. Hemangiomas of infancy complicated by thrombocytopenia [J]. American Journal of Surgery, 1969, 116, 896-906.

[5] EL-DESSOUKY M, AZMY AF, RAINE PA, et al. Kasabach-Merritt syndrome. Journal of Pediatric Surgery, 1988, 23: 109-111.

[6] DOSQUET C, COUDERT MC, WASSEF M, et al. Importance of bFGF (basic fibroblast growth factor') for diagnosis and treatment of hemangiomas [J]. Annales de Dermatologie et de Venereologie, 1998, 125: 313-316.

[7] CHANG E, BOYD A, NELSON CC, et al. Successful treatment of infantile hemangiomas with Interferon-a-2b [J]. Journal of Pediatric Hematology/Oncology, 1997, 19: 237-244.

[8] CROTEAU SE, MARILYN GL, HARRY PK, et al. Kaposiform Hemangioendothelioma: Atypical Features and Risks of Kasabach-Merritt Phenomenon in 107 Referrals [J]. J Pediatr, 2013, 162: 142-147.

[9] ENJOLRAS O, MULLIKEN JB, WASSEF M, et al. Residual lesions after Kasabach±Merritt phenomenon in 41 patients [J]. Journal of the American Academy of Dermatology, 2000, 42: 225-235.

病例36 伴躯体畸形的纯红细胞再生障碍性贫血

案例分析

【入院前情况】 患儿，女，5岁。主因"贫血4年余，发热5天"于2019年3月13日就诊于湖南某医院。该患儿于4余年前，即不满1岁时因"发热数天"就诊于当地某三级医院，查血常规示血红蛋白低，白细胞及血小板正常（具体不详），完善骨穿未见明显异常（未见单），无特殊治疗。近4年间患儿体质可，未复查血常规。1年前，即2018年3月，患儿因"甲型流感"再次入住外院，查血常规：WBC 1.26×10^9/L，NEUT% 23%，Hb 54g/l，PLT 233×10^9/L，提示两系减少，进一步完善骨穿和骨髓活检，报告如下：骨髓细胞学（2018年3月14日外院）：骨髓增生减低，粒、红系增生减低，淋巴细胞增加，再生障碍性贫血待排。骨髓活检（2018年3月15日外院）：造血组织增生稍低下，淋巴细胞比例稍高，考虑再生障碍性贫血，请结合临床及相关检查综合考虑。住院期间予以抗感染，输血等对症支持治疗后好转出院。患儿出院后仍未定期复查血常规。3个月后即2018年6月底患儿再次因"甲流感染"第3次入住外院，查Hb 50g/l。复查骨穿（2018年7月2日外院，部位髂后）：骨髓增生活跃，粒、红系增生减低，淋巴细胞增加。

【分析】 女性患儿，幼年起病，多次血常规提示白细胞及血红蛋白减少，多次骨穿不支持白血病，需考虑骨髓造血衰竭性疾病，因此，第3次入住外院时完善了骨髓造血衰竭性疾病相关检查。

【入院后情况】 入院后检查，染色体：46，XX［20］，未见异常克隆。MDS、AA相关抗原检测：CD34＋4.94%，CD71＋CD45−：5.38%。PNH：CD55（%）红细胞96.18%，粒细胞99.67%，CD59（%）红细胞99.92%，粒细胞98.90%。细小病毒B19＜250copies/ml。自身免疫性血细胞减少相关抗原检测：未检测到IgM、IgG自身抗体。MMC/SCGE结果：外周血淋巴细胞DNA存在损伤，彗星细胞率19%，未见凋亡细胞。SF 188ng/ml。同时取血送检遗传血液病及免疫缺陷病相关基因的筛查。

基因检测结果未检测到与疾病临床表型相关的典型基因突变，结合患儿病史特点、相关检查资料及骨髓活检结果，外院考虑再生障碍性贫血。2018年7月给予环孢素口服治疗，剂量根据血药浓度进行调整。服药期间，患儿血红蛋白维持在70～80g/L，无输血治疗。2018年12月至2019年2月患儿再次因重度贫血至外院输血治疗3次，最低血红蛋白38g/L。本次入院前5天，患儿因受凉后出现发热，最高体温40℃，伴畏寒、寒战，6～8小时反复，无咳嗽、呕吐、腹泻、皮疹，家属为求治疗遂至当地妇幼住院治疗（具体治疗不详），患儿仍有反复发热，血常规示仍提示两系减少，为求进一步治疗转至我院，急诊以"两系减少查因、甲流感染"收入我科。患儿自起病以来，精神尚可，食欲可，大小便正常，体重无明显减轻。既往史、个人史无特殊，家族史：父母现无贫血，其兄20岁，无贫血，均无特殊表型。我院入院体格检查：T 38℃，P 114次/分，R 26次/分，BP 108/53mmHg，W 18kg。贫血貌，全身未见出血点，毛发粗黑，特殊面容（短下颌、外耳异常、拇指畸形）（图36-1），右侧颈部可触及2cm×2cm肿大淋巴结，质中，无压痛，无粘连，活动度欠佳。咽部充血，无疱疹，扁桃体Ⅱ度肿大，无脓性分泌物，双肺呼吸音粗，无啰音，心律齐，心前区未闻及杂音，肝脾肋下未及，四肢活动正常，双侧拇指近节指骨偏长，外生殖器未见异常，肠鸣音正常，病理征阴性。

患儿此次在我院第一次住院，体格检查发现患儿有特殊面容（短下颌，外耳畸形），拇指畸形：双侧拇指近节指骨偏长（图36-1），这是外院近一年随诊未发现的重要体征，且患儿此次颈部触诊可触及约2cm大小的肿大淋巴结。考虑两系减少查因，①再生障碍性贫血：患儿有粒系及红系减少，骨髓造血衰竭性疾病相关检查不支持PNH、范科尼贫血等，外院骨髓活检考虑再障，但是患儿服用环孢素治疗欠佳，诊断有待进一步确诊。②淋巴瘤：结合患儿病史特点及此次体查可触及肿大淋巴结，不排除淋巴瘤，因此，予完善活检排除诊断。③其他骨髓造血衰竭性疾病待排。完善如下相关检查。

流感病毒筛查：甲流（＋）；溶血全套：HbF正常；免疫球蛋白正常；淋巴细胞亚群正常；中性粒细胞呼吸暴发试验：正常；风湿狼疮全套正常；EBV、CMV、输血前四项均阴性；胸片：双肺纹理增多、模糊。心影稍增大，肺动脉段稍抬高，膈影未见异常。诊断结论：心影改变。颈部＋腹部彩超：双侧颈部可见多个低回声结节，边界清，部分淋巴门结构欠清晰，较大者约22mm×11mm（左）。肝肋下18mm；脾肋下（－）。心脏彩超：主肺动脉内径增宽，心包腔微量

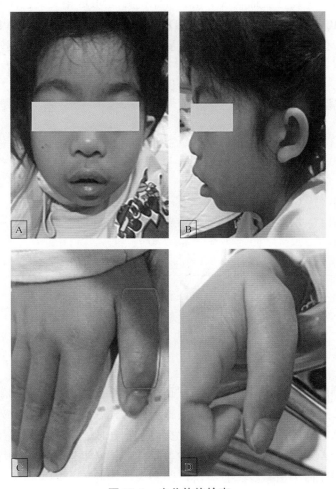

图36-1　患儿体格检查

积液。颈胸部CT＋CTA：肺血增多、左室增大、肺动脉增宽并肺动脉高压，颌下、双侧颌下、颈血管鞘、前上纵隔内多发淋巴结肿大，性质待定。病理诊断：右颈部淋巴结反应性增生。我院复查骨穿：骨髓增生极度减低，粒系占20%，红系占3%，淋巴细胞比例增高，巨核细胞未见，血小板成堆分布。

【小结】　①患儿5岁，女孩，贫血4年余。②1岁以内起病，病初表现为贫血，近1年贫血加重且两系减少，血小板正常（表36-1），并出现反复感染。③体查有淋巴结肿大，伴有特殊面容及躯体畸形。④实验室检查重度正细胞性贫血、粒细胞缺乏。⑤骨髓检查提示增生低下。⑥CD34＋细胞4.94%，染色体核型正常，PNH、自身免疫性血细胞减少相关抗原检测、MDS相关染色体及异常基因未检测到，MMC/SCG：外周血淋巴细胞DNA存在损伤，彗星细胞率19%，未见凋亡细胞。⑦影像学检查提示淋巴结肿大及心血管异常。⑧环孢素疗效欠佳。

表36-1　血常规及CRP检查

日期	WBC/ （×10⁹/L）	NEUT/ （×10⁹/L）	Hb/ （g/L）	MCV/ fl	PLT/ （×10⁹/L）	Ret/ （×10⁹/L）	Ret/ %	CRP/ （mg/L）
2018年03月09日	1.26	0.30	54	—	233	—	—	160
2018年06月25日	1.32	0.13	50	—	291	—	—	157.8
2018年06月27日	1.57	0.12	82	—	291	—	—	—
2018年12月12日	1.95	0.10	38	—	361	—	—	—
2019年03月13日	2.25	0.52	46	91.7	286	8.7	0.57	190
2019年03月16日	2.51	0.75	80	84.2	463	—	—	93

讨　论

结合本例患儿的病例特点，诊断存在一定的难度。面临如下问题：外院诊断的再生障碍性贫血诊断是否正确？还需要进一步完善哪些检查以及如何治疗？回顾中华儿科杂志发表的关于再生障碍性贫血诊疗建议，其中提到再生障碍性贫血如有两系减少，则必须包含血小板减少，且无肝脾及淋巴结肿大，而该例患儿多年查血常规均无血小板减少，且有淋巴结肿大，因此不支持再生障碍性贫血，如何排除该诊断，下一步考虑什么？首先全血或者两系血细胞减少，我们需考虑是与血液系统疾病相关或非血液系统疾病相关，该患儿免疫结缔组织疾病等相关检查正常，因此与血液系统疾病相关可能性大，包括骨髓增生不良和骨髓增殖性疾病，结合该患儿病例特点考虑骨髓增生不良，需要排除再生障碍性贫血、阵发性睡眠性血红蛋白尿、急性造血功能停滞、低增生性MDS、低增生性白血病及IBMF一大类。该患儿的骨髓结果、染色体、PNH等检查结果可排除以上骨髓增生不良部分疾病，最后定位于IBMF，而与该病例表型相关的疾病需要排除FA和DBA。

范科尼贫血（Faneoni anemia，FA）是常染色体隐性遗传性疾病（除B亚型为X-性连锁遗传），其临床表现以多样化形体畸形、智力发育异常、进行性骨髓造血衰竭、高发肿瘤倾向和多脏器受累为特征。国际FA研究基金会提出了诊断的主要和次要条件。

1.主要条件　①有阳性家族史。②骨髓再生障碍。③特征性先天畸形。④自发性染色体断裂。⑤儿童MDS。⑥儿童急性髓系白血病。⑦对化（放）疗异常敏感。⑧伴乳腺或其他肿瘤的家族史。

2.次要条件　①有全血细胞减少的家族史。②不能用维生素B_{12}和叶酸缺乏解释的大细胞性贫血。③非肝炎性和非酒精性肝炎的肝脏肿瘤。④患者＜30岁出现卵巢衰竭。⑤患者＜5岁诊断脑肿瘤。⑥患者＜5岁诊断肾母细胞瘤。⑦不能解释的HbF增高。⑧男/女不孕不育者。

染色体断裂试验和基因突变检测为FA的初步与最后确诊手段。该患儿无贫血阳性家族史，无智力发育异常，为正细胞性贫血，有拇指近节指骨偏长，染色体断裂试验显示彗星细胞率19%，但该试验存在一定的假阳性，因此不能作为FA的实验室诊断标准。该例患儿外送基因检测包含范科尼贫血相关基因检测，结果未提示有关基因突变。因此不足以支持范科尼贫血。

先天性纯红细胞再生障碍性贫血的特点是正常或大细胞性贫血（红细胞计数低），骨髓中红系祖细胞减少。约47%的受影响个体有各种先天性畸形，包括颅面畸形、拇指或上肢畸形、心脏缺陷、泌尿生殖器官畸形和腭裂等。

该例患儿有正细胞性重度贫血，特殊表型（小下颌、外耳畸形、拇指畸形），实验室结果提示网织红细胞减少，骨髓红系绝对减少，结合骨髓造血衰竭性疾病相关检查结果，排除了AA、FA等疾病，我们再次查看外院基因检测结果，患儿存在*RPS8*基因突变。有报道在孤立的患者或家族中也发现大量的*RP*突变，包括*RPL3*、*RPL7*、*RPL9*、*RPL14*、*RPL19*、*RPL23a*、*RPL26*、*RPL35*、*RPL36*、*RPS8*、*RPS15*和*RPS27a*。综合以上分析，该患儿临床诊断考虑先天性纯红细胞再生障碍性贫血。治疗上停环孢素，予以泼尼松口服治疗，现患儿血红蛋白控制良好，无输血治疗，考虑皮质内固醇治疗有效（表36-2）。

表36-2　口服泼尼松后血常规

日期	WBC/ （×10⁹/L）	NEUT/ （×10⁹/L）	Hb/ （g/L）	PLT/ （×10⁹/L）	泼尼松/mg
2019年5月9日	5.99	2.68	101	683	30
2019年5月16日	5.72	2.89	97	508	30

续 表

日期	WBC/ （×10⁹/L）	NEUT/ （×10⁹/L）	Hb/ （g/L）	PLT/ （×10⁹/L）	泼尼松/mg
2019年5月24日	3.55	0.51	106	529	20
2019年5月31日	2.84	0.76	117	543	15
2019年6月6日	2.94	0.62	112	505	10
2019年6月21日	2.73	0.40	112	526	5
2019年8月31日（发热）	2.04	0.20	91	472	5

专家点评

1. 先天性纯红细胞再生障碍性贫血又称戴-布贫血（Diamond-Blackfan anemia，DBA），是一种源于骨髓红系细胞显著减少或缺如所致的罕见遗传性骨髓造血衰竭性疾病，发病率仅为5/100万～6/100万，DBA与参与核糖体生物合成途径的基因突变有关，因此DBA又被认为是核糖体病。目前约65%的DBA患者可检出以RPS19为代表的20余种核糖体蛋白基因突变，小部分病例存在大的片段缺失则需要通过拷贝数变异来检测，约35%的DBA病例存在遗传学上的不确定性。

2. 发病机制 红系造血主要经过以下几个阶段：多能造血干细胞、红系定向造血干细胞、红系造血集落、红系原始细胞、成熟红细胞，促红细胞生成素作用于红系造血集落及其之后的红细胞。DBA患者的红细胞生成障碍主要存在于红系造血集落至红系原始细胞这一阶段中。其中RP基因突变导致RP合成减少会诱导P53的下游事件，导致P53途径的激活，过多的P53蛋白可通过增加肿瘤坏死因子α、激活p38丝裂原活化蛋白激酶（MAPK）通路、降低转录因子GATA1表达等多种方式引起早期红系祖细胞凋亡。X连锁的DBA患者中可检测到早期红系发育中重要转录因子GATA1的突变，这一突变发生在GATA1剪接位点，可影响完整形式的GATA1蛋白产生，进而影响红系祖细胞的增殖分化，认为非核糖体蛋白GATA1已被确定在DBA的发病机制中具有至关重要的作用。

3. 治疗现状 DBA的治疗应以维持生长发育所需的血红蛋白水平（80g/L以上）为目的。不建议为提高血红蛋白达正常水平而应用过多、过量的治疗。

目前糖皮质激素为首选药物，80%以上的患者有反应。规律足量服药

4～6周，血红蛋白有提高或输血间隔延长，定义为泼尼松有反应。血红蛋白稳定＞100g/L可考虑逐渐减量至最小维持剂量，甚至停药。泼尼松无反应患者应逐步减停，选用其他药物或输血治疗。长期输血治疗应定期监测血清铁蛋白及必要时祛铁治疗。allo-HSCT是目前可治愈DBA造血衰竭的唯一手段。

4. 总结　对于血细胞减少患儿的诊断，应按血细胞减少或两系减少的临床思路来逐一排除诊断，避免漏诊，另怀疑先天性骨髓造血衰竭性疾病，且当缺乏典型的基因突变等分子遗传学资料时，应注重体格检查、重要临床表型的发现以及详细的病史询问来为诊断提供更详尽的病史资料。

参 考 文 献

[1] 竺晓凡. 先天性纯红细胞再生障碍性贫血的诊断与治疗［J］. 中华实用儿科临床杂志，2018，33（3）：170-172.

[2] ENGIDAYE G, MELKU M, ENAWGAW B. Diamond Blackfan Anemia：Genetics, Pathogenesis, Diagnosis and Treatment［J］. Ejifcc，2019，30（1）：67-81.

[3] QUARELLO P, GARELLI E, CARANDO A, et al. Ribosomal RNA analysis in the diagnosis of Diamond-Blackfan Anaemia［J］. British Journal of Haematology，2016，172（5）：782-785.

[4] LIPTON JM, ELLIS SR. Diamond-Blackfan anemia：diagnosis, treatment, and molecular pathogenesis［J］. Hematology/Oncology Clinics of North America，2009，23（2）：261-282.

[5] FARRAR JE, DAHL N. Untangling the phenotypic heterogeneity of Diamond Blackfan anemia［J］. Seminars in Hematology，2011，48（2）：124-135.

病例37 不典型重型 β 地中海贫血

案例分析

【入院前情况】 患儿，女，9月龄时以"生后面色苍白9个月"为主诉首次就诊。生后出现面色苍白，进行性加重，巩膜轻度黄染，无茶色尿，无血便，无皮肤瘀点、瘀斑，无腹胀等。喂养史正常，无相关表现疾病家族史。查体：无特殊面容，贫血外观，巩膜轻度黄染，皮肤无皮疹，无瘀点、瘀斑，肝肋下2cm，脾肋下2cm。贫血原因相关实验室检查：血常规：RBC 1.84×10^{12}/L，Hb 51g/L，MCV 98.6fl，MCH 281pg，MCHC 27.7g/L，PLT 118×10^9/L，Ret% 13.8%，球形红细胞0。肝功能：TBil 33.4μmol/L，IBil 6.4μmol/L，DBil 25μmol/L，余正常。血清Fer 191.90μg/L，叶酸＞20nmol/L，维生素B_{12} 1104pg/ml。铁代谢：SF 11.5μmol/L，总铁结合力45.8μmol/L，未饱和铁结合力35.3μmol/L，TS 24.5%。红细胞渗透脆性试验：开始溶血5.4g/L（3.8～4.6g/L）NaCl，完全溶血3.0g/L（3.0～3.4g/L）NaCl。血红蛋白电泳：HbA 87.7%，HbA2 2.6%，HbF 9.7%，G-6-PD酶活性正常（表37-1）。输血配型容易，未发现自身抗体。骨髓象：红系增生明显，可见核出芽、核碎裂、双核等畸形红细胞及豪周小体，成熟红细胞大小不等，可见棘形、椭圆形红细胞。

表37-1 血红蛋白电泳结果出现HbA2轻度增高伴血红蛋白变异体

成分	9月龄	脾切除后2个月	脾切除后19个月
HbA（＞96.5%）	87.7	84.6	83.3
HbA2（＜3.5%）	2.6	5.3	5.9
HbF（＜2.0%）	9.7	4.5	2.4
血红蛋白变异体		6.2	8.4

【分析】　本例患儿生后出现贫血，伴巩膜黄染，查体可见轻度肝脾肿大，首先考虑为先天性溶血性贫血可能。检查结果显示外周血网织红细胞比例增高，骨髓象系增生性贫血伴红细胞形态异常，生化检查提示总胆红素和间接胆红素增高为主，符合溶血性贫血实验室表现。不支持缺铁性贫血、叶酸及维生素 B_{12} 缺乏等营养性贫血，排除 G-6-PD 酶缺乏所致的溶血性贫血，输血时未发现自身抗体，初步排除自身免疫性溶血性贫血的可能。婴儿出生时血红蛋白的成分以 HbF 为主，可以占到 70%，出生后迅速被 HbA 取代，1 岁后 HbF 一般不超过 5%，该患儿在 9 月龄时血红蛋白电泳 HbF 9.7%，在正常范围内。根据患儿发病年龄小、黄疸、肝脾肿大、正细胞正色素性贫血，红细胞渗透脆性增高特点，考虑溶血性贫血，遗传性球形红细胞增多症可能性大。因本例外周血未见球形红细胞，诊断依据尚不充分。建议门诊红细胞输注随访治疗。

【入院后情况】　随访期间，患儿持续面色苍白、皮肤黄染，肝脾进行性增大。Hb 波动于 43～71g/L，MCV 94～110fl，球形红细胞比例 0.5%～2.0%。每 2 个月输血 1 次。患儿 5 岁时，拟行脾切除术再次就诊我院。体检：面色苍黄，肝右肋下 1cm，脾肋下 5cm。肝功能：TBil 151.9μmol/L，IBil 8.2μmol/L，DBil 145.8μmol/L。Coombs 试验阴性。红细胞渗透脆性试验：开始溶血 4.6g/L NaCl，完全溶血 3.6g/L NaCl。5 岁 3 月龄时，为明确病因，患儿就诊上海某医院，查 G-6-PD 酶，丙酮酸激酶，嘧啶 5′核苷酸（P5′N）活性均正常。酸性甘油溶血试验阳性。5 岁 4 月龄在我院复查红细胞渗透脆性试验：开始溶血 5.8g/L NaCl（升高），完全溶血 4.2g/L NaCl（升高）。同时，父母在上海查血常规、红细胞形态、红细胞渗透脆性均正常，随访期间，患儿父母生育一男孩，身体健康。

患儿临床表现自幼面色苍白，需规则输血，皮肤黄染，脾脏进行性增大，符合慢性溶血的表现。结合外周血红细胞体积始终在正常值高限或大于正常值，复查溶血相关病因指标：红细胞渗透脆性试验阳性、酸化甘油试验阳性，考虑临床诊断：遗传性球形红细胞增多症。虽然本例球形红细胞比例仅 0.5%～2.0%，但遗传性球形红细胞增多症外周血球形红细胞比例多者 20%～30%，少者 1%～2%，因此，球形红细胞比例低并不能排除该诊断。

患儿 5 岁 7 个月时行腹腔镜下脾脏切除术，脾脏病理：15cm×13cm×5cm，切面暗红色，镜下见白髓脾小体萎缩，红髓红细胞淤积明显，脾窦扩张，局部可见含铁血黄素沉着。脾切除术后 2 周复诊，血常规：RBC $3.85×10^{12}$/L，Hb 113g/L，MCV 101.8fl，PLT $853×10^9$/L。脾切除后 2 个月患儿复诊，血常规：RBC $2.58×10^{12}$/L，Hb 87g/L，MCV 111fl，MCH 302pg，MCHC 27.7g/L，PLT $470×10^9$/L。

众所周知，脾脏切除术是目前治疗遗传性球形红细胞增多症最有效的方法。

脾切除后患儿血红蛋白升至正常水平，符合遗传性球形红细胞增多症脾切除术后的改变。本例在脾脏切除术后血红蛋白曾一过性改善又再次下降，皮肤黄染退而复现，提示溶血尚未控制。使得我们对本例最初的诊断产生怀疑，是误诊还是合并有其他慢性溶血性疾病？

对贫血的病因再次进行筛查：叶酸>20nmol/L，维生素B_{12} 1104pg/ml，血清铁蛋白442.1μg/L。Coombs试验阴性。G-6-PD酶活性正常。血浆游离血红蛋白210mg/L（正常：<50mg/L）。骨髓象：增生性贫血。红细胞渗透脆性试验：开始溶血4.6g/L（3.8～4.6g/L）NaCl，完全溶血<2.0g/L（3.0～3.4g/L）NaCl。

PCR检查地中海贫血基因热点突变位点均为阴性。

【小结】 患儿在脾切除后血红蛋白电泳示HbA2轻度增高伴血红蛋白变异体，红细胞渗透脆性下降，临床表现符合异常血红蛋白病、地中海贫血可能性大，但未检出常见的地中海贫血基因的突变位点，需进一步检查明确是否存在珠蛋白链的突变，以及杂合突变在临床是否可表现为中重度贫血。应用二代测序技术行遗传性血液和免疫系统疾病基因检测，发现患儿HBB存在一处杂合突变，父母为正常野生型。通过一代测序验证患儿存在杂合性β基因非移码插入突变Exon2：c214～215insGTGCCT（Chr. 5417907）。最终，患儿确诊为罕见的β基因杂合性突变导致的重型β地中海贫血。患儿目前Hb波动于87～100g/L，未再接受输血治疗。

讨 论

该患儿1岁内起病，临床表现中至重度贫血、黄疸，肝脾肿大，网织红细胞比例增高，符合先天性溶血性贫血。导致溶血性贫血的病因如下。

1. 红细胞酶缺乏 本例G-6-PD酶、丙酮酸激酶、P5′N活性均正常，可排除。

2. 红细胞膜结构缺陷 遗传性球形红细胞增多症（hereditary spherocytosis，HS）。临床特点：溶血、黄疸、脾肿大、胆结石，血液学表现MCHC增加，红细胞分布宽度增加，球形红细胞比例增高，红细胞渗透脆性增加（尤其是在孵育后），脾切除术治疗效果很好。与该患儿临床表现大部分相吻合，仔细分析病情发现其红细胞渗透试验数次检查结果不完全一致，外周血球形红细胞比例始终很低，尽管也有报道显示，有的患者比例只有1%～2%，但确诊尚需进一步的基因检查。

3. 血红蛋白合成与结构异常　具有代表性的是地中海贫血，是世界最常见的单基因遗传病之一。临床表现与HS相似，实验室检查表现为：①红细胞形态：异形红细胞如嗜点彩、靶形细胞等。②红细胞参数：一般以MCV＜80fl，MCHC＜27gp，即小细胞低色素贫血作为地中海贫血的可疑指标。③红细胞渗透脆性减低。④血红蛋白电泳可以发现血红蛋白比例异常及异常血红蛋白。⑤异常血红蛋白检测：包括异丙醇试验，HbH病和其他异常血红蛋白病的筛查。⑥地中海贫血的确诊有赖于基因诊断。

该患儿外周血红细胞呈大细胞或正细胞，首诊血红蛋白电泳检查无明显异常，红细胞渗透脆性增高或正常，与地中海贫血（thalassemia）的典型表现不完全一致，是造成其长时间误诊的主要原因。

回顾本例诊断走过的弯路，我们总结的经验教训是：①约90%的地中海贫血患者的血液学表现典型的小细胞低色素贫血，但对正细胞或大细胞性贫血的患者不能轻易排除地中海贫血。②患儿先后两次行血红蛋白电泳结果不一致，因此对诊断不明的患者复查是很有必要的。③在诊断不明确的情况下，行有创手术一定要慎重。二代基因测序有助于发现遗传性疾病的病因。

专家点评

地中海贫血亦称珠蛋白生成障碍性贫血、地中海贫血，是一组由于珠蛋白基因的缺陷导致使血红蛋白中的一种或几种珠蛋白肽链合成减少或合成障碍，导致血红蛋白的组成成分改变，引起慢性溶血性贫血，属常染色体不完全显形遗传。以α和β地中海贫血较为常见。我国多见于广东、广西、海南、四川、福建等省份。

据珠蛋白链生成减少的类型，分为α、β、δ、δβ地中海贫血等，其中临床最常见的是α和β地中海贫血，基因突变或缺失的类型、发生基因突变或缺失的基因数目可以决定α、β地中海贫血的临床表现；同时基因修饰对珠蛋白链的表达调控作用也不能忽视，重型的基因突变型可以由于基因修饰的存在而表现为中间型。

地中海贫血目前已报道：α基因的突变有114种，β基因的突变有286种（http://globin.cse.psu.edu/hbvar/menu.html），我国有至少57种α基因的突变和98种β基因的突变。地中海贫血涉及珠蛋白基因突变及缺失的位点多种多样，一般而言，α基因缺失越多，临床症状越重。β珠蛋白基因簇位于第11号染色体短臂上，每条染色体上有一个β基因，β地中海贫血的病因主要是该基因的点突变，少数为基因缺失。基因缺失或突变导致β链合成完全受抑制称为$β^0$地中海贫血，部分受抑的为$β^+$突变。轻型β地中海贫血是杂合子状态；中间型β地中海贫血是双重杂合子；某些变异型纯合子或双重杂合子患者，临床表现介于轻型与重型之间；重型β地中海贫血往往为纯合子或复合杂合子。

文献曾报道一类罕见、散发的β地中海贫血综合征，其在红细胞形态上（特别是脾切除后）可见到Heinz小体，1973年被Weatherall描述为"包涵体β地中海贫血"。β基因的单个杂合性突变即导致重型的临床表现，突变还导致不稳定血红蛋白变异体的形成，不稳定的血红蛋白变异体在细胞膜上变性沉淀形成包涵体，使红细胞膜僵硬，部分病例可以在电泳上看到异常的血红蛋白条带。

该例患儿临床表现为重型特征，脾切除后血红蛋白电泳有血红蛋白变异体，考虑可能为含有血红蛋白变异体的红细胞变形能力下降，易在脾脏内被破坏。脾切除后血管外溶血减少，患儿贫血程度随之减轻，同时含血红蛋白变异体的红细胞在外周血增多，导致血红蛋白电泳可检出异常血红蛋白条带，疾病的演变过程符合这种罕见的β地中海贫血综合征的表现。二代测序明确排除了目前已知的导致HS的基因突变，确认患儿有β基因的杂合性插入突变，在现有的数据库未检索到与患儿相同的突变，患儿家族中也无相同病史，说明这是一例新发的地中海贫血突变类型。随着二代测序的广泛开展和测序费用的迅速下降，应该提倡使用更准确、更强有力的检测工具来提高对先天遗传性疾病，特别是一些罕见病的诊断能力。

地中海贫血的治疗方案，主要是输血治疗和祛铁治疗。中间型α地中海贫血和β地中海贫血一般不需输血治疗，应急情况下可能需要红细胞输注。中间型α地中海贫血患者应避免感染和用过氧化性药物，中度贫血伴脾肿大者可切脾手术。对重型β可以进行造血干细胞移植以达疾病治愈的目标。

目前对输血依赖性地贫（transfusion-dependent thalassemia，TDT）的治疗新进展主要为基因编辑及基因疗法，如采用慢病毒在自体造血干细胞中转染β基因使其造血干细胞表达近似β链的蛋白以合成近似正常的成人血红蛋白，达到治疗目的。

对于非输血依赖性地中海贫血（non transfusion-dependent thalassemia，NTDT）的患者，促进红细胞的成熟是一种潜在可行的治疗策略。Celgene的sotatercept和luspatercept是活化素（activin）受体ⅡA型融合蛋白，作为转化生长因子β（TGF-β）家族成员的一种配体陷阱来发挥作用。目前有多个临床试验正在评估sotatercept和luspatercept在地中海贫血患者中减少输血量及提升红细胞水平方面的疗效。

　　NTDT 患者铁过载的主要原因是肠道对铁的重吸收增加，而铁调素对肠道重吸收铁元素有负调节作用。动物实验显示长效铁调素类似物（minihapcidin）可以在减少铁的吸收同时改善红细胞的无效造血，将来有望可以单独或与祛铁剂联合应用治疗铁过载。

参 考 文 献

［1］广东省地中海贫血防治协会，《中国实用儿科杂志》编辑委员会. 儿童非输血依赖型地中海贫血的诊治和管理专家共识［J］. 中国实用儿科杂志，2018，33（12）：929-934.

［2］ALI T T，DAVID J W，MARIA D C. Thalassaemia［J］. Lancet，2018，391：155-167.

［3］SILVERIO PERROTTA，PATRICK G G，NARLA M. Hereditary spherocytosis［J］. Lancet，2008，372：1411-1426.

［4］CHRISTOPHER S T，CLAIRE F D，DAVID A G，et al. Hemoglobin variants：biochemical properties and clinical correlates［J］. Cold Spring Harb Perspect Med，2013，3：a011858.

病例38 先天性蛋白C缺乏症致新生儿暴发性紫癜

案例分析

【入院前情况】 患儿，女，生后2天。主因"窒息复苏后气促2天，右下肢皮肤发黑加重1天"于2018年8月11日收入新生儿重症监护病房。患儿生后即出现窒息，复苏后呼吸急促，伴呻吟、口吐泡沫，口唇青紫，哭声低微，少动，无发热，无呼吸暂停。当地医院予"哌拉西林他唑巴坦、维生素K₁"治疗。入院前1天出现右足皮肤颜色发黑，逐渐加重，范围进行性扩大，右足肿胀。生后不久开奶50ml，腹部膨胀明显，予禁食，孕期胎儿超声示左肾增大。患儿病情进行加重，为求进一步诊治收入我院。

个人史：生后1分钟Apgar评分4分，立即予清理气道、复苏囊加压吸氧、胸外按压等抢救；因"胎儿宫内窘迫"于孕39周行剖宫产；血性羊水伴污染，羊水量正常；出生体重2.36kg；母孕期正常，G₂P₂，单胎妊娠，无胎膜早破，脐带正常，外观无畸形，胎便排出正常，尿量少，黄疸史不详，未接种疫苗。

家族史：无特殊。

体格检查：T 36.9℃，P 130次/分，R 60次/分，T 2.21kg，BP 69/41mmHg，营养差，反应差，呼吸急促，肤色稍黄染。前囟平坦，口唇发绀，颈软，双肺呼吸音粗，未闻及干、湿啰音。心音有力，心律齐，心前区闻及2/6级收缩期吹风样杂音。腹部膨隆明显，腹壁无红肿，肝右肋下1cm，质软，边锐，脾脏未触及，肠鸣音弱，1～2次/分。肌力正常，肌张力减弱。右下肢右足达踝关节以上水平皮肤呈深黑色，右足肿胀明显，足背动脉初诊不清，趾端凉。拥抱反射不完全，握持反射正常，觅食反射减弱。入院前检查：血常规：WBC 24.57×10⁹/L，PLT 73×10⁹/L，Hb 164g/L，CRP正常；右下肢彩超：右下肢动脉、深静脉未见明显异常；肾脏超声：左肾结构模糊、实质回声不均匀，左肾实质内血流信号不明显。

【分析】　本例患者系足月小样低体重儿，临床表现具有下述特点：①因"胎儿宫内窘迫"行剖宫术，生后有窒息抢救病史，血性羊水伴污染。②右足皮肤颜色发黑，逐渐加重，范围进行性扩大，入院时病变已蔓延至踝关节以上水平，右足明显肿胀，足背动脉初诊不清，趾端凉。③营养差，反应差，呼吸急促，腹部膨隆明显，肠鸣音弱，1～2次/分。④血小板轻度减少，肾脏超声提示左肾实质内血流信号不明显。

初步诊断：①右下肢病变原因待查。②新生儿败血症。③新生儿肺炎。④足月小样低体重儿。⑤新生儿血小板减少症。⑥新生儿窒息。⑦左肾发育不良性质待查。⑧新生儿坏死样小肠结肠炎。患儿病情危重，有明显败血症、肺部及肠道感染临床表现，存在明确感染。但右下肢病变进展迅速、部分受累皮肤出现水疱及破溃，根据临床特征，诊断为：①感染性疾病因素，如新生儿皮下坏疽、感染相关性DIC等。②新生儿暴发性紫癜。③出血性疾病。立即予广谱的亚胺培南西司他丁钠、万古霉素联合抗感染治疗，给予相应的对症支持治疗，并进行相关针对性检查。

经广谱的抗感染及对症支持治疗1周后，患儿精神反应好转，肠道功能逐渐恢复，吃奶好，呼吸恢复正常，但右下肢出现新发皮肤瘀斑及破溃，而且颈部及上肢局部皮肤亦出现瘀斑。

患儿生后有窒息抢救、血性羊水伴污染史，存在明显肺炎、新生儿坏死性小肠结肠炎的临床表现及影像学证据，进行性加重的右下肢病变原因不明。首先考虑可能存在感染性疾病。患儿起病急、进行性加重的右下肢病变符合新生皮下坏疽表现，严重感染病史合并凝血功能障碍符合感染相关性DIC表现。但血培养及皮肤破溃分泌物培养均阴性，CRP、PCT正常，且患儿经广谱的抗感染以后，感染症状控制良好的情况下仍不断有新发病变出现，因此，感染性因素不能解释其所有病情及临床表现。

患儿右下肢瘀斑是否为出血性疾病所致？出血性疾病与血管因素、血小板因素及凝血系统相关，为了鉴别这三种可能因素，动态检测血常规，完善肝功能、凝血酶活性检测及血栓弹力图检查。本患儿未发现明确相关家族史，无明显药物性、过敏性及机械性等血管损伤因素，不支持血管因素相关出血性疾病。血栓弹力图提示血小板功能正常，动态检测血常规示血小板数量恢复正常，可排除血小板相关性因素。患儿存在凝血功能障碍，但肝功正常，血栓弹力图提示凝血因子活性正常，进一步检测凝血酶活性亦正常，故可以排除凝血因子相关出血性疾病。

患儿右下肢皮肤呈深黑色，局部皮肤出现水疱、破溃，且伴明显肿胀，我们把注意力转移到新生儿暴发性紫癜，该病特征为弥散性血管内凝血和出血性皮肤坏死，短期迅速出现瘀斑、水疱、大疱，受累肢体疼痛肿胀。本患儿无应用华法林病史，抗感染治疗评估疗效、炎性指标及病原学检查均不支持感染后继发疾病；血尿筛结果不支持遗传代谢疾病；血栓弹力图结果不支持凝血因子、纤维蛋白异常；肝肾功能、心脏检查、血糖等检查亦不支持相关继发疾病。肾脏彩超提示左肾血流灌注差，MR提示不能排除肾脏梗死及发育异常，但未能发现明显的血栓证据，诊断该病证据不足，需要进一步完善检查明确诊断。

患儿右下肢病变进行性加重，诊断仍不明确，紧急组织多学科会诊。其中，血液肿瘤科会诊意见：患儿存在凝血功能异常，予新鲜血浆支持及肝素抗凝，进一步完善易栓四项及影像学检查寻找血栓证据，行凝血相关基因检测寻找病因，动态监测凝血功能，加强抗感染治疗。汇总各科会诊意见后，继续抗感染及支持治疗，并完善相关检查。血管超声和超声心动图是确诊血栓事件最常用的检查，但其敏感性和特异性均较低；血管造影是公认的诊断血栓事件的金标准，但该项检查系有创检查。结合患儿年龄及病情认为患儿不适宜该项检查，目前高分辨CTA及三维重建可以达到检查目的。

【入院后情况】 入院后完善检查。生化：GPT 62U/L，GOT 60U/L，TBil 319μmol/L，IBil 304μmol/L，CK-MB 108U/L，LDH 1808U/L，K 2.5mmol/L，余肾功能、电解质未见异常。血栓弹力图：纤维蛋白原、血小板功能大致正常，凝血因子活性正常，纤溶正常。血凝五项：PT 16.3s，APTT 67.5s，TT 24.3s，Fib 0.87g/L，D-二聚体25.4mg/L。凝血酶活性正常。血培养及皮肤破溃分泌物培养均阴性。动态检测血常规示血小板逐渐升至正常。TORCH均阴性；乙肝、梅毒、丙肝、HIV均阴性。CRP、PCT均正常。细胞形态：红细胞大小不等，嗜多色红细胞可见，部分粒细胞颗粒粗大，血小板少见。血尿筛结果未见异常。腹部彩超：①提示新生儿坏死性小肠结肠炎。②腹水。③阑尾积液。肾脏彩超：①左肾形态饱满，回声增强，肾内结构紊乱，血流灌注差。②右肾集合系统分离。胸片：新生儿肺炎。心脏彩超：卵圆孔未闭。腹部立位片：肠郁张X线表现，部分肠间隙略增厚。右下肢及肾脏MR：右下肢及右足皮下软组织广泛增厚，内见条片状稍短T_1长T_2信号，压脂序列呈较高信号，考虑炎性病变；右下肢骨质未见异常；右肾体积增大，形态欠规则，肾内结构较紊乱，肾实质内见片状及条片状短T_1长T_2信号，压脂及DW1均呈高信号。行右下肢CTA＋三维重建：右足肿胀，脂肪组织间隙似欠清晰；双侧股骨、胫骨骨质结构完整，未见异常密度；右侧胫前、后动脉远端显影欠清晰，对比剂充盈欠佳，右侧股动脉、腘动脉、足背动脉显示可（图38-1）。易栓四项：蛋白C 0.8%，进一步检测患儿父母易栓四项，父亲蛋白C 64.7%，母亲蛋白C 48.7%。血液系统遗传病基因测序：*PROC*复合杂合突变，Exon4 c.262G＞T，Intron5 c.400＋5G＞A；患儿父亲*PROC*杂合突变，Exon4 c.262G＞T；患儿母亲*PROC*杂合突变，Intron5 c.400＋5G＞A，基因测序结果见图38-2、图38-3。

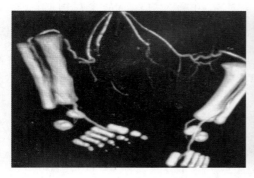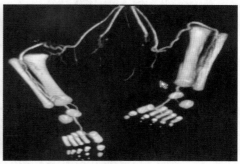

图38-1　右下肢CTA＋三维重建

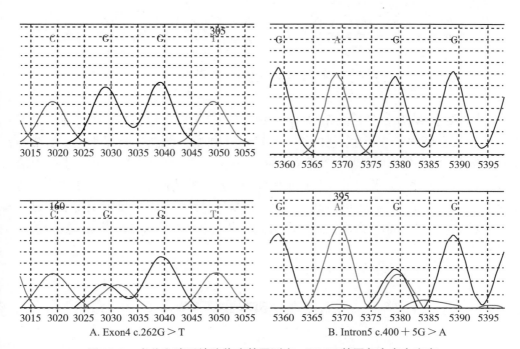

A. Exon4 c.262G＞T　　　　B. Intron5 c.400＋5G＞A

图38-2　患儿血液系统遗传病基因测序：*PROC*基因复合杂合突变

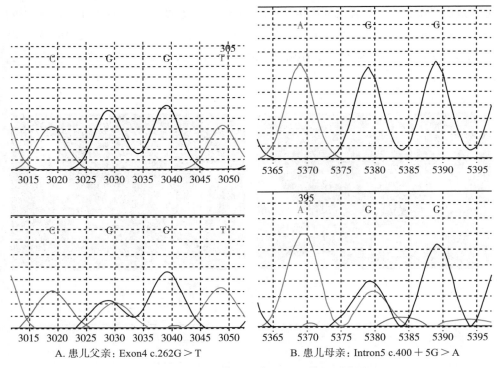

A. 患儿父亲: Exon4 c.262G＞T
B. 患儿母亲: Intron5 c.400＋5G＞A

图38-3　患儿父亲、母亲 *PROC* 基因测序图

【小结】 综合各项检查结果，该患儿诊断：①先天性蛋白C缺乏症。②新生儿暴发性紫癜。③新生儿败血症。④新生儿肺炎。⑤新生儿坏死样小肠结肠炎。⑥足月小样低体重儿。⑦新生儿窒息。给予输注新鲜血浆，低分子肝素钠皮下注射，抗感染及相应的皮肤护理治疗后，动态检测血凝五项，凝血功能逐渐恢复，皮肤病变好转，感染控制，出院。出院后继续予低分子肝素钠皮下注射治疗，但出院后不久患儿再次发生凝血功能障碍、全身广泛出血，当地医院抢救无效死亡。

讨　论

　　患儿系足月小样低体重儿，生后有窒息史，综合临床症状及入院后辅助检查结果，诊断新生儿败血症、新生儿肺炎、新生儿坏死样小肠结肠炎明确。患儿进行性加重的右下肢病变病初诊断困难，APTT延长，D-二聚体升高，进一步的易栓症四项筛查提示蛋白C明显减低，符合蛋白C缺乏症表现，*PROC*基因检测到复合杂合突变，诊断先天性蛋白C缺乏症导致的新生儿暴发性紫癜明确。新生儿暴发性紫癜是一种发生于新生儿期的真皮层微血栓，表现为皮肤的急性弥散性血管内凝血和出血性坏死，短期迅速出现的瘀斑、水疱、大疱，受累肢体的疼痛，该病十分罕见，致死率高，该病的早期识别及处理非常关键。1962年该病被首次报道，1983年被提出可能与蛋白C缺乏有关，应用蛋白C浓缩剂可成功救治蛋白C缺乏患儿；1990年有人第1次报道该病与蛋白S缺乏有关。新生儿暴发性紫癜根据其发病机制可分为先天性和获得性，获得性新生儿暴发性紫癜相对多见，最常见于严重感染引起消耗性凝血障碍，导致蛋白C和/或蛋白S缺乏。而先天性新生儿暴发性紫癜通常由蛋白C或蛋白S基因纯合或复合杂合突变引起。

蛋白C是一种维生素K依赖性的血栓调节蛋白，经肝脏合成，本身没有活性，在凝血酶作用下活化之后与血管内皮细胞表面受体结合，活化的蛋白C通过限制性蛋白酶酶解FVa和FⅧa，从而下调凝血酶，蛋白S可以增强蛋白C的活性。

先天性蛋白C缺乏症是一种遗传性易栓症，发病率约为1/1.6万，其致病基因为*PROC*基因，位于2号染色体长臂，根据基因型分杂合型和纯合型，大多数患者为杂合型，其蛋白C活性与正常人相近或略低，无明显临床症状，多在成年后发病，临床表现为深静脉血栓形成；极少数为纯合型或更加少见的复合杂合型基因突变，蛋白C严重缺乏，常表现为新生儿期起病的暴发性紫癜，多在生后2～12小时发病，皮肤病初为暗红色，之后变为紫黑色合并硬肿。最初发病多见于静脉穿刺点等外伤部位，以四肢远端为多见，最终可导致受累肢体因发生坏疽而截肢。

目前先天性蛋白C缺乏症所致的新生儿暴发性紫癜尚无有效根治手段，致死率及致残率高，最严重的并发症主要为眼底出血及颅内出血。急性期只能给予替代支持治疗，输注新鲜冰冻血浆或输注蛋白C浓缩物。病情稳定后的维持治疗，可选用长期使用华法林、低分子肝素等。国外统计报道，分析82例纯合突变所致蛋白C缺乏症，其中的53例有新生儿暴发性紫癜、致盲16例，颅内出血8例，该病的早期诊断及治疗尤为关键，需要密切评估凝血功能，及时采取有效的治疗措施。

专家点评

新生儿暴发性紫癜是一种危及患儿生命的血液系统疾病，主要表现为迅速进展的皮肤瘀斑、水疱及坏死，伴受累肢体肿胀，其病理生理学表现微血栓形成及弥漫性血管内出血，该病发病率低，致死率极高，缺乏统一的诊疗常规，病初诊断困难，往往因治疗延迟而丧失最佳治疗时机。为保证快速正确的诊断病情，予以及时有效的治疗，作为一种少见的易栓症，该病可以从易栓症的角度了解及规范诊疗思路。

明确易栓症是指存在抗凝蛋白、凝血因子、纤溶蛋白等遗传性或获得性缺陷，或者存在获得性危险因素而具有高血栓栓塞倾向。

明确儿童易栓症的危险因素包括宿主因素（遗传性血栓倾向）、疾病因素（肿瘤、严重感染、肾病综合征、糖尿病、先天性心脏病）、治疗因素（如肾上腺皮质激素、某些抗肿瘤药物、粒细胞集落刺激因子等）、中心静脉导管的使用（如新生儿，肿瘤需行化疗的患儿）。上述疾病、治疗及静脉导管因素经完善检查可以很快明确，若未能找到病因，就需要针对宿主因素，做进一步分析。

若排除获得性因素，应继续完善检查寻找先天性因素以明确诊断。遗传性易栓症包括以下5个方面的原因：①抗凝蛋白缺陷（抗凝血酶缺陷症、蛋白C缺陷症、蛋白S缺陷症等）。②凝血因子缺陷（活化蛋白C抵抗症、凝血酶原G20210A突变、异常纤维蛋白原血症等）。③纤溶蛋白缺陷（异常纤溶酶原血症、组织型纤溶酶原、激活物缺陷症、纤溶酶原活化抑制物-1增多等）。④代谢缺陷（高同型半胱氨酸血症）。⑤凝血因子水平升高（因子Ⅷ、Ⅸ或Ⅺ活性水平升高等）。

疾病治疗：参照临床及实验室检查结果，纤维蛋白原需要维持在1g/L以上。如果是继发于严重感染，建议适当地给予静脉抗菌药物。

严重的蛋白C缺乏易发生颅内血栓和眼部并发症（如玻璃体积血及视网膜脱落），最终导致视力部分或完全丧失，血栓并发症可发生于宫内；大血管的静脉血栓亦可以发生，如肾静脉血栓形成。目前，国内先天性蛋白C缺乏症的诊疗尚未形成统一规范，成功救治的纯合型蛋白C缺乏症患儿屈指可数，对先天性蛋白C缺乏症诊断及治疗需注意以下几个方面。

1. 诊断　新生儿体内蛋白C、S活性显著低于成人，低生理水平联合获得性因素导致明显异常的结果，通常需要反复检测蛋白C、S水平，而且有必要检测患儿父母该蛋白水平。在治疗前留取枸橼酸盐抗凝血标本对疾病的准确诊断非常关键，蛋白的功能活性实验用于初筛，抗凝的干预因素（如抗磷脂抗体、凝血酶抑制剂等）影响抗原的检测。先天性和获得性蛋白C缺乏症在急性血栓形成过程中通常很难鉴别，患儿及其家族成员的基因测序有助于疾病确诊。

2. 治疗　急性期替代治疗，快速输注新鲜冰冻血浆（10～20ml/kg q12h）或病毒灭活的血浆蛋白C浓聚物（首剂100U/kg皮下注射，其后50U/kg q6h），抗凝治疗联合替代治疗同步进行，抗凝药物包括普通肝素［28U/（kg·h）］或低分子肝素（1.0～1.5mg/kg q12h）；维持治疗：单独口服抗凝药物，或是口服华法林联合蛋白C浓缩物（30～50U/kg，1～3天用药1次）。纯合型蛋白C缺乏症患儿替代治疗不易实现时可考虑行肝移植。尽管C浓聚物在美国及欧洲国家已批准应用于先天性蛋白C缺乏症，但是在很多国家仍不能广泛应用。

3．本病有出血及反复暴发性紫癜的特点，需每周检测INR，其目的是便于在家中监控患儿情况，D-二聚体升高或持续上升是暴发性紫癜复发的首要标志，早期识别和治疗可降低发病率及死亡率。

4．如果已经知道家庭成员中携带致病性的基因突变，孕妇具有孕育纯合型缺陷的高风险，产前诊断尤为重要。先天性蛋白C缺乏的中枢神经系统并发症可以发生在妊娠期后3个月，产前诊断为早期干预提供指导，通过及时的分娩及发动替代治疗，可以预防严重蛋白C缺乏的致命性并发症。

无论是获得性还是先天性的新生儿暴发性紫癜，都会危及患儿生命，临床症状的早期识别、快速诊断及精准替代治疗可以降低死亡率，尽最大努力提高对这种稀有疾病的认识及治疗，可以让患儿获得最大效益。

参 考 文 献

［1］出血性疾病治疗应用血液制剂的专家共识［J］. 中国输血杂志，2017，30（7）：661-663.

［2］PRICE VE，LEDINGHAM DL. Diagnosis and management of neonatal purpura fulminans［J］. Semin Fetal Neonatal Med，2011，16（6）：318-322.

［3］中华医学会血液学分会血栓与止血学组. 易栓症诊断中国专家共识［J］. 中华血液学杂志，2012，33（11）：982.

［4］MARLAR RA，NEUMANN A. Neonatal purpura fulminans due to homozygous protein C or protein Sdeficiencies［J］. Semin Thromb Hemost，1990，16（4）：299-309.

［5］GOLDENBERG NA，MANCO-JOHNSON MJ. Protein C defificiency［J］. Haemophilia，2008，14（6）：1214-1221.

［6］胡群. 儿童易栓症［J］. 中国小儿血液与肿瘤杂志，2017，22（2）：111-114.

［7］BAOTHMAN AA，ALSOBHI E，KHAYAT HA，et al. A delayed presentation of homozygous protein C deficiency in a series of children：a report on two molecular defects［J］. Clin Case Rep，2017，5（3）：315-320.

病例39　X连锁淋巴组织增生综合征

案例分析

【入院前情况】　患儿，男，3岁。因"反复发热20余天"于2018年5月17日入院。患儿以弛张高热起病，伴咳嗽，就诊外院，血常规：Hb 106g/L，余项均正常。谷草转氨酶（GOT）149.14U/L，血甘油三酯（TG）2.63mmol/L，Fib 1.91g/L，血清铁蛋白（SF）10 600μg/L；EBV-DNA 1.31×10^6/ml，抗EB病毒IgM 7.78AU/ml。腹部超声：肝脾大，双肺CT：双肺高密度斑片影，给予更昔洛韦0.5mg/（kg·d）10天、甲泼尼龙1mg/（kg·d）5天、丙种球蛋白每次0.5g/kg，咳嗽好转，因体温不降转入我院。既往史、个人史、家族史无特殊。入院查体：T 39℃，精神差，轻度贫血貌。全身无皮疹，颈部可触及直径2cm×2cm大小淋巴结。双肺呼吸音粗，未闻及干、湿啰音。心脏查体未见异常。腹软，肝脏肋下4cm，脾脏肋下2.5cm，质韧，无压痛。

【分析】　男性患儿，病程短，起病急，以高热、肝脾淋巴结肿大、铁蛋白异常升高、EBV-IgM阳性为主，根据上述特征，初步考虑为：①噬血细胞综合征。②EB病毒感染。针对初步诊断，进行了相关检查。

【入院后情况】　①血常规：Hb 98g/L，余项均正常。②TG 3.01mmol/L，Fib 1.25g/L。③骨髓常规检查：骨髓增生明显活跃，未见吞噬细胞。④外周血NK细胞在刺激前后的细胞膜CD107a分子表达之差（△CD107a）为2.43%（正常范围：＞10%）、T细胞在刺激前后的细胞膜CD107a分子表达之比（MFI）为1.8（正常范围：＞2.8），均示NK和CTL细胞脱颗粒功能存在异常；CD3-CD56＋NK细胞占淋巴细胞3.69%（正常范围5%～26%），NK细胞颗粒酶B阳性率70.34%（正常范围：＞78%），NK细胞穿孔素阳性率94.68（正常范围：＞84%）。⑤SF 740.89ng/ml。⑥可溶性CD25（sCD25）2016.28pg/ml（正常范围：410～2623pg/ml）。⑦EBV-CA-IgM 4.76AU/ml。⑧外周血NK细胞和T细胞XIAP表达率与同型对照组之差（△XIAP）分别为58%（正常范围：＞59%）、54%（正常范围：＞61%）。⑨细胞因子：IL-1β 12.3pg/ml（正常范围：1.1 ～ 9.8mg/dl），IL-6 20.6pg/ml（正常范围：1.7 ～ 16.6pg/ml），IL-18 8.2pg/ml（正常范围：2.6 ～ 4.9pg/ml）。⑩家族性噬血细胞综合征相关二代基因测序：患儿*XIAP*基因有一个半合子突变（X染色体编码区第1141号C→T）导致编码的第381位蛋白质R→X，为致病性无义突变（图39-1）；患儿母亲检测到该处的杂合变异，未检测到编码区的碱基异常改变（图39-2）。⑪胸部CT：未见异常；腹部CT：肝脾大。

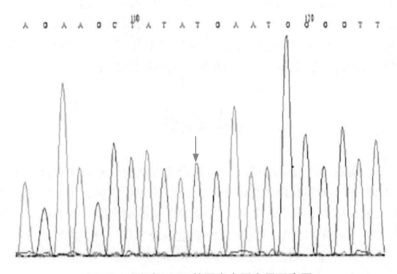

图39-1　患者XIAP基因半合子变异示意图

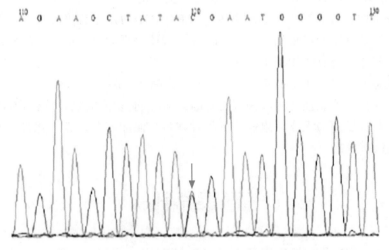

图39-2　患者母亲XIAP杂合变异示意图

【小结】 本例患儿存在 *XIAP*（X-linked inhibitor of apoptosis）基因突变，发热超过5天、脾大、高甘油三酯血症、低纤维蛋白原血症、血清铁蛋白升高，诊断：具有HLH相关基因缺陷的免疫缺陷综合征（X-linked lymphoproliferative syndrome type 2，XLP-2）。治疗经过：按照噬血细胞综合征-2004（HLH-2004）方案给予地塞米松治疗3天后体温降至正常，治疗2周评价疗效，EBV-DNA阴性、TG、Fib正常，脾脏回缩，肝脏无回缩，行B超引导下肝脏穿刺活检病理结果：肝小叶结构尚清，肝细胞重度水肿，汇管区少量炎细胞浸润，未见明确噬红细胞现象，EBER（-）；治疗4周SF降至正常，肝脏回缩至正常出院。治疗8周激素减停。停药4个月后复查NK细胞脱颗粒功能异常，NK细胞颗粒酶B阳性率低，建议进行造血干细胞移植，家属拒绝，定期门诊随访。

讨　　论

近年来，随着诊断技术的提高，HLH因为发病急、死亡率高而越来越受到临床关注。HLH是一种单核巨噬细胞系统反应性增生性疾病，可导致多个组织器官中大量组织细胞增生和浸润。其可分为原发性噬血细胞综合征和继发性噬血细胞综合征两大类，临床判断是原发性噬血细胞综合征还是继发性十分重要。X连锁淋巴组织增生综合征（XLP）是最经典的EB病毒驱动的噬血细胞综合征（EBV-HLH），包括XLP-1和XLP-2，分别对应 *SH2D1A* 及 *XIAP/BIRC4* 两种基因突变。XLP-2常表现为EBV-HLH（76%），伴有以克罗恩病为主的炎症性肠病（26%）、低丙种球蛋白血症（33%）等合并症。XLP-2中HLH严重程度较XLP-1低，极少合并神经系统症状及淋巴瘤。一些XLP-2患者还表现为自身免疫性疾病，如葡萄膜炎、关节炎、结节性红斑和肾炎等。

本例患儿病初合并EB病毒感染，表现为高热、脾大、贫血、低纤维蛋白原血症、高甘油三酯血症、血清铁蛋白升高，NK细胞功能缺陷，符合EBV-HLH表现。患儿此次发病尚无克罗恩病、低丙种球蛋白血症等合并症，需警惕再次复发合并上述疾病可能。

专家点评

XLP-2又称X凋亡抑制因子（XIAP）缺陷症，由 *XIAP/BIRC4* 基因突变引起的一种罕见的X连锁原发性免疫缺陷，多为EB病毒感染诱发。该突变由Rigaud等在2006年首次发现，通常男性发病，且在男性患者中发生率为（1～2）/百万。*XIAP/BIRC4*基因位于Xq25，与*SH2D1A*基因相邻，包含6个外显子，编码表达XIAP蛋白质。到目前为止，在XIAP患者中已经发现超过70种包括插入、缺失等造成的无义或错义基因突变，这些突变沿外显子分布，导致蛋白质表达的部分或完全丧失。本例患儿*XIAP*基因有1个半合子突变：c.1141C＞T（编码区第1141号核苷酸由胞嘧啶变异为胸腺嘧啶），导致氨基酸改变p.R381X（无义突变），且母亲存在该位点的杂合突变，符合XLP-2的遗传特点。已有文献报道，该突变可引起XIAP UBA结构域改变，使肽链合成过早终止，蛋白表达丧失。患儿NK细胞和T细胞XIAP蛋白表达降低，为*XIAP*基因缺陷引起的功能性蛋白表达降低。

1. XIAP蛋白质是一种相对分子质量为56-KDa的凋亡抑制分子（IAPs），在正常个体中，XIAP通常参与抑制细胞凋亡，而不是抑制炎症反应，淋巴细胞、自然杀伤细胞等均可见XIAP表达。XIAP一方面通过抑制活化T细胞中的半胱天冬酶，减少T细胞凋亡，特别是可以杀死病毒感染细胞的特异性CD8＋T细胞；另一方面，XIAP参与针对细菌和真菌感染的模式识别受体（NOD1/2和Dectin-1）的免疫调节，引起急性炎症反应来清除感染性病原体。XIAP缺乏致体内先天免疫缺陷，且EB病毒感染加重患者的免疫失衡，导致调节T细胞异常活化，使患者体内淋巴细胞过度活化。

2. 基因测序是确诊XLP-2的金标准。蛋白印迹法或流式细胞术可用于检测XIAP蛋白表达。前者是从T淋母或单核细胞中对裂解物进行准确评估，后者则对一些突变的蛋白表达不敏感。NK细胞的活性检测是目前可用于临床诊断的常用功能免疫学参数，不同于XLP-1患者中NK细胞活性降低，XLP-2患者NK细胞的活性是正常的。然而NK细胞活性测定有几个限制。首先，很多HLH患者循环中NK细胞数量普遍降低，因此NK细胞毒性的降低反映的是这些细胞数量降低而不是功能受损；其次，该试验对原发性HLH和继发性HLH尚无区分，所以对先天性HLH的鉴别诊断没有帮助。不同于已报道的XLP-2患者，该患者NK细胞的数量及活性降低，于疾病转归后复查无改善，与XLP-1表型相似。这种相似性提高了SAP和XIAP蛋白之间功能表达的分子联系；或两者分别涉及不同的独立通路损伤，但均在EBV感染的控制中发挥作用，导致共同的表型。

3. XLP-2的治疗分为两个方面，一方面是诱导缓解以控制炎症反应进展，另一方面是病因治疗纠正免疫缺陷以防止复发。目前广泛应用的诱导治疗方案为HLH-2004，造血干细胞移植（HSCT）是XLP-2唯一治愈性治疗方法。本例患者存在EB病毒感染的临床及免疫学表现，单纯糖皮质激素治疗敏感。有文献已报道1例*XIAP*基因突变者单用激素治疗疗效良好，考虑EB病毒感染为此类XLP-2的诱发因素，且对激素的迅速反应有助于评估病情及指导治疗。患儿已证实为遗传性疾病患者，符合HSCT指征，家属拒绝行HSCT。患儿现随访时间内病情尚稳定，多次复查EBV-DNA阴性，需继续动态监测。

综上所述，X连锁淋巴组织增生综合征-2型（XLP-2）即XIAP缺乏症，是一种罕见的X连锁原发性免疫缺陷，主要表现为EB病毒驱动的噬血细胞综合征，以发热、脾肿大多见，NK细胞活性多正常。因病情发展迅速，若不及时诊治，预后较差。使用合理的针对性实验室检查和基因检测有助于进一步明确XLP-2的临床和免疫表型。只有这样，才能不断探索基因型－表型相关性并指导差异性治疗方案的实施。

参 考 文 献

［1］噬血细胞综合征中国专家联盟，中华医学会儿科学分会血液学组. 噬血细胞综合征诊治中国专家共识［J］. 中华医学杂志，2018（2）：91-95.

［2］HENTER J. HLH-2004：diagnostic and therapeutic guidelines for hemophagocytic lymphohistiocytosis［J］. Pediatric Blood Cancer，2007，48.

［3］SCHMID J P，CANIONI D，MOSHOUS D，et al. Clinical similarities anddifferences of patients with X-linked lymphoproliferative syndrometype 1（XLP-1/SAP deficiency）versustype 2（XLP-2/XIAP deficiency）［J］. Blood，2011，117（5）：1522-1529.

［4］LATOUR S，AGUILAR C. XIAP deficiency syndrome in humans［J］. Seminars in Cell &Devel Opmental Biology，2015，39：115-123.

［5］KIM HJ，KO YH，KIM JE，et al. Epstein-Barr Virus-Associated Lymphoproliferative Disorders：Review and Update on 2016 WHO Classification［J］. Pathol Transl Med，2017，51（4）.

病例40　伴严重感染的肝炎后极重型再生障碍性贫血合并噬血细胞综合征

案例分析

【入院前情况】　患儿，女，7岁，维吾尔族。2019年3月6日主因"肝功能异常4月余，发现三系异常3天"入院。患儿于4月前"发现全身皮肤黏膜黄染，尿黄10天"就诊于当地传染病专科医院，入院后完善相关检查，腹部CT检查未见明显异常，初步诊断"胆汁淤积性肝损害？自身免疫性肝炎？感染性肝损害？"，保肝、利胆及对症等治疗，周身皮肤黏膜黄染症状明显好转出院。3天前患儿无明显诱因出现发热，体温最高为39.1℃，无畏寒、寒战。再次就诊于当地医院，完善血常规：WBC $0.52×10^9$/L，Hb 85g/L，PLT $2×10^9$/L。GPT 1181.5U/L，未给予特殊治疗，转至我院，以"肝功能异常，白血病？"收住院。既往史、个人史及家族史无特殊记载。入院查体：皮肤黏膜苍白，双下肢可见散在针尖样出血点及淤斑，颈部可触及多个肿大的淋巴结，大小约1.5cm×0.5cm，咽部无充血，双肺呼吸音清，未闻及干、湿啰音，腹部平软，右侧腹部有压痛，无反跳痛，未触及腹部包块，肝脏、脾脏肋下未触及。

【分析】　本例患儿为7岁女孩，病程迁延，以肝功能异常为早期起病特点，肝炎后4个月有外周血三系减低，查体：贫血貌，局部淋巴结肿大，胸骨压痛（-），肝脾不大，结合患儿外院的相关辅助检查结果，考虑为"肝炎后再生障碍性贫血"可能性大。

【入院后情况】　2019年3月6日入院后检查结果，血常规：WBC $0.45×10^9$/L；NEUT $0.05×10^9$/L，Hb 80g/L，PLT $61×10^9$/L；生化指标：门冬氨酸氨基转移酶744.5U/L，GPT 1145.25U/L，LDH 496U/L，胆汁酸4.6μmol/L；红细胞沉降率38.00mm/h；凝血功能、抗肝炎抗体谱9项未见异常，EBV、CMV、甲肝、乙肝、丙肝相关病毒检测均为阴性。促红细胞生成素203.34mIU/ml；维生素B$_{12}$386.34pmol/L；叶酸5.06nmol/L；铁蛋白＞2000ng/ml。骨髓细胞形态学：①骨

髓增生减低，红系占10%，粒系占6%，淋巴细胞比值相对增高，巨核细胞少见，NAP积分增高。②偶见噬血细胞。骨髓活检病理报告：骨髓增生极度低下，只见极少许造血细胞散在分布，巨核细胞少见，间质网状纤维未见明显增生。血液肿瘤流式检测分析报告：淋巴细胞约占有核细胞的67%，比例明显增高，其中CD3＋、CD8＋，T淋巴细胞约占淋巴细胞的71%，同时表达HLA-DR、CD2、CD5、CD7、D38，原始细胞约占有核细胞的0.1%，髓系细胞约占有核细胞的26.9%，未见明显发育异常细胞。白血病相关融合基因：均阴性。

患儿骨髓细胞形态学可见噬血细胞，且实验室检查提示铁蛋白明显增高，LDH增高。患儿噬血细胞综合征不能除外，复查噬血细胞综合征相关基因突变：*PRF1*、*UNC13D*、*SH2D1A*、*STX11*、*XIAP*、*Rab27a*、*AP3B1*、*LYST*、*ITK*等均阴性，可溶性CD25检测：4238U/L（↑），NK细胞活性检测：2.15%（↓）。

结合以上所有的辅助检查结果，诊断为"肝炎后极重度再生障碍性贫血；噬血细胞综合征"。诊断依据：VSAA：①全血细胞减少，淋巴细胞比例增高。②骨髓穿刺活检提示全切片骨髓增生减低，造血细胞减少，非造血成分增加，无异常细胞。③骨髓穿刺结果：骨髓增生减低，粒系及红系均明显降低。④4个月前有肝炎病史。HLH：①发热：体温＞38.5℃，发热时间持续超过7天。②血细胞减少：Hb＜90g/L，PLT＜100×10⁹/L，NEUT＜1.0×10⁹/L。③在骨髓穿刺结果中见到噬血细胞。④血清铁蛋白＞500μg/L。⑤NK细胞活性降低。⑥SIL-2R升高。

入院后（3月15日）明确诊断为再生障碍性贫血（重型）、噬血细胞综合征，给予环孢素50mg q12h＋双氢睾酮40mg qd，拒绝抗胸腺细胞球蛋白（ATG）治疗。1周后血常规稳定，且体温控制后出院继续口服上述药物治疗。出院后3天（3月24日）因咳嗽、血细胞指标减少再次入院，入院后4天，患儿左手背出现白色米粒大小的疱疹，随后疱疹逐渐发黑，面积进行性增大。因严重粒细胞缺乏，"药物外渗"不能除外，调整抗生素为"亚胺培南＋利奈唑胺"，完善血培养及局部穿刺液培养，明确病原微生物。莫匹罗星软膏、多黏菌素B软膏、重组人表皮生长因子、呋喃西林软膏等药物外用。患儿手背部感染灶进行性增大，如图40-1。血培养及穿刺液细菌真菌培养：均为阴性。左手背坏死区域面积进行性扩大。4月6日患儿左手肿胀明显，左手张力较高，且目前坏死面积相对固定，需紧急行"坏死组织清创术"，减轻张力，避免压迫血管及神经。经骨科会诊给予手术创面持续负压封闭引流术（vacuum sealing drainage，VSD），如图40-2。

术后2日（4月8日）患儿持续高热，调整抗生素为"美罗培南＋万古霉素＋米卡芬净"。因术后患儿左手术区边缘皮肤坏死面积仍在扩大，经多学科（皮肤

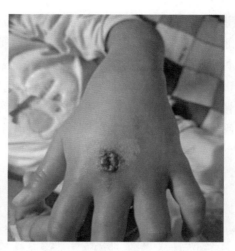

图40-1　患儿手部照片（3月30日）

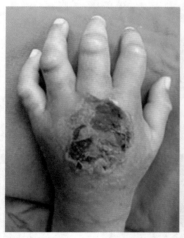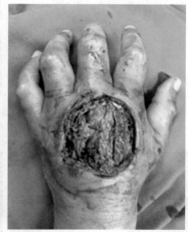

图40-2　清创手术前后患儿手部情况（4月6日）

科、烧伤科、小儿骨科、感染科等）会诊讨论，考虑为"左手坏疽"，4月11日，抗生素调整为"青霉素钠＋美罗培南＋米卡芬净"等抗感染。调整治疗方案后，患儿体温未见明显改善，再次病原学检测血培养结果（4月12日）：少根根霉菌复合群，手背部术后软组织病理回报（4月13日）：纤维结缔组织胶原变，纤维素性坏死伴脂肪坏死，伴炎性细胞浸润，可见真菌菌丝。结合病理提示患儿合并有真菌感染，予更换为"伏立康唑注射液"，家长因经济原因拒绝。4月15日，再次行"坏死组织清创术＋更换VSD"，因术中观察感染已经累积患儿全手背部及

第二指关节处，深度可达患手的手掌面，手部感染的受累面积大，此次清创术已经清除了患儿左手背部掌骨及掌骨中间的所有组织（包括肌肉、血管及神经等），如图40-3所示。患儿面临患肢截肢的风险。因患儿反复发热，抗感染治疗效果差，再次复查肺部CT，可见真菌球（4月17日），如图40-4所示。4月18日，补充诊断为"侵袭性真菌病"，同家属再次协商后同意更改抗真菌药物，遂将米卡芬净更换为"伏立康唑注射液"。使用伏立康唑抗真菌治疗后患儿体温变化及中

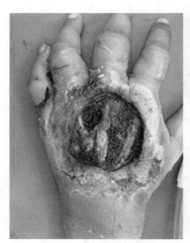 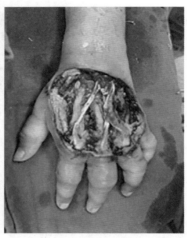

图40-3　患儿左手手术前后情况（4月15日）

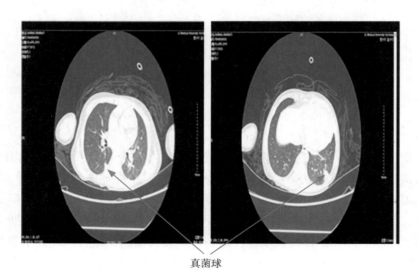

真菌球

图40-4　患儿肺部CT（4月17日）

性粒细胞变化情况如图40-5及图40-6。更换伏立康唑两日后患儿体温基本降至正常，无持续高热，且中性粒细胞逐渐有增多趋势。4月25日再次行"坏死组织清创术＋更换VSD"。术后次日患儿再次出现高热，4月26日给予更换抗感染治疗方案"万古霉素＋哌拉西林他唑巴坦＋伏立康唑"，调整治疗方案2天后，体温再次恢复正常，体温变化如图40-7。

5月2日第三次更换VSD，术中可见患儿术区有大量新生肉芽组织，未见坏死组织，局部病原菌监测，术区喷洒伏立康唑注射液，以及术区冲洗液培养：耐甲氧西林凝固酶阴性葡萄球菌，全身及局部用药同时进行，感染得以控制。图40-8为5月2日术中照片，图40-9为5月2日术中冲洗液培养报告。

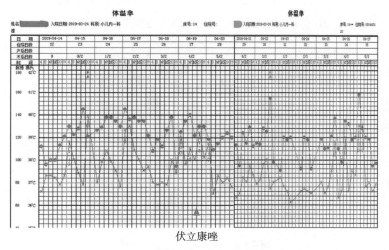

图40-5 伏立康唑使用前后患儿体温波动趋势

注：蓝色为体温线，红色为脉搏。

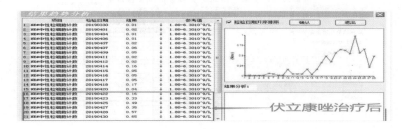

图40-6 伏立康唑使用前后患儿中性粒细胞的变化趋势

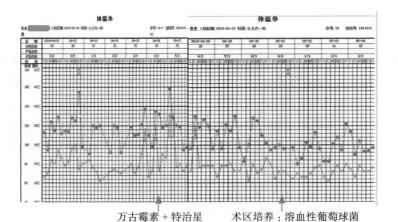

万古霉素＋特治星　　　术区培养：溶血性葡萄球菌

图40-7　调整抗生素前后体温变化情况（4月26日）

注：蓝色为体温线，红色为脉搏。

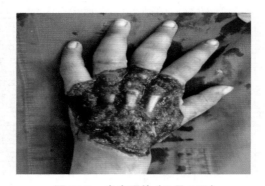

图40-8　术中照片（5月2日）

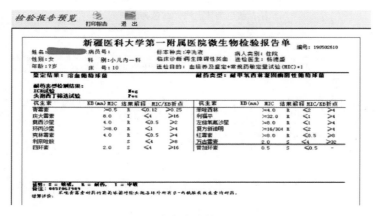

图40-9　术中冲洗液培养结果（5月2日）

【小结】　此后患儿体温基本正常，未再次出现反复，抗感染方面继续给予"万古霉素＋伏立康唑"。5月15日再次行VSD更换、5月28日行"皮瓣植皮术"，术后给予患儿输血及对原发病治疗，该患儿左手部皮瓣存活，并成功保住患儿的患肢，控制了感染（图40-10）。

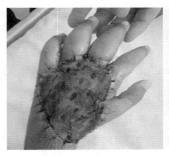
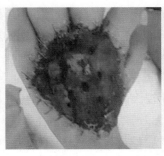
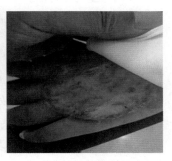

植皮术后1周　　　　　　　　植皮术后2周　　　　　　　　植皮术后4周

图40-10　患儿左手植皮术后照片

讨　论

结合病史及实验室检查，患儿原发病为肝炎相关再生障碍性贫血（hepatitis associated aplastic anemia，HAAA），为获得性再生障碍性贫血（aplastic anemia，AA）的特殊类型之一，简称肝炎相关性再障，其外周全血细胞减少、骨髓造血衰竭常在急性黄疸型肝炎之后数月内突然发生，高发人群为青少年男性。骨髓造血衰竭（bone marrow failure，BMF）通常是迅速、严重的，如果治疗不及时可致命。绝大多数HAAA患儿血清学检测肝炎病毒或其他非肝炎病毒均为阴性，因此引起该病的确切病原体至今不清楚。AA依据ANC又分为非重型再障（non-severe aplastic anemia，NSAA）、SAA和极重型再障（very severe aplastic anemia，VSAA）。HAAA多数为SAA及VSAA，比例达86%以上，BMF较AA更严重，早期感染率、病死率高，故一经确诊，积极控制感染后，应尽快进行移植治疗。

该患儿因家庭经济状况导致患儿初始治疗被延误，随后出现皮肤软组织的重症感染，甚至有截肢风险，在患儿皮肤软组织感染的相关病原学检查中，结合患儿感染破坏性大、抗生素治疗无效，符合"真菌感染"的临床表现，而"侵袭性真菌病"为血液病患儿较为常见且为致死性感染之一。治疗之初，临床疑诊到血培养及术后病理结果，均提示手部皮肤软组织感染为真菌感染所致，而儿童血液病患者中侵袭性真菌病的诊断及抗真菌药物选择仍为难点与重点。

侵袭性真菌病（invasive fungal disease，IFD）是一种好发于免疫功能低下人群的机会性感染，伴随着较高的病死率。在血液系统疾病或造血干细胞移植人群中尤为常见。儿童血液系统疾病及恶性肿瘤患者IFD的主要病原体以念珠菌和曲霉菌最为常见，隐球菌、肺孢子菌次之。针对血液患者念珠菌感染，建议多选择棘白菌素类或两性霉素B，而对于曲霉菌感染，建议选择口服或静脉伏立康唑继续抗真菌治疗。

该患儿从血培养少根根霉菌，到病理镜检可见真菌菌丝及肺部CT真菌球，临床判断为霉菌感染可能性较大。事实证明在该患儿经济条件不允许的情况下，"棘白菌素类"抗真菌药物无效，在后续调整治疗后，该患儿体温得到控制，且其血常规中性粒细胞呈增多趋势，提示伏立康唑对于该患儿病原菌的治疗有效。筋膜下的软组织感染常因感染同时局部张力问题加重组织坏死，外科团队的及时加入、切开、减张、清创、获取病原学证据，为该患儿的成功治疗提供了强有力的保障，最终获得组织修复，免除截肢的不幸。该患儿病情控制并取得一个相对较理想的结局证明：在血液病儿童重症感染当中，血液科医生应具有慧眼识"菌"，全身用药与局部用药结合、监测病原菌变化、及时调整治疗方案、多学科协作，对缩短病程，提高治疗成功率极为重要。

专家点评

再生障碍性贫血是一组以骨髓有核细胞增生减低和外周全血细胞减少为特征的骨髓造血衰竭性疾病，分为先天性和获得性两大类。其诊断应排除引起全血细胞减少的其他疾病后方可诊断。

综合该患儿所有临床资料，考虑该患儿为肝炎相关再生障碍性贫血，通常以急性肝炎首发，黄疸，转氨酶明显升高，1～2个月后随肝炎好转逐渐恢复，继而出现进行性血细胞减少、骨髓造血功能衰竭，且多进展为重型或极重型再障。临床表现和一般再障相似，但病情严重，发展迅速。病程中常有黄疸、肝功能损伤。严重感染和大量出血是致死性并发症，发病与肝炎轻重、肝炎变化无关。

该患儿在治疗之初出现的不能用"骨髓造血功能衰竭"解释的噬血现象，最后结合患儿相关辅助检查结果，考虑为患儿不明原因的肝损害导致淋巴细胞活化，从而出现继发性噬血细胞综合征。

噬血细胞综合征又称噬血细胞性淋巴组织细胞增生症（HLH），是一种免疫介导的危及生命的疾病。HLH可以影响各个年龄人群，不仅发生在先天性遗传易感性免疫缺陷患者，也在越来越多的自身免疫性疾病、持续性感染、恶性肿瘤或免疫抑制的患者中发现，因此涉及多学科交叉。噬血细胞综合征是一类由原发或继发性免疫异常导致的过度炎症反应综合征。这种免疫调节异常主要由淋巴细胞、单核细胞和巨噬细胞系统异常激活、增殖，分泌大量炎性细胞因子而引起的一系列炎症反应。临床以持续发热、肝脾肿大、全血细胞减少以及骨髓、肝、脾、淋巴结组织发现噬血现象为主要特征。HLH由于触发因素不同，被分为"原发性"和"继发性"两大类。

1. 原发性HLH　一种常染色体或性染色体隐性遗传病。目前已知的明确与HLH相关的基因有12种，根据缺陷基因的特点将原发性HLH分为家族性HLH（FHL）、免疫缺陷综合征相关HLH和EB病毒（EBV）驱动HLH。①FHL：共有5个亚型，包括FHL-1、FHL-2、FHL-3、FHL-4和FHL-5。FHL-1相关的缺陷基因及编码蛋白至今仍未被确定，而FHL-2至FHL-5则分别对应了 *PRFI*、*Uncl3D*、*STX11* 及 *STXBP2* 基因及其相关编码的蛋白。②免疫缺陷综合征相关HLH：主要包括格里塞利综合征2（Griscelli syndrome-2，GS-2）、CHS-1和HPS-Ⅱ，缺陷的基因分别为 *RAB27A*、*CHSl/LYST* 和 *AP381*。③EBV驱动HLH：X连锁淋巴组织增生综合征（XLP），包括XLP-1和XLP-2（XIAP），是最经典的EBV驱动HLH，分别对应 *SH2D1A* 及 *BIRC4* 两种基因突变。其他EBV驱动HLH还包括IL-2诱导的T细胞激酶缺乏（IL-2-inducible T-cell kinase deficiency，ITK）、CD27缺乏以及镁离子转运基因（magnesium transporter gene，MAGTl）的突变。

2. 继发性HLH　与各种潜在疾病有关，是由感染、肿瘤、风湿性疾病等多种病因启动免疫系统的活化机制所引起的一种反应性疾病，通常无家族病史或已知的遗传基因缺陷。对于未检测出目前已知的致病基因，但原发病因不明的患者仍归类于继发性HLH。①感染相关HLH：是继发性HLH最常见的形式，包括病毒、细菌、真菌以及原虫感染等，可以表现为感染触发和/或宿主免疫损害时的机会致病。无论是健康人群还是免疫抑制患者的再激活，病毒感染是最常见的诱因。疱疹病毒，尤其是EBV感染是最主要的诱因。②恶性肿瘤相关HLH：恶性肿瘤患者容易罹患HLH，主要是血液系统肿瘤，可见于淋巴瘤、急性白血病、多发性骨髓瘤、骨髓增生异常综合征等。HLH也在少数实体肿瘤患者中发生，包括胚胎细胞肿瘤、胸腺瘤、胃癌等。其中淋巴瘤相关HLH最为常见，尤以T细胞和自然杀伤（NK）细胞淋巴瘤多见。③巨噬细胞活化综合征（MAS）：是HLH的另一种表现形式，目前认为超过30种系统性或器官特异性自身免疫性疾病与HLH相关。其中，全身性青少年特发性关节炎（SJIA）是MAS最多见的病因，系统性红斑狼疮（SLE）和成人斯蒂尔病（AOSD）也是常见病因。④其他类型的噬血细胞综合征：妊娠、药物、器官和造血干细胞移植也可诱发HLH。罕见的HLH诱因还包括代谢性疾病，如赖氨酸尿性蛋白耐受不良、多种硫酸酯酶缺乏和脂质贮积病等。

该患儿系极重度再生障碍性贫血合并有噬血现象，免疫功能低下，极易合并有重度感染，治疗期间出现的左手背部皮肤坏死，考虑即出现了侵袭性真菌病，该病若不系统地治疗，预后极差，已经成为影响血液系统疾病预后的主要因素之一。IFD系真菌侵入人体组织、体液、血液，并在其中生长繁殖导致组织损害、器官功能障碍及炎症反应的病理改变及病理生理过程。儿童血液系统疾病及恶性肿瘤患者IFD的主要病原体以念珠菌和曲霉菌最为常见，隐球菌、肺孢子菌次之。

对确诊病例进行的治疗。①曲霉菌感染：美国感染病学会（IDSA）、欧洲白血病会议和德国血液肿瘤学会均推荐伏立康唑口服或静脉注射为首选治疗，治疗中应监测血药浓度使其维持在1～5mg/L。需注意两性霉素B对土曲霉菌无效。伏立康唑与环孢素合用时可以增加后者血药浓度，故应监测后者的血药浓度。有较多研究显示，伏立康唑对儿童白血病治疗后并发的曲霉菌感染疗效显著，被推荐作为首选。②念珠菌菌血症的治疗：首选棘白菌素类或两性霉素B脂质体，次选氟康唑或伏立康唑。口咽部念珠菌病：首选氟康唑或棘白菌素类，或两性霉素B去氧胆酸盐，可选伊曲康唑口服液、泊沙康唑、伏立康唑。欧洲临床微生物学与感染性疾病学会2012侵袭性念珠菌诊断与治疗指南指出，对于异基因造血干细胞移植患儿发生的侵袭性念珠菌病治疗用药为脂质体两性霉素B（A-I），米卡芬净（A-I），卡泊芬净（A-I），氟康唑（B-I）和伏立康唑（B-I），阿尼芬净（B-Ⅱ），两性霉素B脱氧胆酸盐（C-I）。

本例患儿因原发病因素及口服免疫制剂出现的自身免疫功能低下，导致患儿在治疗过程中，出现的致死性感染，且此感染包括深部真菌感染。患儿在持续高热后复查肺部CT提示有真菌感染灶，肺部真菌感染为深层真菌感染，以曲霉菌感染多见，遂改用了伏立康唑抗真菌治疗，随后患儿感染症状控制，并积极配合小儿骨科的清创治疗，避免了患儿左手被截肢，从而使该患儿整体预后较好。

参 考 文 献

［1］噬血细胞综合征中国专家联盟. 中华医学会儿科学分会血液学组. 噬血细胞综合征诊治中国专家共识［J］. 中华医学杂志，2018，98（2）：91-95.

［2］ALLEN CE，MCCLAIN KL. Pathophysiology and epidenfiology of hemophagocytic lymphohistiocytosis［J］. Hematology Am Soc Hematol Educ Program，2015，2015：177-182.

［3］EHMBERG K，SPREKELS B，NICHOLS KE，et al. Malignancy-associated haemophagocytic Lymphohistiocytosis in children and adolescents［J］. Br J Haematol，2015，170（4）：539-549.

［4］LIANG C，WEI J，JIANG E，et al. Successful treatment of a 3-year-old boy with hepatitis-associated aplastic anemia with combination of auto-umbilical cord blood transplantation and immunosuppressive therapy［J］. Transfusion and Apheresis Science，2015，52（2），211-213.

［5］DRGONA L，COLITA A，KLIMKO N，et al. Triggers for driving treatment of at-risk patients with invasive fungal disease［J］. Journal of Antimicrobial Chemotherapy，2013，68（suppl 3），iii17-iii24.

［6］CASTAGNOLA E，BAGNASCO F，BANDETTINI R，et al. Role of Acute Graft-Versus-Host Disease in the Risk of Bacteremia and Invasive Fungal Disease after Allogeneic Hemopoietic Stem Cell Transplantation in Children［J］. Results from a Single-Center Observational Study［J］. Biology of Blood and Marrow Transplantation，2014，20（7）：1068-1073.

附录A　缩略词表

缩略语	英文全称	中文全称
AA	aplastic anemia	再生障碍性贫血
ABE	actual base excess	实际碱剩余
ACEI	angiotensin converting enzyme inhibitor	血管紧张素转化酶抑制剂
AFP	alpha fetoprotein	甲胎蛋白
Alb	albumin	白蛋白
ALL	acute lymphoblastic leukemia	急性淋巴细胞白血病
ALP	alkaline phosphatase	碱性磷酸酶
AMKL	acute megakaryoblastic leukemia	急性巨核细胞白血病
AML	acute myeloid leukemia	急性髓系白血病
ANC	absolute neutrophil count	中性粒细胞绝对计数
APL	acute promyelocytic leukemia	急性早幼粒细胞白血病
APTT	activated partial thromboplastin time	活化部分凝血活酶时间
ASO	anti-streptolysin O	抗链球菌溶血素O
ATRA	all-trans retinoic acid	全反式维甲酸
B-ALL	B-acute lymphoblastic leukemia	急性B淋巴［母］细胞白血病
BMF	bone marrow failure	骨髓造血衰竭
BP	blood pressure	血压
BSS	Bernard-Soulier syndrome	巨大血小板综合征
Ca	calcium	钙
CAEBV	chronic active EBV infection	慢性活动性EB病毒感染
CAMT	congenital amegakaryocytic thrombocytopenia	先天性无巨核细胞血小板减少症
CBF-AML	core binding factor acute myeloid leukemia	核心结合因子相关急性髓系白血病
CEA	carcinoembryonic antigen	癌胚抗原
CEL	chronic eosinophilic leukemia	慢性嗜酸性粒细胞白血病
CHF	congestive heart failure	充血性心力衰竭
CHS	Chediak-Higashi syndrome	白细胞异常色素减退综合征

续 表

缩略语	英文全称	中文全称
CML	chronic myelogenous leukemia	慢性髓细胞性白血病
CR	complete response	完全缓解
CRR	complete response rate	完全缓解率
Cre	creatinine	肌酐
CRP	C-reactive protein	C反应蛋白
CsA	cyclosporin A	环孢素A
CTRUS	congenital amegakaryocytic thrombocytopenia with radio-ulnar synostosis	先天性无巨核细胞血小板减少症伴桡尺骨融合
CVST	cerebral venous sinus thrombosis	颅内静脉窦血栓
DBA	diamond-blankfan anemia	戴－布贫血
DBA	Diamond-Blackfan anemia	戴－布贫血
DBil	direct bilirubin	直接胆红素
DC	dyskeratosis congenita	先天性角化不良
DNR	Daunorubicin	柔红霉素
EBV	Epstein-Barr virus	EB病毒
ECOG	electrocorticogram	皮层脑电图
EMM	erythe-ma multiforme major	重度多形红斑
EOS	eosinophil	嗜酸性粒细胞
ERK	extracellular signal-regulated kinases	细胞外信号调节激酶
FA	Fanconi anemia	范科尼贫血
FDP	fibrin degradation product	纤维蛋白降解产物
FHLH	familial hemophagocytic lymphohistiocytosis	家族性噬血细胞性淋巴组织细胞增生症
Fib	fibrinogen	纤维蛋白原
FISH	fluorescence in situ hybridization	荧光原位杂交
GBFDE	generalized bullous fixed drug eruption	泛发性大疱性固定性药疹
GGT	gamma-glutamyltransferase	γ谷氨酰转肽酶
Glu	glutamic acid	谷氨酸
GOT	glutamic-oxaloacetic transaminase	谷草转氨酶
GP	platelet glycoprotein	血小板糖蛋白
GPT	glutamic-pyruvic transaminase	谷丙转氨酶

续 表

缩略语	英文全称	中文全称
GS	granulocytic sarcoma	粒细胞肉瘤
GS-2	Griscelli syndrome 2	格里塞利综合征 2
GVHD	graft versus host disease	移植物抗宿主病
H	height	身高
Hb	hemoglobin	血红蛋白
HbF	hemoglobin F	血红蛋白 F
HCG	human chorionic gonadotropin	人绒毛膜促性腺激素
HCL	hairy cell leukemia	毛细胞白血病
HCL	high leukocyte acute leukemia	高白细胞急性白血病
HES	hypereosinophilia syndrome	高嗜酸性粒细胞增多综合征
HHT	Homoharringtonine	高三尖杉酯碱
HIV	human immunodeficiency virus	人类免疫缺陷病毒
HLH	hemophagocytic lymphohistiocytosis	噬血细胞性淋巴组织细胞增生症
HPS	Hermansky–Pudlak syndrome	赫曼斯基－普德拉克综合征
HS	hereditary spherocytosis	遗传性球形红细胞增多症
HSCT	hematopoietic stem cell transplantation	造血干细胞移植
IBil	indirect bilirubin	间接胆红素
IgA	immunoglobulin A	免疫球蛋白 A
IgG	immunoglobulin G	免疫球蛋白 G
IgM	immunoglobulin M	免疫球蛋白 M
INR	international normalized ratio	国际标准化比值
ITP	immune thrombocytopenia	免疫性血小板减少症
IVIg	intravenous immunoglobulin	静脉注射免疫球蛋白
JIA	juvenile idiopathic arthritis	幼年型特发性关节炎
JMML	juvenile myelomonocytic leukemia	幼年型粒单核细胞白血病
LCH	Langerhans cell histiocytosis	朗格汉斯细胞组织细胞增生症
LDH	lactate dehydrogenase	乳酸脱氢酶
LP-IgM	legionella pneumophilia	嗜肺军团菌
LVEF	left ventricle ejection fraction	左［心］室射血分数
MAPK	mitogen-activated protein kinase	丝裂原活化蛋白激酶

续　表

缩略语	英文全称	中文全称
MAPKK	mitogen-activated protein kinase kinase	促分裂原活化的蛋白激酶激酶
MCH	mean corpuscular hemoglobin	平均红细胞血红蛋白含量
MCHC	mean corpuscular hemoglobin concentration	平均红细胞血红蛋白浓度
MCV	mean corpuscular volume	平均红细胞体积
MDS	myelodysplastic syndrome	骨髓增生异常综合征
Mg	magnesium	镁
MON	monocyte	单核细胞
MONO	monocyte count	单核细胞计数
MP	mycoplasma	支原体
MPL	myeloproliferative leukemia	骨髓增殖性白血病
MPN	myeloproliferative neoplasm	骨髓增殖性肿瘤
MPO	myeloperoxidase	髓过氧化物酶
MPV	mean platelet volume	平均血小板体积
MRD	minimal residual disease	微量残留病
MS	myeloid sarcoma	髓系肉瘤
MYH9	myosin heavy chain 9	肌球蛋白重链9
MYH9-RD	myosin heavy chain 9-related disorder	肌球蛋白重链9相关疾病
N-ALP	neutrophil alkaline phosphatase	中性粒细胞碱性磷酸酶
NB	neuroblastoma	神经母细胞瘤
NEUT	neutrophil	中性粒细胞
NHL	nonHodgkin lymphoma	非霍奇金淋巴瘤
NSE	neuronal enolase	神经原烯醇化酶
NTDT	non transfusion-dependent thalassemia	非输血依赖性地中海贫血
OI	osteogenesis imperfecta	成骨不全
ORR	objective remission rate	客观缓解率
OSR	overall survival rate	总体生存率
P	pulse	脉搏
PAS	periodic acid-schiff staining	过碘酸希夫染色
PCO_2	partial pressure of carbon dioxide	二氧化碳分压
Ph	Philadelphia	费城

续 表

缩略语	英文全称	中文全称
pH	pondus hydrogenii	酸碱值
PID	primary immunodeficiency disease	原发性免疫缺陷病
PLCH	pulmonary Langerhans cell histiocytosis	肺脏朗格汉斯细胞组织细胞增生症
PLT	platelet	血小板
PO$_2$	partial pressure of oxygen	氧分压
POD	peroxidase	过氧化物酶
PPD	tuberculin purified protein derivative	结核菌素纯蛋白衍生物
PT	prothrombin time	凝血酶原时间
PTLD	post transplant lymphoproliferative disorder	移植后淋巴细胞增殖性疾病
R	respiration	呼吸
RBC	red blood cell	红细胞
RCC	refractory cytopenia of childhood	儿童难治性血细胞减少
Ret	reticulocyte	网织红细胞
rhTPO	recombinan human thrombopoietin	重组人血小板生成素
RSV-IgM	respiratory syncy-tial virus immunoglobulin M	呼吸道合胞病毒免疫球蛋白M
SBE	standard base excess	标准碱剩余
sc	subcutaneous	皮下的
SCN	severe congenital neutropenia	重度先天性中性粒细胞缺乏症
SDS	Shwachman-Diamond syndrome	斯格瓦曼综合征
sIgM	secreted immunoglobulin M	分泌型免疫球蛋白M
SJS	Stevens Johnson syndrome	史－约综合征
SL	secondary leukemia	继发性白血病
SLE	systemic lupus erythematosus	系统性红斑狼疮
SO$_2$	oxygen saturation	血氧饱和度
SSTI	skin and soft tissue infection	皮肤及软组织感染
T	temperature	体温
T-ALL	T-lymphoblastic leukemia	T淋巴母细胞白血病
TBA	total bile aci	总胆汁酸
TBI	Total Body Irradiatio	全身放疗
TBil	total bilirubin	总胆红素

缩略语	英文全称	中文全称
TCL	T-cell lymphoma	T细胞淋巴瘤
TdT	terminal deoxynucleotidyl transferase	末端脱氧核苷酸转移酶
TDT	transfusion-dependent thalassemia	输血依赖性地中海贫血
TEN	toxic epidermal necrolysis	中毒性表皮坏死松解症
TEN-LR	Toxic Epidermal Necrolysis-like Reaction	中毒性表皮坏死松解症样反应
T-LBL	T-lymphoblastic lymphoma	T淋巴母细胞淋巴瘤
TLS	tumor lysis syndrome	肿瘤溶解综合征
TPO	thrombopoietin	血小板生成素
TT	thrombin time	凝血酶时间
UA	uric acid	尿酸
VDLD	very low-density lipoprotein	极低密度脂蛋白
W	weight	体重
WAS	Wiskott-Aldrich syndrome	威－奥综合征
WBC	white blood cell	白细胞